高次脳機能検査法
—失行・失認・失語の本態と診断—

原著第4版

著：Richard L. Strub
　　F. William Black

訳：江藤 文夫

携帯用ポケットカード付き

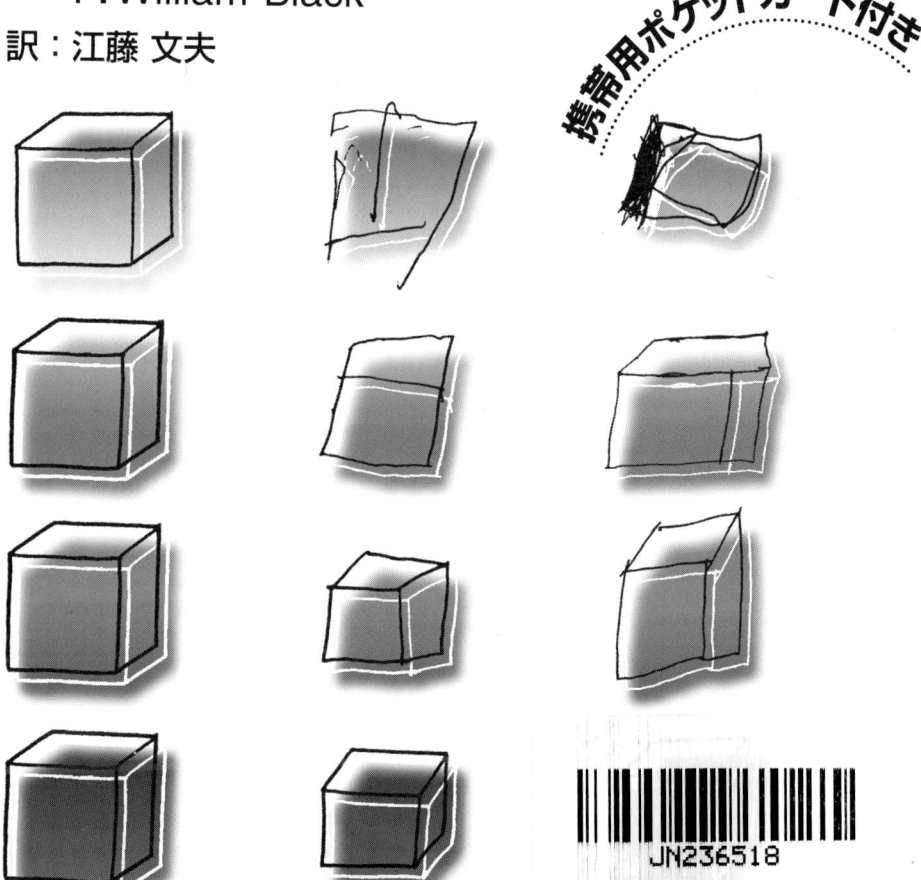

医歯薬出版株式会社

THE MENTAL STATUS EXAMINATION IN NEUROLOGY

FOURTH EDITION

Richard L. Strub, MD
Chairman, Department of Neurology
Ochsner Clinic
Clinical Professor of Neurology
Tulane University
New Orleans, Louisiana

F. William Black, PhD
Professor of Psychiatry and Neurology
Director, Neuropsychology Laboratory
Tulane University Medical Center
New Orleans, Louisiana

Foreword by Norman Geschwind

Illustrations by Ann Strub

F. A. DAVIS COMPANY • Philadelphia

F. A. Davis Company
1915 Arch Street
Philadelphia, PA 19103

Copyright © 2000 by F. A. Davis Company

Copyright © 1977, 1985, and 1993 by F. A. Davis Company. All rights reserved. This book is protected by copyright. No part of it may be reproduced, stored in a retrieval system, or transmitted in any form or by any means, electronic, mechanical, photocopying, recording, or otherwise, without written permission from the publisher.

Printed in the United States of America

Last digit indicates print number: 10 9 8 7 6 5 4

Senior Medical Editor: Robert W. Reinhardt
Senior Developmental Editor: Bernice M. Wissler
Production Editor: Michael Schnee
Cover Designer: Louis J. Forgione

As new scientific information becomes available through basic and clinical research, recommended treatments and drug therapies undergo changes. The authors and publisher have done everything possible to make this book accurate, up to date, and in accord with accepted standards at the time of publication. The authors, editors, and publisher are not responsible for errors or omissions or for consequences from application of the book, and make no warranty, expressed or implied, with regard to the contents of the book. Any practice described in this book should be applied by the reader in accordance with professional standards of care used with regard to the unique circumstances that may apply in each situation. The reader is advised always to check product information (package inserts) for changes and new information regarding dose and contraindications before administering any drug. Caution is especially urged when using new or infrequently ordered drugs.

Library of Congress Cataloging-in-Publication Data

Strub, Richard L., 1939–
    The mental status examination in neurology / Richard L. Strub, F. William Black : foreword by Norman Geschwind : illustrations by Ann Strub. — 4th ed.
        p.   cm.
    Includes bibliographical references and index.
    ISBN 0-8036-0427-0 (alk. paper)
    1. Mental status examination.   2. Neurobehavioral disorders—Diagnosis.   I. Black, F. William.   II. Title.
    [DNLM: 1. Neurologic Examination.   2. Delirium, Dementia, Amnestic, Cognitive Disorders—diagnosis.   3. Nervous System Diseases—diagnosis.   4. Neuropsychological Tests. WL 141 S925m 1999]
RC386.6.M44S87   2000
616.8′0475—dc21
DNLM/DLC
for Library of Congress
                                                        99-24985
                                                          CIP

Authorization to photocopy items for internal or personal use, or the internal or personal use of specific clients, is granted by F. A. Davis Company for users registered with the Copyright Clearance Center (CCC) Transactional Reporting Service, provided that the fee of $.10 per copy is paid directly to CCC, 222 Rosewood Drive, Danvers, MA 01923. For those organizations that have been granted a photocopy license by CCC, a separate system of payment has been arranged. The fee code for users of the Transactional Reporting Service is: 8036-0427/000 + $.10.

序

　精神状態をテストすることは，患者の診療の中で，異常なとはいわないまでも奇妙な位置を占めている．医学生ならだれでも，長くて詳細な概要か，あるいはみたところ際限のない項目の一覧表を含む，かなり長編の小冊子を与えられた経験をしてきた．これらの縮小版の要綱を苦心して覚え込んだとしても，いずれ彼らが気づくのは，神経学と精神医学の教師たちは詳細な検査にかかわることにへきえきしており，せいぜい断片をあてにしているにすぎないということである．検査そのものが，医学の他の分野の場合と異なっているようにみえる．学生は，虫垂炎の診断には腹直筋の圧痛，あるいは心嚢滲出液には奇脈の直接的な関連性をただちに理解する．しかし精神検査は，診断的カテゴリーとしては，かなり間接的で，散漫な関係しかもっていないようにみえる．

　同様に，あるいはよりいっそう目立つことは，検査項目と構造的あるいは生理学的障害との間に通常直接的な相関が欠けていることである．起坐呼吸，頸部静脈怒張，肺底部の雑音，心拡大，特徴的心雑音および心房細動はうっ血性心不全を意味するのみでなく，検査時のすべての所見がほとんど無意識的に，努力せずとも，正常な心臓の解剖と生理の知識および疾患にさいして生じうる変化の認識と融合している．検査時の異常所見と解剖および生理との関連性をこのように容易に理解できることが，精神検査の場合欠けているように思われる．

　しかし，この状況が続いてよいわけがない．高次脳機能の障害に関する知識の発達は，この四半世紀に急速になし遂げられてきた．相異なる種々の行動に関与している解剖学的システムを明確化するわれわれの能力が増大しただけでなく，さらにより重要なことは，機能障害の根底にあるメカニズムをより深く

理解しうるようになったことである．

　したがって，この本は貴重な総合的な体系化のひとつの現れである．注意深い読者には，本書はきわめて有益なものとなるであろう．本書は，臨床の場において価値を明らかにされた検査法に強調点を移しているだけでなく，できるかぎり多くの場所で既知の解剖学的・生理学的メカニズムとの結びつきを提供している．

　いくつかあるまとめの論述は当を得たものである．通常は口に出されないが，しばしばあからさまに述べられることとして，精神検査は長くてめんどうな仕事であるという見解がある．ほとんどの医師は，時間を要する心臓，肺，腹部およびその他の身体各部の「完全な」検査も，検査を熟知していて経験を重ねると非常に短時間で必要な情報が得られるようになることを学んできた．同様に，精神検査を学び，それを実地に行ってきた者は，死活の重要性をもつ情報を，必要なときに，ただちに，効果的に得ることが上手にできることが多い．もうひとつの一般的見解として，精神検査は他人にまかせればよいというものがある．しかし，医師の有用さの真の尺度は，深夜ひとりきりで患者と対して重大な決断をなしうる能力にあることを思い起こすべきである．さらに，医師が患者を正しく診断して選別することができないかぎり，他者に適切な紹介をすることはできないであろう．最後に，最終的決断がその手にまかされていても，患者の問題のすべての面に関する基本的理解がなければ，コンサルタントの意見を正しく利用することはできないであろう．この本の中で述べられている精神検査のより新しい知識は，神経内科医や精神科医にとってのみならず，すべての医師にとって必須のものである．

　　　　　　　　　　　　　　Norman Geschwind, M. D.
　　　　　　　　　　　　　　James Jackson Putnam Professor of Neurology
　　　　　　　　　　　　　　Harvard Medical School
　　　　　　　　　　　　　　1977

第4版のはしがき

　本書の基本的目的と趣旨は，1977年の初版以来変わりはない．この間に著者らは高次脳機能検査についてさらに数多くの臨床経験を積み重ね，各章の検査の多くの部分を標準化してきた．この標準化した項目のいくつかについて，正規の神経心理学テストから得られた客観的成績と比較した．これらの比較は非常にやりがいのあるもので，この高次脳機能検査法が器質性脳疾患を検出し，診断し，さらには機能の相対的レベルを記述するためにも正確で有効な方法であることが証明された．年齢対比の正常値は，この検査のほとんどの項目で示されている．これらの成績が重要なのは，いくつかの重要な項目，とくに新しい学習に関して，70歳以上の高齢患者は若年患者より成績が劣っていたからである．高齢者の初期認知症（痴呆）に関する評価では，このことを考慮することが大切である．偽陽性が生じうるので，偽陽性を最小限にせねばならない．

　第1版では，この本を読んだ通りに使用すれば簡易スクリーニング検査を施行できるようになることを保証した．しかし短時間で施行するために検査を取捨選択する目的で，より具体的な手引きを提供することが必要と感じられてきた．そこで，この版のまとめの章では，スクリーニング法として，きわめて重要な領域である認知症（痴呆）の診断と，器質性および機能性疾患の鑑別のための検査の利用方法をいくつか含めることとした．この検査法の短縮版では，年齢群ごとの正常値とアルツハイマー病患者のための標準化を提示した．

　すべての章で，文献を今日の水準に合わせて更新した．とりわけ，新しい研究により，認識機能に関する神経解剖学的および神経心理学的側面から書き改められた章では，文献を充実させた．神経心理学的テストに関する付録1は十分に改訂し，最も広く用いられているテストの吟味を含め，一般的には使用さ

れなくなっているいくつかのテストを削除した．それにより，この付録を医師とその他の保健介護の提供者および心理士にとって，より臨床的に適切なものとした．

　全体的には，以前の版はまずまずで，広く臨床的に用いるうえで価値が証明されたものと思っている．さらに各改訂ごとに，この検査のやり方と臨床的有用性について更新し改良するようにしてきた．このテキストが学生やレジデントや専門家にとって役立ったように，神経行動に興味をいだく人びとにも役立つことを願うものである．

RL. Strub, MD
F. W. Black, PhD
ニューオーリンズ, LA

第3版のはしがき

　本書の基本的目的と趣旨は，1977年の初版以来変わりはない．この間に著者らは高次脳機能検査についてさらに数多くの臨床経験を積み重ね，この検査の多くの部分を標準化してきた．この標準化した項目のいくつかは，正規の神経心理学テストから得られた客観的成績と比較した．これらの比較は非常にやりがいのあるもので，この高次脳機能検査法が器質性脳疾患を検出し，診断し，さらには機能の相対的レベルを記述するためにも正確で有効な方法であることが証明された．年齢対比の正常値は，この検査のほとんどの項目で示されている．これらの成績が重要なのは，いくつかの重要な項目，とくに新しい学習に関して，70歳以上の老年患者は若年患者より成績が劣っていたからである．老年者の初期痴呆に関する評価では，このことを考慮することが大切である．偽陽性が生じうるので，偽陽性を最小限にせねばならない．

　第1版では，この本を読んだ通りに使用すれば簡易スクリーニング検査を施行できるようになることを保証した．しかし短時間で施行するために検査を取捨選択する目的で，より具体的な手引きを提供することが必要と感じてきた．そこで，この版の第10章検査のまとめでは，スクリーニング法として，きわめて重要な領域である痴呆の診断と，器質性および機能性疾患の鑑別のための検査の利用方法をいくつか含めた．この検査法の短縮版では，年齢群ごとの正常値とアルツハイマー病患者のための標準化を示した．

　すべての章で，文献を今日の水準に合わせた．とりわけ，新しい研究により，認識機能に関する神経解剖学的および神経心理学的側面から書き改められた章では，文献を充実させた．神経心理学的テストに関する付録1は十分に改訂し，最も広く用いられているテストの吟味を含め，一般的には使用されなくなって

いるいくつかのテストを削除した．それにより，この付録を医師と心理士にとって，より臨床的に関係深いものとした．

　全体的には，以前の版はまずまずで，広く臨床的に用いるうえで価値が証明されたものと思っている．しかし，この第3版はさらに優れたものである．つまり，この検査法を改良し，標準化したからである．このテキストが学生やレジデントや専門家にとって役立ったように，神経行動に興味を抱く人びとにも役立つことを願うものである．

R. L. Strub, MD
F. W. Black, PhD

第2版のはしがき

　この本の基本的目的と趣旨は，1977年の初版以来変わりはない．この間に，われわれは高次脳機能検査について，さらに数多くの臨床経験を積み，検査のある部分を標準化してきた．標準化された項目は正式の神経心理学テストから得られる客観的成績と比較された．これらの比較のおかげで，高次脳機能検査は器質性脳疾患を同定，診断し，かつ相対的な機能水準を記載するために正確で有効な方法であることが証明された．

　今回の改訂では，行動観察と，うつ病・痴呆・仮性痴呆の鑑別診断上の問題を取り扱う章について精力的に書き改めた．本来的には精神科的症候に属するような広範の項目を含めることはこの本の目的としていない．器質性脳疾患における認識機能の変化や，より劇的な人格変化を主に取り扱っている．純粋な精神科的視点からは，既刊の書物や文献で十分に論じられてきている．

　初版では，この本を読んで使用すれば簡易スクリーニング検査を施行できるようになることを保証した．しかし，短時間で施行するために検査を取捨選択する目的で，より具体的な手引きを提供することが必要と感じてきた．したがって，この第2版のまとめの章では，スクリーニング法として，きわめて重要な領域である痴呆の診断と，器質性および機能性疾患の鑑別のための検査の利用方法をいくつか含めた．

　文献に関してはすべての章で今日の知見に即して数を増やした．とりわけ，新しい研究により，認識機能の神経解剖学的および神経心理学的側面から改められた章では文献を充実させた．神経心理学的なテストに関する章は十分に改訂し，最も広く用いられているテストの吟味を含め，一般的には使用されなくなっているいくつかのテストを除いた．それにより，この章を医師と心理士の

両者にとって，より臨床的に関係深いものとした．

　全体的には，初版はまずまずで，広く臨床的に用いるうえで価値が証明されたが，この第2版はさらにすぐれたものと思っている．つまり，検査を改良したことにより，初版で生じた疑問に答えようとしているからである．この教科書が学生や研修医や専門家にとって役立ったように，神経行動に興味のある人びとにも有用であることを願うものである．

R. L. Strub, MD
F. W. Black, PhD

第1版のはしがき

　この本の第1の目的は，体系的で総合的な精神状態検査を読者の身近なものとすることにある．検査の各側面を如何に実施し解釈するかに関して，詳細な情報が提供されており，必要に応じて，検査法や解釈において起こりがちな落とし穴が指摘されている．この本の原理と内容を理解し，ある期間の臨床経験を積めば，神経状態の本質的側面について，短時間（15分）で，かつ体系的な検査を施行しうるようになり，また，すべての関連した行動因子について，より詳細な総合的評価を遂行しうるようになるであろう．第2の大きな目的は，初期評価の間に臨床家が精神状態検査の成績を用いて器質性脳疾患の患者を同定したり，多くの場合は，さらに特異的な臨床的および神経解剖学的診断を下すさいの手助けをすることにある．これらの検査成績から，より特異的で，しばしばより効率的な神経診断学的検査の必要性と計画がまとまることもあろう．第3の目的は，検査に対して，患者の認識面と情動面における障害のみでなく，残存能力についても的確に記述し伝えることを教えることにある．このように，患者の現在の機能状態のサマリーをつくることにより，臨床家はより適切に患者を管理することができ，患者と患者の家族が社会的および職業的再適応について計画するのを助けることができよう．

R. L. Strub
F. W. Black

第4版の訳者序

　本書は1977年の初版以来，失語，失行，失認，健忘といった高次脳機能障害を取り扱う神経心理学評価の入門書として版を重ね，学生や研修医，さらに神経行動学的障害の医療に携わるすべての人びとに役立つ教科書として高い評価を受けてきた．米国では神経学の必読書（essential reading）のひとつにあげられるほどである．さらに第4版では，保健医療におけるニーズの拡大に応えて実用書としての側面も一層充実され，ベッドサイドで使用するためのポケットカード（携帯用検査一覧）が付録として追加された．

　20世紀後半における神経科学の研究は分子，細胞，組織，行動の4つの観点から展開され，急速に知識が集積されるようになった．とくに脳に対する関心の高まりは著しく，21世紀の科学は脳の時代とみなされるほどになった．わが国でも，認識とか随意運動という実態不明な用語を避けていた生理学者による外界の認識や運動パターンの形成といった脳の働きの中でも比較的高次の働きに取り組む活動が活発化した．認識は伝統的に心理学の領域である．こうした神経科学の展開と並行して臨床サービスにおいても，19世紀に盛んに論じられた認識や行為の障害，すなわち失語，失行，失認に対する関心が再燃した．連合と離断を重視したWernickeの有名な論文のタイトルは"Der aphasische Symtomcomplex：Eine psychologische Studie auf anatomischer Basis（失語症状群：解剖学的基礎に基づく心理学的研究）"であり，心理学は，神経心理学，認識（認知）心理学，行動心理学へと分化し，イマニエル・カントの見解に反して自然科学として認知されるに至っている．

　高次脳機能と精神機能とは実態がほとんど重なる．本書の日本語表題として「高次脳機能検査法―失行・失認・失語の本態と診断―」を示唆したのは，訳者の恩師で出版社への口利きと初版の監訳をお引き受けくださった上田敏先生

である．「精神状態の神経学検査法」では，これほどまでに読者の関心を引くことはなかっただろう．表題とは異なり，中身は意訳を避け，直訳・逐語訳に徹しているので，必ずしも読みやすいものとはいえない．言語は高次脳機能の代表であり，そのメカニズムは不詳のままである．あえて拙訳を世に出したのは，きわめて難解な領域を扱う本書の性格にふさわしいとの開き直りでもあった．

　初版以来の本書の展開を通覧して特筆すべきことは，実証的研究を追加して信頼性や妥当性といった精神計測の道具として一定の効力を主張できる認知症（痴呆）のための検査法（MSE：mental status examination）を提示したことである．アルツハイマー病への治療（トリートメント）介入を計画し実施するためにきわめて有用である．MMSEやHDSRとは本質的に異なる検査法である．また，質量ともに急増した神経心理学領域での臨床研究のレビューを背景に参考文献が更新されているので，過去の版と対比することで別の興味をもって読むこともできる．本書の内容が，学生や研修医だけでなく高次脳機能障害の診療と研究に携わる専門家にも有用なテキストであることを確信している．

　2005年8月

江　藤　文　夫

第3版の訳者序

　本書は失語，失行，失認，痴呆といった高次脳機能障害を取り扱う神経心理学評価の入門書であり，学生や研修医，さらに神経行動学的障害の医療に携わるすべての人びとに役立つ教科書である．初版の出版以来すでに18年を経過しているが，急速に拡大するこの領域の最新知見に合わせて2回の改訂が行われた．今回の版は実用書としての側面を充実させたことと，リハビリテーションを指向してソーシャルワーカーの項が付加されたことが特徴である．

　目次だての基本構成は初版以来同様である．高次脳機能のある程度の階層性と評価手順の能率を反映させたもので，病歴聴取と行動観察に始まり，意識水準，注意，言語，記憶，構成能力，さらに高次認識機能といった順に配列されている．この間に，入門書としての人気は高まったが，さらに高次脳機能障害，とくに痴呆のスクリーニング評価法として臨床的実用面での内容が充実されている．

　本書が広く読まれたことで欠陥も指摘されたが，著者らがそれに応えて実践を蓄積した結果，多くのテストで年齢階層別基準値とアルツハイマー病患者の成績が追加された．また，著者らも述べている通り，この高次脳機能検査法を短時間で施行するためには，検査を取捨選択する目的で，より具体的な手引きの必要性が感じられた．このことは，アルツハイマー病を対象とした高次脳機能検査法の短縮版を生み出すこととなり，第2版で訳者が非才にもかかわらず紹介した訳者注は不要のものとなった．

　これらの改訂努力は，この20年間にさまざまな神経心理学評価法が次々と紹介されるようになったことを反映したものであり，本書の付録にある標準的な心理学的テストは質量的に大幅に改訂された．そこでは文献数も30％増加

している．しかし，今日的意義の乏しいと判断されたテスト法は省略されたことにより本書の頁数増加はわずかにとどまっている．

　デカルトにより幕の明けられた西洋近世哲学の主要関心事が認識であったことは，近代科学の発展に伴い20世紀後半に入り，コンピュータ科学の誕生に合わせて心理学を科学として確立させつつあることを必然と感じさせる．いまだ錯覚の時代にあるのかもしれないが，ヘルムホルツの神経伝導実験以来，心理学的領域における経験的データにも数学的法則を適用できると言えるようになった．

　精神を扱う臨床医学において，科学の体系を確立させつつある心理学を大幅に導入し始めたのも20世紀後半である．いささか大げさな序文となったが，本書はこうした流れの中で生まれた貴重な産物とみなすことができる．初版と比較して興味深いことは，実用手段として各領域の評価法に要求されたことは統計学的信頼性と妥当性の問題であり，基準値の提示である．こうした問題が初版時にどれだけ意識されていたかは疑問である．しかし，この改訂版により本書の実用書としての価値が一層高まったことは事実である．これまで以上に広く読まれ，利用されることを祈念するものである．

　1995年5月

江　藤　文　夫

第 2 版の訳者序

　老年者や障害者の臨床では，精神神経学的障害の評価と管理は一般的な問題であるが，多くの医師にとっては最も煩わしいもののひとつでもある．痴呆は，決して稀なものではない．その用語が，特異的疾患の診断名としてではなく症候群の記述のために用いられることが一般的になり，治療可能な痴呆が論じられるようになった今日，痴呆は精神科医のみの対象ではなくなっている．痴呆の診断には，その主要症状としての，記憶障害，失語，失行，失認などの高次脳機能障害に対する理解が不可欠である．

　高齢人口の増加が医学的にも社会的にも重大問題として認識された時期に偶然一致して，1960年代より脳の解明を目標とした神経科学の研究プログラムが多面的に展開された．その戦略は，脳の機能局在と神経回路網原理の解明にあるとされる．その成果のひとつとして1970年代に生まれたのが，脳の機能局在に関する知見が概説された本書であると言えよう．本書は，神経心理学の入門書としても好評を博したようである．しかし，大脳病理学の領域には歴史的に数多くの定評のある専門書を有することから，本書に対する批判も少なくなかったようでもある．そのなかで著者が意を注いだ点は各テストの妥当性と信頼性の問題にあり，独自のテストに関しては標準化への努力が払われている．また，痴呆を論じる場合，精神科領域から機能性精神病，とくにうつ病に関する記述を欠いたことも反省されている．その結果がこの改訂版に反映され，さらに各章末の文献も充実し，入門書としての価値を高めている．

　訳者が自己の能力も顧みず本書の翻訳を試みたのは，リハビリテーション医学や老年医学が，包括的医療により疾患のみでなく病気にかかっている「人間」の治療管理をめざす領域であり，単に鑑別診断における興味よりは，治療計画

と経過観察の指標としての評価法に，より関心を有するからである．従来の成書の多くは，まさに大脳病理学であって日常的な実用面に不満が大であったが，本書は実用的な検査法をめざしたものであり，極めて有用である．

　第2版は，より多くの読者対象を満足させるために内容を充実させたが，そのためテスト項目はやや煩雑となり，著者が保証する15分間での施行は困難である．一方，神経心理学の入門書としては，より充実して，今日入手しうる最善のもののひとつにあげられよう．したがって，医学生や研修医の教科書としてはもちろん，神経行動学的障害にかかわるすべての人びとの役に立つものと思う．

　ご多忙中のところを本書の第1版ではご監訳を，また第2版でも多大なご援助とご指導をいただいた，東大リハビリテーション部上田敏教授に深謝する．

　　1987年3月

江　藤　文　夫

第1版監訳のことば

　リハビリテーション医学や神経内科の臨床において，患者の高次脳機能の診断はきわめて重要である．とくにリハビリテーション医学ではその医学的な方法論の歴史的な発展段階を反映して，いまや第1の「整形外科的アプローチ（末梢運動器の障害に対応する方法論）」，第2の「神経学的アプローチ（中枢性運動障害に対応する方法論）」に加えて，第3の「高次脳機能障害学的アプローチ」が不可欠なものとなってきている．これは「リハビリテーション」という理念がしばしば誤解されるように，手足の運動障害に対する機能回復訓練を意味するものではなく，本来，「権利・名誉・資格の回復」，すなわち「人間らしく生きる権利の回復」の意味であるということからくる当然の要請である．すなわち，リハビリテーションにおいては（本来はあらゆる医療において当然そうあるべきものであるが），対象とする患者・障害者のもつ問題を全面的に診断・把握しなければならないからである．現実にリハビリテーションの場で，失語症・失行症・失認症などの要素的な高次脳機能障害，さらには痴呆といった全般的な障害が社会復帰上の最大の問題となることも少なくない．

　しかし一方で，このような高次脳機能診断の重要さにくらべ，その診断技術の習得は必ずしも容易でない．その他の神経学的診断法や，リハビリテーション医学における運動障害の診断・評価のように標準化され，よい意味で単純化されたテストの多い分野にくらべ，この分野では，対象が複雑多岐にわたるためもあるが，従来の診断学書は精密にすぎてペダンチックなまでに至ったり，逆にあまりに簡略にすぎたりするものがほとんどで，医師にとって信頼できる過不足のない入門書がなかったのが実情であった．Geschwindの序文にみる限りでは，欧米においても事情はほとんど同じだったようである．

StrubとBlackによる本書は，この点で現状ではほぼ理想に近いものといえる．著者たちがいうように，習熟すれば約15分間で施行でき，しかも病巣部位の推定にまで至りうるような基本的な精神機能診断法であり，同時に高次脳機能障害全般に関する手頃な入門書にもなっている．入門書としての性質上当然の制約はあるが，それは各章末の豊富な文献によって補うことができよう．

　訳者の江藤文夫氏は，内科，神経内科，老年医学を学びつつ，リハビリテーション医学にも長年携わってきた中堅の医師であり，本書の訳者としてもっとも適した人といってもよいであろう．本書が，このような障害をもつ人びととのトータル・ケアに携わる医師，その他の人びとに役立つことを祈るものである．

　1981年1月

上　田　　敏

第1版の訳者序

　慢性障害の治療と長期的管理には，医師と看護婦以外にも，多数の関連職種の果たす役割が大である．その目指すところは，もし永続的障害が残存するとしても，人間としての生活を可能な限り回復することである．それは，病気にかかっている「人間」を治療することであり，しばしば患者のみでなく家族や患者の生活する環境や職場に対する配慮が含まれる．リハビリテーション医学は，こうした治療体系の代表的なものである．また，こうした病気の代表的なものは神経系疾患であろう．

　痴呆は，老年者の臨床ではありふれたものでありながら，学生時代にはその定義すら満足に教育される機会の乏しいものである．ヒトの高次脳機能全般にわたる障害であるから，未知の問題が多すぎることも事実である．脳血管障害や脳腫瘍などでは，高次脳機能に属するさまざまの障害がしばしばみられる．こうした患者に出会ったとき，「この障害を克服するために何かできないものか」という願いは自然なものである．そして，治療の対象として取り上げられたとき，失語症を代表として，欧米で近年多くの知見が得られ，集積されてきた．いくつかの高次脳機能障害の根底にあるメカニズムに対しても，かなりの理解が可能になっている．

　本書が単なる検査法についての解説書でなく，こうした知見に基づく体系化の現われであることは，Geschwindの序のとおりである．また，検査や評価は治療計画を立案するために有用なものでなければならない．「完全治癒」の困難な慢性障害についても定期的に評価を反復することは必要で，それは患者や家族に対して治療方針について納得のいく説明を可能にするために有用なものでなければならない．本書は，この目的にかなったものである．したがって，医

師のみでなく，神経疾患のリハビリテーションに携わる職種すべてにとって有用な書となっている．また．医学生にとっては，失認，失行，失語に関する数少ない教科書の一つとしての役に立つものである．

　ここで訳書を刊行する最大の難点は拙訳に尽きると思われる．用語に関する問題など，弁解したくなる点もないではないが，監訳者の目の届かない範囲で過ぎてしまった難解な日本語表現は，ひとえに訳者の責任と感ずる次第である．一方，目次や小見出しの項目などを詳細にしたことは，原書よりもいっそう実用性を高めている．これらは出版社担当諸氏のご配慮によるものであり，謝意を表したい．

　1981 年 1 月

江　藤　文　夫

CONTENTS

序 ——————————————— Norman Geschwind ● v
第4版のはしがき ———————— R. L. Strub, F. W. Black ● vii
第3版のはしがき ———————— R. L. Strub, F. W. Black ● ix
第2版のはしがき ———————— R. L. Strub, F. W. Black ● xi
第1版のはしがき ———————— R. L. Strub, F. W. Black ● xiii
第4版の訳者序 ————————————— 江 藤 文 夫 ● xv
第3版の訳者序 ————————————— 江 藤 文 夫 ● xvii
第2版の訳者序 ————————————— 江 藤 文 夫 ● xix
第1版監訳のことば ————————————— 上 田 　敏 ● xxi
第1版の訳者序 ————————————— 江 藤 文 夫 ● xxiii

第1章　高次脳機能検査：理論と概要 ———————————— ● 1

1 どのような時に高次脳機能
　　検査を実施するか ———— 2
　1) 既知の脳病変 ——————— 2
　2) 脳病変が疑われる ————— 3
　3) 精神科患者 ——————— 3
　4) あいまいな行動学的な訴え —— 4
2 どのようにして高次脳機能
　　検査を実施するか ———— 5
　● 参考文献 ————————— 7

第2章　病歴と行動観察 —— 9

1 病　歴 —— 9
　1)　病歴の概要 —— 10
2 行動の観察 —— 12
　1)　身体的外見 —— 13
　2)　気分および全般的情動状態 — 15
　3)　臨床的症候群 —— 16
　(1)　急性錯乱状態(せん妄) —— 16
　(2)　前頭葉症候群 —— 19
　(3)　否認と無視 —— 26
　(4)　感情鈍麻対抑うつあるいは
　　　 異常気質(気分変調) —— 27
3 まとめ —— 34
　●参考文献 —— 34

第3章　意識水準 —— 37

1 定義と評価 —— 37
2 解剖と臨床的意味づけ —— 41
3 まとめ —— 47
　●参考文献 —— 48

第4章　注　意 —— 49

1 評　価 —— 50
　1)　観　察 —— 50
　2)　病　歴 —— 50
　3)　数字の復唱 —— 50
　4)　持続的注意 —— 51
　5)　一側性不注意 —— 52
2 解剖と臨床的意味づけ —— 53
3 まとめ —— 56
　●参考文献 —— 56

第5章 言 語 ──────── ● 59

1 定　義 ──────── 60
2 評　価 ──────── 61
　1）利き手 ──────── 61
　2）自発言語 ──────── 62
　　⑴　言語産生の誘導 ──────── 62
　　⑵　自発言語の観察 ──────── 62
　　⑶　失語性言語のタイプ ──────── 63
　3）発語の流暢性 ──────── 64
　4）理　解 ──────── 66
　5）復　唱 ──────── 67
　6）呼称と喚語 ──────── 68
　7）読むこと ──────── 70
　8）書　字 ──────── 71
　9）つづり ──────── 72
3 臨床的意味づけ ──────── 72
　1）大脳優位性 ──────── 72
　2）失語症候群 ──────── 73
　　⑴　全失語 ──────── 74
　　⑵　ブローカ失語 ──────── 75
　　⑶　ウェルニッケ失語 ──────── 76
　　⑷　伝導失語 ──────── 77
　　⑸　超皮質性失語 ──────── 78
　　⑹　失名詞失語 ──────── 80
　　⑺　皮質下失語 ──────── 81
　　⑻　左利き者（非右利き者）の
　　　　失語症 ──────── 81
　　⑼　交叉性失語 ──────── 82
　　⑽　アルツハイマー病の言語 ──────── 82
　　⑾　進行性失語症 ──────── 82
　3）純粋語聾 ──────── 83
　4）構音の障害 ──────── 83
　　⑴　構音障害 ──────── 83
　　⑵　頬顔面失行 ──────── 83
　　⑶　流暢障害 ──────── 83
　5）失　読 ──────── 84
　6）失　書 ──────── 85
　7）精神病性言語（異様な言語
　　　表出） ──────── 86
　8）非器質性言語障害 ──────── 89
4 まとめ ──────── 90
● 参考文献 ──────── 90

第6章　記　憶 ● 93

1 用　語 ── 94
2 評　価 ── 96
　1）即時想起（短期記憶）── 97
　2）見当識（近時記憶）── 98
　3）遠隔記憶 ── 99
　4）新たな学習能力 ── 100
　　(1) 4個の無関連語 ── 101
　　(2) 即時想起のための物語 ── 102
　　(3) 視覚性記憶（隠された品物）── 104
　　(4) 関連対語の学習 ── 105
3 臨床的解釈 ── 106
　1）即時想起 ── 107
　2）近時記憶（最近の記憶）── 108
　3）遠隔記憶 ── 112
　4）機能性記憶障害 ── 113
4 まとめ ── 115
● 参考文献 ── 115

第7章　構成能力 ● 117

1 評　価 ── 118
　1）構成能力テストの選択 ── 119
　　(1) 再生描画 ── 120
　　(2) 口頭命令による描画 ── 122
　　(3) 積み木図案 ── 133
　2）テスト成績の解釈 ── 134
2 解　剖 ── 137
3 臨床的意味づけ ── 138
　1）病変の局在 ── 138
　2）皮質疾患の同定 ── 139
　3）成熟の評価 ── 140
4 まとめ ── 140
● 参考文献 ── 141

第8章　高次認知機能 ● 143

❶ 評　価 ── 143
1) 情報の蓄積 ── 144
2) 計　算 ── 146
　(1) 口頭での演算例 ── 146
　(2) 口頭での複雑な例題 ── 146
　(3) 筆算による複雑な例題 ── 147
3) 格言の解釈 ── 149
4) 類似性 ── 152
5) 洞察と判断 ── 154

❷ 解　剖 ── 155
❸ 臨床的意味づけ ── 156
❹ まとめ ── 157
●参考文献 ── 157

第9章　関連認知機能 ● 159

❶ 失　行 ── 159
1) 観念運動失行 ── 160
　(1) 評価 ── 160
　(2) 臨床的意味づけ ── 162
2) 観念失行 ── 166
　(1) 評価 ── 166
　(2) 臨床的意味づけ ── 167

❷ 皮質下認知障害 ── 168
❸ 左右失見当識 ── 168
　(1) 評価 ── 169
　(2) 臨床的意味づけ ── 169
❹ 手指失認 ── 170
　(1) 評価 ── 170
　(2) 臨床的意味づけ ── 171
❺ ゲルストマン症候群 ── 171
❻ 視覚失認 ── 172
❼ 立体失認 ── 173
❽ 地誌的失見当識 ── 174
　(1) 評価 ── 174
　(2) 臨床的意味づけ ── 176
❾ まとめ ── 177
●参考文献 ── 177

第10章　検査のまとめ ―― 179

■1 アルツハイマー病 ―― 180
■2 急性錯乱状態 ―― 186
■3 優位半球病変 ―― 186
■4 劣位半球病変 ―― 186
■5 AIDS 認知症（痴呆） ―― 187
■6 テスト結果の記録，要約録，解釈 ―― 187
■7 まとめ ―― 188
●参考文献 ―― 189

第11章　より詳しい評価のために ―― 191

■1 神経心理学 ―― 191
　1）対　象 ―― 192
　2）神経心理学的評価の利点 ―― 194
　　(1) カテゴリー分類 ―― 194
　　(2) 局在 ―― 194
　　(3) 記述 ―― 194
　　(4) 予後と助言 ―― 194
　　(5) 神経心理学的評価の構成 ―― 195
■2 言語病理学 ―― 195
　1）対　象 ―― 196
■3 精神科 ―― 196
　1）対　象 ―― 196
■4 ソーシャルワーク ―― 198
■5 認知リハビリテーション ―― 199
■6 まとめ ―― 199
●参考文献 ―― 200

付録1　標準的な神経心理学評価法 ―― 201

■1 固定したバッテリー対任意アセスメント手法 ―― 201
■2 包括的な固定バッテリー ―― 202
　1）Halstead-Reitan

バッテリー ———— 202
　2) Luria-Nebraska 神経心
　　　理学バッテリー(LNNB) – 203
3 固定および任意バッテリーで
　よく使用されるテスト ———— 203
　1) Luria の神経心理学
　　　検査法 ———— 203
　2) 全般的認知機能のテスト — 204
　3) 病前知的機能の計測 ———— 205
　4) 注意と覚識のテスト ———— 205
　　(1) 数字の復唱 ———— 205
　　(2) 覚識に関する無作為文字"A"
　　　　テスト ———— 206
　　(3) 文字と符号の抹消テスト — 206
　　(4) 定速聴覚連続加算テスト — 206
　5) 言語機能のテスト ———— 206
　　(1) Peabody 絵画語彙テスト
　　　　—第3版 ———— 206
　　(2) トークンテスト ———— 207
　　(3) Boston 呼称テスト ———— 207
　　(4) 発語流暢性テスト ———— 207
　　(5) 総合的失語バッテリー ———— 208
　6) 記憶のテスト ———— 208
　　(1) Wechsler 記憶尺度
　　　　—第3版(WMS-III) ———— 208
　　(2) 記憶アセスメント尺度 ———— 209
　　(3) Rey 聴覚言語性学習テスト：
　　　　カリフォルニア聴覚言語性
　　　　学習テスト ———— 209
　　(4) Benton 視覚記銘テスト：
　　　　図案の記憶テスト ———— 210
　7) 抽象化および高次認知機能の
　　　テスト ———— 210
　　(1) カテゴリーテスト ———— 210
　　(2) Wisconsin カード分類
　　　　テスト ———— 211
　　(3) Raven 累進マトリックス - 212
　8) 感覚—知覚機能テスト ———— 212
　　(1) Seashore リズムテスト - 212
　　(2) 言語音知覚テスト ———— 212
　　(3) 触覚知覚テスト ———— 213
　　(4) 視知覚テスト ———— 213
　9) 構成能力のテスト ———— 213
　　(1) Bender ゲシュタルト
　　　　テスト ———— 213
　　(2) Raven 累進マトリックス - 214
　　(3) Benton 視覚記銘テスト — 214
　　(4) Hooper 視覚編成テスト — 214
　10) 視覚運動シークエンスの
　　　テスト ———— 214
　　(1) 線引きテスト ———— 214
　　(2) 数字符号様式テスト ———— 215
　11) 運動の協調性と筋力に関する
　　　テスト ———— 215
　　(1) 指-タッピングテスト ———— 215
　　(2) 針みぞペグボード ———— 215
　　(3) 握力計(握力) ———— 216
　12) 学業成績テスト ———— 216
　　(1) 広域学力テスト—第3版 — 216
　　(2) Woodcock-Johnson

	心理教育バッテリー—改訂版：	(1) ミネソタ多相性人格票−2 ── 217

　　　学力テスト ────── 216　　　(2) その他の人格検査用具 ── 217
  13) 人格テスト ────── 217　●参考文献 ────────── 218

付録2　高次脳機能検査法　記録票 ──────────── ● 221

■和文索引 ────────────────────── ● 237
■欧文索引 ────────────────────── ● 244

ポケットカード「高次脳機能検査」 ──────── ●巻末

第1章

高次脳機能検査：理論と概要

　人間の行動は，きわめて複雑で多面的なものである．その複雑さのゆえに，脳の病気や機能障害が患者の行動をさまざまに著しく障害することは驚くにあたらない．脳疾患によるこの行動障害を理解することは，診断とマネジメントの仕事に携わる臨床家にとっては，面倒で，しばしばいらさせられる問題でもある．認知面で，あるいは情動的な行動において，器質性の原因を有する患者は，伝統的な精神医学と神経学の両者の範囲のちょうど外側におかれることが多かった．これらの境界領域にある行動の問題は，長いこと**器質性脳症候群**と呼ばれてきた．それは，脳損傷あるいは脳機能障害で生じうるすべての行動変化を含む一般的な用語である．米国精神医学協会の*精神障害に関する診断と統計のマニュアル*（*DSM-IV*）[1]では，こうした症状はせん妄，認知症（痴呆），および健忘その他の認知障害として分類されている．*DSM-IV*は，前頭葉疾患の患者でみられる人格障害のような非認知行動変化を全般的な医学的病態による精神障害と分類している．現在のところ神経内科医は，認知性および非認知性の器質性行動変化を含めて**神経行動障害**という用語を使用している．

　この数十年間に，とりわけAlzheimer病へ焦点が当てられるようになったことから，これらの器質性症候群に関する興味が再生してきている．今日では，これらの症状の多くを理解することで，ある特定の行動障害パターンを特異的疾患に，さらには脳の特定領域の損傷に帰することが可能である．

　これらの神経行動障害の重大さや社会的影響は膨大なものである．これらの障害は，プライマリケアの医師，神経内科医，そして精神科医の開業診療所や病院では非常にありふれたものである．臨床現場では，認知症（痴呆），失語

症，錯乱状態（せん妄）に出会うことがごく一般的になっている．一次性の器質性脳疾患は，1950年代の精神病院の初回入院患者全体の少なくとも30％に見込まれており[2]，この頻度は増大しつつある[3]．認知症（痴呆）は，今日米国では成人人口の死亡原因の第4位であり，寿命の延長につれ唯一悪化する傾向にある．今日の学生は，AIDSやうっ血性心不全の場合と同じように，認知症（痴呆）の初期症状にただちに気づかなくてはならない．

　器質性の行動変化を正しく理解し，それを個々の臨床例に応用しうるために，検者は体系的な行動検査を利用すべきである．この評価が**高次脳機能検査**であり，*器質性脳疾患の患者で，共通して，また特徴的に障害されている重要な認知や情動機能を整然と判定することができる*．

１ どのような時に高次脳機能検査を実施するか

　高次脳機能検査が必ずしもルーチンの神経学的評価に含まれるとは限らないので，臨床家にとっては，高次脳機能検査を行うことが適当であるか否かを決定できることが大切である．外耳炎の患者ではルーチンに心電図検査を必要としないように，普通は末梢性ニューロパシーの患者には完全な高次脳機能検査を必要としない．その反対に，発熱と頭痛と項部硬直を伴う患者ではただちにCTスキャンと腰椎穿刺を必要とするように，記憶などの認知障害を訴える患者では必ず総合的な高次脳機能検査が必要である．

1）既知の脳病変
　完全な高次脳機能の検査が必要とされることが明らかな患者は，数多い．腫瘍，外傷，血管障害などの*脳病変が証明された患者*では，何らかの認知障害と情動変化を明確に記録するため，最小限，スクリーニング的高次脳機能評価を行うべきである．今日の神経行動学的知識をもってしても，脳病変に伴う微妙な行動障害が，治療にあたる医師により見逃されていることがある．開頭手術後の軽度失語症あるいは記憶障害を伴う患者，頭部外傷後に著しく落ち着きがなく集中力の低下した患者，あるいは神経系感染症のあとに著しい情緒不安

定を示す患者の多くは，これらの認知および情動障害に気づかれないまま退院する．こうした患者はしばしば情動的に欲求不満に陥りやすく，社会的な再適応が困難であり，家庭や仕事上の義務を果たせない．既知の脳病変によるこれらの神経行動学的後遺症を早期に認識することは，医師にとって患者の障害の全貌を家族や雇用主に説明するのに役立つ．そして患者の側に生じる無用の欲求不満や，患者の行動に対する家族の誤解を防ぐことができる．社会的および職業的リハビリテーションの適応があり，それが計画されるさいには，そうした記述が計り知れない助けになる．

2) 脳病変が疑われる

高次脳機能の検査が必要とされる患者の大群が，もうひとつある．これらは最近生じた痙攣，頭痛，行動変化，あるいは頭部外傷のために*脳の病変が疑われる*患者である．脳腫瘍，硬膜下血腫，小梗塞，あるいは脳萎縮が，日常的な神経学的検査では発見されないことがあるが，これらの病変の認知機能への影響は，完全な高次脳機能検査でただちに明らかにされることが多い．発熱と"乱雑な"言語および"錯乱"のため，感染症として隔離病棟に入院した46歳の男性を診たことがある．入院時診断は"脳炎の疑い"であった．入院翌朝の高次脳機能検査により，錯乱状態ではなく，むしろ失語症であることが明らかになった．失語症の所見は，有意な左半球疾患にほぼ特徴的であるので，左頸動脈撮影が実施され，巨大硬膜下血腫が発見された．適切な治療（手術）により患者は平穏になり，完全に回復した．今日では，非侵襲性の神経画像診断手技，とりわけCTやMRIが広く使用されることから，こうした場面で大きな病変が検出されないままに経過することはほとんどないと思われるが，神経疾患の診断がはっきりしない患者では，高次脳機能検査が脳病変を証明したり，その病巣部位を示唆したりする点で，バビンスキー反射の出現と同じく特異性を有することがある．

3) 精神科患者

完全な高次脳機能検査は，*すべての精神科的患者*，とりわけ精神科的症状

が比較的急性に出現したり，正常な情動機能の生活史に重なって出現していたりする患者では必ず実施されるべきである．器質性脳疾患の患者は，情動および行動の変化として初発することが多く，まず初めに家庭医を受診したり精神科医に紹介されたりする[3]．こうしたことは，とりわけ前頭葉および側頭葉腫瘍，水頭症あるいは皮質萎縮に特徴的である．

　これらの患者にみられる最も一般的な情動変化は，抑うつである．したがって，*中年から老年期の抑うつ患者で，その抑うつが最近の情動的あるいは社会的危機*（すなわち，抑うつ気分を伴う適応障害）*と関連することが明らかでない場合は，脳の疾患を強く疑わなければならない．*　われわれの臨床経験では，明らかなうつ病として向精神薬，精神療法，電気ショックによる治療を受け，長期間精神病院に入院していたが，実際には高次脳機能検査およびその後の神経診断学的検査（例：CT，MRI，神経心理学的評価）で一次性器質性疾患の明らかな徴候を呈したという数多くの患者を診てきている．

　精神病と器質性疾患の鑑別はきわめて重要であるが，残念ながら困難なことがときにあり，いつでも可能というわけでもない．精神運動の退行を伴う機能性抑うつ患者は高次脳機能検査のいくつかの側面でわるい成績を示すことがあり，この場合は，表面的には仮性認知症（痴呆）というよりは真の認知症（痴呆）像を呈する．患者によっては，器質性疾患と機能性疾患の両者の要素がみられる．たとえばアルツハイマー型認知症（痴呆）の初期患者は，明らかに抑うつか不安を伴うことがよくある．その場合には，注意深い臨床検査においてさえ，それぞれの成分を区別するのに非常な努力を要する．高次脳機能検査は，熟練した検者が行ったものであっても，誤りのないものとは限らない．しかしながら，複合的な問題を有するこれらの患者の大半は，適切な高次脳機能の検査がなされるなら，正しく分類されうるものである．

4) あいまいな行動学的な訴え

　高次脳機能のスクリーニングにとってきわめて重要な患者群として最後にあげるべきものは，臨床的に確証したり標準的な神経学的診察に基づいて定量化したりすることの困難な，*漠然とした行動学的訴え*をもってやってきたり，あ

るいは家族がそれを訴えてくるものである．

　記憶障害，集中困難，家庭や職場での興味減退のような訴え，あるいは器質性病因を欠く種々の身体的な訴えは，すべて器質性脳疾患の可能性を臨床家に呼び起こさせるはずである．そうした問題の病因の決定には，機能的か，神経学的か，あるいはその他の医学的病因かといったやっかいな鑑別の問題を含んでいる．しかし，高次脳機能検査により得られる成績を用いると，この鑑別は容易に達成されることが多い．

2 どのようにして高次脳機能検査を実施するか

　高次脳機能を検査するには，テストが体系的に配列されなければならない．この意味では，この検査はすべての総合的な医学的検査（診察）と同等である．高次脳機能検査は，*階層性様式に則ってなされなければならない* 点では多少異なる．まず，最も基礎的機能―意識水準―で始め，基本的な認知機能（例：言語，構成）から言語による推論や計算能力といったより複雑な領域に進む．

　患者が検査の始めの方の項目（例：言語）でわるい成績を示す時には，言語性記憶（きわめて重要な機能），あるいは言語を介する他のいかなる機能をも，検者は正しく判定することが不可能ではないにしても困難であろう．同様に，注意散漫な患者は，多くの高次脳機能の検査，とりわけ記憶や計算の項目では細かな重要部分を誤ることがある．もし高次脳機能検査が，認識の階層性性質を考慮しないで無秩序に実施されるなら，誤った結論が導かれるであろう．

　本書で示される高次脳機能検査は，あまり詳しすぎるように思われ，検査の全部を完全に実施するには長い時間がかかるようにみえるかもしれない．こうした考えは，脳神経や腕神経叢の評価を初めて理解しようとする時の臨床初心者と同じである．初めて検査のやり方を学ぶ時には，数名の患者について十分に評価し，すべての項目を実施し，記載する間に経験を重ねることが賢明である．時とともに検査は迅速に（15〜30分以内で）行えるようになり，多くの価値ある成績が得られるであろう．第10章ではこの検査を要約し，時と場合，

および患者の特殊性に応じて，いかにして検査を取捨選択しうるかを示した．

多くの場合，簡潔な検査により明確な成績が得られ，それが正しい診断と適切な治療を可能にするであろう．ここに，短時間で意味のある検査を施行することの容易さのよい例がある．ある精神科医が真夜中に呼ばれて，"訳のわからないことをしゃべり続けている"患者を診たが，まず患者の言語から検査を始めて，その患者が精神病ではなく，実際は失語症であることに気づいた．この時点で，その精神科医は神経内科医に相談し，患者を精神科病棟ではなく，神経内科に入院させた．この例では，精神科医が的確に患者を評価したことにより，不適切な入院や治療を回避しえた．われわれも，同様の症例を往診したことがある．それは，質問に対していい加減に答え，会話を理解できないために精神科へ入院させられた青年であった．このような行動がまず患者の両親を困惑させ，患者を救急室に連れてこさせたのであった．評価の結果，患者はほとんどまったく言語を理解せず，流暢な錯語性の発話（失語症）を示していた．MRI検査で，優位側側頭葉に巨大血腫が認められた．彼の明らかな"狂気"は，すでに診断されたように器質性疾患によるものであり，精神科への入院は，初診医の患者の状態に対する認識欠如によるものであった．この例では，失語症のひとつの典型的パターンの存在が器質性疾患を示唆しただけでなく，病変の局在部位を強く暗示した．

これらの例は，熟練した検者の手になる検査は，短いものであっても臨床的に決定的な重要性を有することがあることを示している．しかし，他の患者では，より総合的な評価が必要である．頭部外傷後に紹介されてきたある患者は，適切な社会的および職業的リハビリテーションを行うために，認知能力やその障害の詳細な解明を必要とした．総合的高次脳機能検査の必要性は，つぎの例で十分に示すことができる．リハビリテーション科から診察依頼を受けた32歳の女性は，数か月前に重症の頭蓋底骨折を生じ，入院中のリハビリテーションプログラムが満足に進展していなかった．そこでは，"頑固"で"非協調的"行動が問題とされていた．高次脳機能検査では，注意が中等度に障害され，洞察と関心を欠く感情鈍麻した患者であることが示された．多くの重大な認知障害が認められ，そのなかには，軽度の全般的認知症（痴呆），中等度に

障害された過去および最近の記憶，重度の学習力障害，およびすべての高次の認知機能（抽象化，計算など）の中等度から重度の障害が含まれていた．器質性の行動変化と重大な認知障害の記載は，患者の頑固な病室での態度と，必要なリハビリテーションプログラムに十分参加できないことを，説明するのに役立った．彼女のリハビリテーションプログラムは組みなおされ，治療目標は認知および行動障害による限界に合わせて変更された．

　適切な患者のマネジメントに，認知および情動機能に関する広範囲の定量的成績が必要とされるような複雑な場面では，しかるべき補助的部門の専門家に相談すべきである．これらには神経心理学者や言語病理学者の含まれることが多い．本書で概説されるベッドサイドや診察室での高次脳機能検査は，器質性疾患の診断や障害の主要領域の評価に非常に有効である．この検査は，その本質からして定性的であり，微妙な障害の評価，総合的リハビリテーション計画の立案，および機能的レベルでの改善の評価に必要とされるような標準化された定量的成績を提供することはない．神経心理学者は，明確な評価が必要とされる時には必ずこうした成績を示し，加えて貴重な相談に答えることができる．退院計画や職業あるいは学業への復帰も，総合的な神経心理学的評価の所見により大いに助けられる．

　重大なコミュニケーション上の問題を有する患者では，言語の総合的評価，治療の可能性，および患者と家族とのコミュニケーションを促通するための家族指導のために，言語病理学者に依頼することが大切である．第11章では，この相談依頼の過程の特殊性について詳しく扱っている．

●参考文献

1. American Psychiatric Association: Diagnostic and Statistical Manual of Mental Disorders, ed 4 (DSM-IV). American Psychiatric Association, Washington, DC, 1994.
2. Malzberg, B: Important statistical data about mental illness. In Arieti, S (ed): American Handbook of Psychiatry, Vol 1. Basic Books, New York, 1959, pp 161-174.
3. Strub, RL: Mental disorders in brain disease. In Vinken PJ, Bruyn, GW, and Klawans, HL (eds): Handbook of Clinical Neurology, Vol 2, Neurobehavioral Disorders. Elsevier, New York, 1985, pp 413-441.

第2章

病歴と行動観察

　この高次脳機能検査では，ほとんどの部分が記憶や言語のような特異的認知機能の評価に関するものである．しかし，正式にテストを始める前に，注意深く病歴をとり，患者の身体的所見や気分や行動についても，特異的かつ体系的に観察する必要がある．これらの観察が，この検査のなかで引き続いて行われる部分の成績の解釈に重要な情報となる．

1 病　歴

　*病歴では，臨床的にかかわりのある基本的な4つの側面に注意しなければならない．第一は，古典的な器質性障害（例：記憶障害あるいは言語障害）を示唆する古典的な行動変化の有無を明らかにすることである．第二には，適応障害と機能性精神障害の両者の可能性についても考慮すること*である．本書は，基本的には器質性脳疾患により出現する情動や行動の変化を取り扱うものであるが，古典的な精神症候群についての考慮が重要である理由がいくつかある．

　①脳の特異的病変（例：左前頭葉腫瘍）であっても，表面的には主要な機能性疾患と区別しがたい臨床像を呈することがある[26,27]．うつないしは躁，統合失調症，人格障害などの診断は，すべて脳疾患患者で記載されてきた．これらの診断はDSM-IV[1]では，全般的な病態（薬物性ではない）による気分障害，精神障害，および人格変化として，それぞれ分類されている．

　②一次性の器質性疾患患者でも，抑うつ，不安，誇大妄想といった感情症状が合併することはよくある．

③器質性疾患と感情障害の症候学的重なり合いに関しては，もうひとつ重要な領域がある．それは仮性認知症（痴呆）の問題である．この症状は，初めは認知症（痴呆）の診断を示唆する精神所見を示すが，実際にはうつ病，不安ないしその他の精神障害による二次的なものであることが証明される．

④主要精神病（例：統合失調症）の患者のある者は，高次脳機能検査で認知障害を呈することがある．これは合併する脳病変による場合があり，あるいは実際には，これらの疾患の臨床的全体像の一部であることも多い．非家族性統合失調症患者における認知機能障害の頻度は，考えられていたよりかなり高い．明らかな認知障害が精神科患者でみられたら，高次脳機能検査を含む神経診断学的手順で評価しなければならない．

病歴聴取の第三の焦点は，患者の病前行動や機能水準を明らかにすることである．教育歴や職業歴は，高次脳機能検査で予想される機能水準を明らかにするために重要である．たとえば，高校卒業でレベルの高くない職業を転々と変えてきた患者には，計算や抽象思考のテストで大学卒業レベルでの成績を期待するわけにはいかない．

四番目に重要なこととして，患者の全身的な医学的問題がある．内分泌疾患，慢性の腎疾患や肝疾患，後天性免疫不全症候群（AIDS），慢性のアルコール中毒，薬物常習などのような数多くの医学的問題が副次的に精神機能を障害する．ある場合には，とくに高齢者において，多剤処方や処方によらない売薬の使用も精神症状に有害な影響を与えることがある[16]．これらの状態が精神機能を障害すると，錯乱状態を生じることが多い．それだけでなく，認知症（痴呆）やうつ病あるいはその他の精神疾患に似ていることがある．これらは回復しうることが多いので，その病態を早期に診断することが非常に大切である．

1）病歴の概要

病歴における以下の項目は，行動変化を有する患者を評価するさいに大切である．そうした患者は完全で正確な病歴を自分で述べることができないので，最初の情報は家族か，患者の身近にいる誰かから得ることが賢明である．患者が病歴について述べることができたとしても，確認のための情報を別のところ

から得ることが適切である．
- ①現病歴
    - a. 発病の特徴と発病日
    - b. 病気の期間
    - c. 病気に伴う行動変化の記述
- ②その他の関連する器質性行動症状
    - a. 異常な，または奇妙な行動（例：夜間徘徊）
    - b. 社会的判断力の乏しい徴候（例：新しい服をくずかごに投げ捨てる，あるいは穏やかな会合で口汚くののしる）；この情報は，患者よりも誰か他の人から手に入れるべきである
    - c. 注意と集中の障害
    - d. 言語の障害（例：喚語困難，理解障害，または垂直性言語応答）
    - e. 読み，書き，または計算困難（例：預金通帳の収支不能）
    - f. 記憶困難（最近と遠隔）
    - g. 地誌的見当識困難（すなわち，迷子になる）
    - h. 運転や電子レンジまたはテレビのリモコンなどの単純操作での問題
- ③精神科的症状
    - a. パラノイア
    - b. 幻　覚
    - c. 妄　想
    - d. 抑うつ
    - e. 不安と興奮，あるいは暴力
    - f. その他
- ④既往歴
    - a. 神経疾患や精神科的問題の既往
    - b. その他の内科疾患
    - c. 薬物およびアルコールの使用と常習
    - d. 処方箋による薬物と店頭販売薬品の使用
    - e. 頭部外傷（重症度について付記）

  f. 痙　攣

  g. 中枢神経系感染症

  h. 中　毒

⑤**出生および発育歴**

  a. 出生時脳損傷

  b. 発達遅延

   (1) 運　動

   (2) 言　語

   (3) 知　能

   (4) 学　業

   (5) 感情および社会面

⑥**教育および職業歴**

  a. 最終学歴

  b. 学生時代の適性

  c. 職　業

   (1) 仕事の種類

   (2) 転職の頻度

   (3) 仕事に関する最近の問題

⑦**家族歴**

  a. 他の家族構成員の神経疾患または精神疾患

  b. 家族性神経疾患（例：ハンチントン舞踏病，アルツハイマー病など）

  c. 特定の疾患に対する家族的素因で，中枢神経系を障害することのあるもの（例：高血圧，脳卒中）

2 行動の観察

 ここでの基本的な目的は，体系的に患者の行動を観察し，配偶者や子ども達などの他の観察者から患者の行動に関する信頼性と妥当性のある報告を得やすいように，正しい枠組みを示すことにある．行動についての注意深い観察が重

要である理由は，つぎのとおりである．

　①特異的な神経行動学的症候群のいくつか（例：急性錯乱状態（せん妄），前頭葉症候群，否認-無視症候群）が，行動学的所見に基づいて基本的なものとして診断される．

　②そのような観察は，器質性および機能性疾患の鑑別診断に役立つ決定的な資料を提供する．

　③重大な行動障害は，その後の正式なテストを劇的に妨げることがある（例：器質性錯乱状態にある患者は，不注意のため記憶テストでわるい成績をとるであろう）．

　本章での行動に関する考察は，主として器質性疾患（身体的な脳疾患）の同定と記載およびその有効性にかかわるものである．精神科的立場からの行動に関する広範な考察は，すべての主要精神科教科書に含まれている（例：文献2，13，18，24）．高次脳機能検査向けで，包括的に精神科的にまとめられた総合的な図書としてはTrzepacz & Baker[31]によるものも参照するとよい．

1）身体的外見

　脳疾患でも，機能性障害でも，多くの患者は身体的外見に関して*特徴的*なパターンを示す．古典的な例としては，器質性の一側性無視患者の場合から強迫神経症患者までいろいろある．前者は身体の一側の着衣，身のまわりの手入れ（例：ひげそり，洗面）に関してまったく注意を欠くものがあり，後者では小心翼々としていて，念には念を入れて服を着たり身づくろいをしたりして，清潔や作法に関する問題では不必要に潔癖であったりすることがある．片麻痺あるいは舞踏病のような，明らかな神経症状については，取り立てて述べないこととする．外見について書きとめておくべきことは，以下の側面についてである．

　①**全般的な外見**
　　a. 記載すべきデータ
　　　(1) 年　齢
　　　(2) 身長と体重

b. 外見の全般的印象
　　　（1）暦年齢に応じた外見
　　　（2）姿　勢
　　　（3）表　情
　　　（4）視線の触れ合い

②**身のまわりの清潔**
　　a. 皮　膚
　　b. 髪
　　c. つ　め
　　d. 歯
　　e. ひ　げ
　　f. 一側性無視の徴候

③**服装の習慣**
　　a. 衣類の型
　　b. 衣類の清潔
　　c. 服装の汚れ
　　d. 服装や身づくろいの過度の潔癖さ
　　e. 一側性無視の徴候

④**運動活動性**
　　a. 全般的活動性の水準
　　　（1）落ち着いているか緊張しているか
　　　（2）過運動性か低運動性か
　　　（3）精神運動退行の徴候（AIDSでの皮質下認知症〈痴呆〉，進行性核上性麻痺などでみられる）
　　b. 異常姿勢動作
　　　（1）チック
　　　（2）しかめ面
　　　（3）奇妙な身ぶり
　　　（4）その他の不随意運動

2) 気分および全般的情動状態

気分という言葉で，主要な，そして意識された情動的な感情を表す．**情動所見**は患者の行動について述べる時に用いられる一般用語で，検査中に患者の行動を直接観察することにより評価されることが多い．ある器質性脳疾患（例：前頭葉疾患）と精神科的症状の両者は，気分と情動所見のかなり特徴的な障害により区別されることもある．さらに何らかの気分や情動の障害は，高次脳機能検査のそれ以降の部分の成績をわるくすることがある．以下の概要は，完全で確定的な精神科検査として意図されたものではない．むしろ，情動所見の簡便な評価のための枠組みを提供するものである．

① 気　分
  a. 場面に応じた正常な気分
  b. 悲しい感じ（絶望，苦悩，あるいは敗北感）
  c. 意気揚々たる感じ（そぐわない楽天主義または自信過剰）
  d. 感情鈍麻および関心の欠如
  e. 気分の安定性または変動性
  f. 不穏当な気分：表現された趣旨が思考の内容と矛盾する．

② 情動所見
  a. 検者との協調性の程度
  b. 不　安
  c. 抑うつ
  d. 不　審
  e. 怒り/敵意
  f. 特定の場面に対する特異的で不適当な情動反応
  g. 現実性のテスト
    (1) 妄　想（誤った確信）
    (2) 錯　覚（現実刺激に対する誤認）
    (3) 幻　覚
    (4) 妄想思考

h. 特異的な非精神病性情動症状の徴候
      (1) 恐　怖
      (2) 慢性的不安（全般的あるいは特異的）
      (3) 強迫思考，行動の双方またはいずれか一方
      (4) 抑うつ
      (5) 躁
      (6) 身体的とらわれ
      (7) 解離性症状
   i. 言語または言葉の異常
      (1) 造語症（患者以外にとっては現実的意味のない新しい単語を，個人的に形成する）
      (2) 思考や会話における観念の飛躍
      (3) 思考や会話における関連の散漫さ

3）臨床的症候群

　特殊な認知テストによるよりも，むしろ行動の観察をすることにより，いくつかの明瞭な臨床的概念がおのずと認められる．これらの症候群には，認知の変化以上に，気分や情動的反応における障害が第一に含まれる．したがって，診断は体系的な行動の観察によりなされる．

（1）急性錯乱状態（せん妄）

　総合病院の患者にみられる神経学的行動症候群で最も一般的なものは，**急性錯乱状態**（せん妄として知られ，中毒代謝性脳症としても知られる）である．急性錯乱状態には，行動および既往所見の特徴的な一群がある．症状の始まりは通常かなり急性で，数時間から数日の経過で出現する．

　*急性錯乱状態を他の急性の器質性ないしは機能性疾患から区別するための最も信頼のおける徴候は，意識の混濁である．*この用語は何となくあいまいに思えるが，錯乱患者の精神状態を記述するのにふさわしいものである．意識の混濁は，特異的には，認知過程の鈍化と覚醒の全般的障害の両者をさす[25]．これらの患者は無頓着であり，的外れの支離滅裂な会話を呈し，最近の出来事を報

告するにもつじつまが合わず，作話的（たとえば，実際には1日中病院のベッドにいたのに，たったいま友人と散歩から戻ったところだと検者に話したりすることがある）である．さらに，しばしば意識水準の変動を示す．幻覚（視覚的が多い）と興奮が，しばしばみられる．はなはだしく錯乱している患者は，著しく興奮して，むやみに叫ぶことがあり，点滴，尿カテーテルやその他の器具を壊してしまうのを防ぐために拘束を要することがある．軽度の錯乱患者では，表面的には正常にみえても，系統的検査では，軽度の不注意や失見当識や，まともな会話をすることが困難である．特別な問いかけをすると夜間幻覚や妄想が発見されることがある．錯乱行動は固定したものであることはまれで，昼夜を通じて増大したり減衰したりする特徴がある．周囲の刺激が少なくなる夜には，錯乱や興奮は増強することが多い．

　錯乱状態は，神経内科的あるいは精神科的な状態よりも，むしろ急性の内科的問題による行動学的症状であることが多いので，異常行動パターンとしては非常に重要である．　薬物性中毒反応あるいは薬物離脱反応，敗血症，代謝障害，初期の心不全や呼吸不全，肝不全が最もよくみられる病因である．手術後の錯乱行動も，ありふれた問題である．一般に高齢者は，とりわけ初期認知症（痴呆）症状を有するものでは，上述の内科的状態で錯乱状態を最も生じやすい[11,15,22]．

　われわれは，せん妄尺度（**表2-1**）を開発した．これは，初めて錯乱患者に出会った研修医には非常に有用である．この尺度は，錯乱状態の最も一般的な臨床症状からなる．検者は，それぞれの症状の有無に関して判定し，多くの項目について臨床症状の重症度を判定しなければならない．この尺度は，臨床使用における信頼性と有用性が証明されており，せん妄と認知症（痴呆）の鑑別に役立つ（**図2-1**）．

　これらの患者は，精神症状としてのその異常行動や高次脳機能の変化のために，精神科医か神経内科医に診察を依頼されることが多いが，ほとんどの患者は行動のコントロールのための投薬に加えて，内科的治療を第一に必要とする．しかし，適切な内科的治療が開始されたとしても，錯乱状態は，何日間も続くことがある．この間には，患者の興奮を鎮めるために安定剤を用いてもよ

表 2-1　せん妄尺度採点シート＊

病　歴				
1. 行動変化発症の速度	3	2	1	0
2. 24時間を通じての変動	3	2	1	0
3. 睡眠-覚醒障害	3	2	1	0
4. 幻覚（視覚性または触覚性）	3	2	1	0
5. 不適切な行動	3	2	1	0
臨床症状				
6. 意識水準	3	2	1	0
7. 精神運動活動水準	3	2	1	0
8. 支離滅裂さと混乱	3	2	1	0
9. 注意	3	2	1	0
10. 会話における知性	3	2	1	0
11. 周囲に対する誤解	3	2	1	0
12. 見当識	3	2	1	0
a. 時間： 年　　月　　日付け　　曜日　　季節				
b. 場所： 州　　町　　郡　　病院　　階				
判定：(3) 9～10, (2) 6～8, (1) 3～5, (0) 0～2				
13. 構成能力―時計の描画	3	2	1	0
合計（最大39）				

＊3が正常，0は高度異常

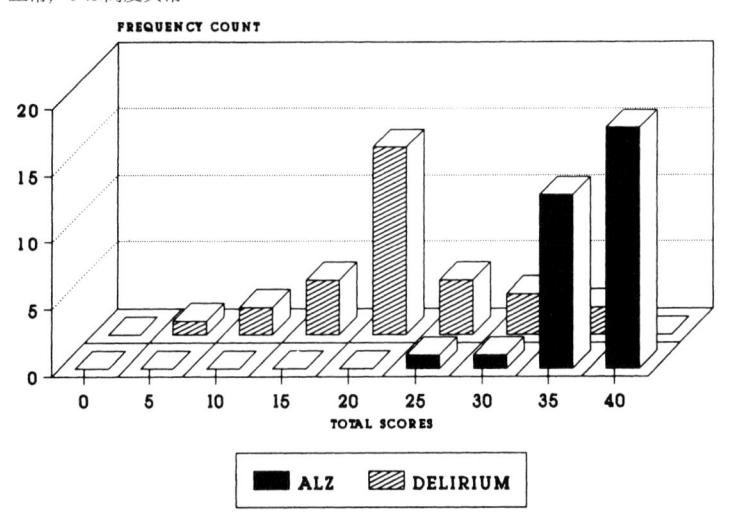

図 2-1　アルツハイマー病患者（ALZ）とせん妄患者（DELIRIUM）におけるせん妄尺度合計得点の分布．一連の患者で，せん妄患者の平均点は20，一方年齢を対照させたアルツハイマー病患者では35点であった．

い．

　錯乱状態は，通常，広範な皮質および皮質下ニューロンの機能障害により生じる．皮質性機能障害は意識の内容に変化を生じ，一方，上行賦活系の障害は基礎的覚醒の障害を引き起こす．局所的な脳疾患でも錯乱行動を呈することがある．とくに，急性脳血管障害（とりわけ，内側側頭葉，下頭頂葉，前前頭葉のいずれかの皮質を病巣に含む）後の最初の2～3日間，あるいは頭蓋内圧亢進を伴う脳腫瘍の患者においてみられる．

　錯乱状態にある患者では，より詳しく高次脳機能を検査することは無意味であろう．不注意と全般的皮質機能障害のために，記憶や抽象論理や計算や描画や書字課題でさえ満足に遂行できない[5]．錯乱している患者に完全なテストをすると，うっかり認知症（痴呆）と誤診することが起こりうる．脳の変化は，解剖学的であるよりはむしろ生理学的なものであるから，患者の機能水準は最終的には病前の水準に戻るはずである．しかし，錯乱の回復には時間のかかることが多いので，潜在する認知症（痴呆）を評価するための確定的な高次脳機能の検査は延期したのちに行うべきである．

　急性発症の無頓着，興奮，覚醒水準の動揺，支離滅裂言語および思考連鎖，幻視は大半が内科的状態によるものであるが，鑑別診断にさいしては，急性の統合失調症性エピソード，重度の不安ないし恐怖状態，動揺性うつ病，躁病のような種々の機能性精神障害を考慮することも必要である．急性器質性錯乱状態と急性重度機能障害とを鑑別することは困難であるが，通常は，患者の内科的および精神科的病歴，内科的検査および高次脳機能検査のいくつかの側面から得られたデータにより正しく診断されよう．意識水準の変化は，必ずといってよいほど器質性脳疾患に伴う．幻視は器質性患者において，より典型的にみられ，一方，幻聴は機能性精神病でみられることが一般的である．体系化した妄想系列と構成された妄想観念形成は，急性錯乱状態の患者ではまれである．病因が不明な場合にはいつでも，精神科医，神経内科医およびプライマリケア医が緊密に協力しあって，完全な評価が導かれるようにしなければならない．

（2）前頭葉症候群

　両側前頭葉疾患の患者は，正式の高次脳機能検査では通常，劇的な認知障害

を示すことはないが，しばしば特異的な人格変化を呈する[3,17]．前頭葉性人格の最も一般的な特徴は，(1) 感情鈍麻であるが，これは検査中でも仕事や家族に対してでも同様であり，そのほかに，(2) おどけたふうになりがちな多幸症，(3) 長続きのしない過敏状態，および (4) 社会的不穏当がある[8]．

前頭葉疾患の患者では，感情鈍麻が優位になり，座ったまま周囲のいかなるものにもほとんど興味を示さない者がいる[29]．このような患者には，ときに感情鈍麻が抑うつと見誤られることがあり，家族と医療者の双方によくある誤りである．これらの患者は本来的には感情鈍麻であるが，十分にストレスをかけると，短期間だけ，非常に過敏で理屈っぽくなることがある．

その反対に，ある患者では本来的に騒々しく，ふざけていて，不必要にでしゃばりであったり，社会的に攻撃的であったりする．そのような患者では，その目立つ行動のために，知的で，生産的な第一印象を与えるかもしれない．しかしながら，この情動抑制障害や多幸症は生産的活動性には至らない．一般に前頭葉損傷患者は，周囲に対する興味も生産性を有する社会的精力も失っている．こうした患者は，仕事の能率，正常な家族関係，あるいは身のまわりの清潔すらも維持できないことが多い．前頭葉は，理性と情動が相互に作用しあう脳の領域であるから[20]，両側の損傷は，その個人を感情鈍麻にし，情動は無統制で，その知性を社会的にも情動的にも指針を伴わない状態にしてしまうことがある．前頭葉損傷で記載されてきたその他の症状は，高次の認知障害，不注意，記憶障害，遂行性運動障害である[17]．

前頭葉症候群の行動の特徴は，部分的には病変の局在に依存し，患者によってまちまちである．基底核-眼窩病変は，抑制障害，多幸症を生じることが非常に多く，関心を欠き，すぐに不穏になる．その反面，背外側皮質を含む病変は，感情鈍麻，自発性低下，抑うつ思考，企図障害を生じることが多い[28]．この話題に関する優れて包括的総説として，Damasio & Anderson による文献を参照するとよい[7]．

つぎに，前頭葉症候群の患者の臨床例を 2 例示す．

L 夫人は 58 歳の主婦で，この 1 年間，家事や身のまわりに対する関心をまっ

たく失ってしまい，娘に連れられて来院した．患者は，隣り近所がほとんどない田舎にひとりで暮らしていた．たまたま訪ねた娘は，母親の様子が変わっていて会話に興味を示さず，だらしのない身なりで，家族の問題にも関心を欠き，身のまわりや家事片づけを完全に放置していることに気づいた．近所の人びとは，患者が教会へ行かなくなり，めったに買物にも出かけず，すでに世間的付き合いもしなくなったことに気づいていた．受診時の検査では，L 夫人は目覚めてはいたが，著しく感情鈍麻していた．彼女は自発的会話をまったく示さず，すべての質問にただ一言で答えるのみであった．彼女はゆっくりしたすり足歩行を示し，失禁することも数回あった．神経診断学的評価（CT スキャン）で，大きな前頭葉嚢腫が認められた．外科的処置とドレナージにより，著明に行動は回復した．2 週間のうちに，患者は上手に歩き，自発的に話をし，もはや感情鈍麻もなく，失禁もなくなった．L 夫人は，主として前頭葉症候群による感情鈍麻の一型を呈していた．

つぎの症例は，抑制障害と社会的不適応，および児戯性を呈するものであり，この症候群の患者によっては，基盤に感情鈍麻を伴うことの多いものである．

N 氏は 65 歳の男性で，夫人に連れられて来院した．主訴は，夫の心が錯乱しているということであった．夫人が言うには，夫は生来，大の冗談好きであったが，およそ 4〜5 年前までは社会的慎みはまともであった．そのころから，友人や知人に対する表現が著しく露骨なものになり始めた．それまでの外向的人格は崩壊して，無遠慮で横柄になった．かつての慎みは減退して，社会的場面ごとにほとんど攻撃的な利己主義を示し，自己顕示欲があらわで，高言が目立った．この数年間は，身のまわりの清潔に気を配らなくなり，妻が注意するとき以外は入浴したりひげをそったりすることがなかった．患者の妻は，患者の記憶が低下し始め，時々つくり話をすることも報告した．最近，彼女は新しい芝刈り機を買い，ハンドルを取りはずして家に持ち帰り，夫にハンドルを取り付けてくれるよう頼んだが，患者にはそれがまったくできなかった．

その後の病状経過で，Ｎ氏は，まったくの興奮状態で妄想状態になった．近所をうろつき回り，しばしば見知らぬ人にとりとめのない話をし，ついこの間は「自分はＦＢＩの秘密諜報員である」と話していた．そのほかのことでも，判断は見当外れになっていた．最後に自動車を運転した時には停止信号を無視して走り，そのことを妻に冗談めかして話した．これらの最近の出来事があって，急いで病院に連れてこられた．

　検査では，注意力散漫で，落ち着きがなく，社会的不適応がみられ，身体的には髪はボサボサ，手足のつめは伸びたまま，汚い服を着て，だらしのない状態であった．患者は多少の妄想を示し，薬（Thorazine）がある種の毒物ではないかと尋ねた．検査中，しばしば部屋を離れようとしたりして，明らかに興奮状態にあった．思考過程は著しく具体的で，高次脳機能検査のほぼすべての面で成績不良であった．

　入院中は完全に混乱し，過敏になり，とくに夜間それが著しく，さらに数人の看護師に対して多少攻撃的であった．ＣＴスキャンでは，前頭側頭葉萎縮および前角の著しい拡大と脳溝の拡大が認められた．この症例の推定診断はピック病であった．患者は数年後に死亡し，剖検にて診断は証明された．

　前頭葉症候群の行動症状が存在するなら鑑別診断として，つぎの神経疾患を考慮しなければならない．①腫瘍－前頭下髄膜腫，下垂体腺腫，あるいは原発性脳腫瘍，②前頭葉挫傷を伴う頭部外傷，③ピック病，④進行麻痺，⑤交通性水頭症，⑥ハンチントン舞踏病，⑦AIDS．広範囲の皮質疾患（例：晩期のアルツハイマー病，多発性皮質梗塞，あるいは外傷性または感染後脳症）の患者では，いずれも前頭葉患者にみられる行動変化のいくつかを示すことがある．しかし，そうした患者は，著しい認知障害の徴候や，他の脳の領域の傷害を示唆する所見も示すものである．興味深いことに，前頭葉挫傷を伴う軽度から中等度の閉鎖性頭部外傷による行動変化が，患者によってはその家族から質のよいものとみられたりする．この数年間に，脳外傷後に気分や環境的ストレスに対する反応や他人との付き合い方に関して，患者の両親や配偶者が「改善した」と述べる数多くの若年成人患者（必ずではないが，通常は男性）をみてき

た．残念ながら，逆の反応の方がはるかに多いようである．

　前頭葉の疾患は，この領域の病変に伴う明瞭な認知上の変化を比較的に欠いているため，臨床的に評価するのが困難なことがある[3,30]．しかし，前頭葉機能を評価するために使用可能な臨床的テストがいくつか存在する．これらは本来的に「進め―止まれ」の交代性シークエンス課題である．広範な前頭葉疾患の患者症例ではこれらの課題の実行が障害されることを示したのは Luria らである[19]．

交代性シークエンス―視覚性パターンの完成テスト

　指　示：患者に，白紙1枚1枚に図 2-2 からの視覚性パターンを描いたものを呈示する．課題図形を再生し，交代性シークエンスをさらに続けて描くように言う．必要なら，さらに詳しく指示を説明して，患者が確実にテストの本質を理解するようにする．課題を始めたら，患者の誤りを正したり，わかりやすい手がかりを与えたりしてはならない．

　採　点：運動および感覚系の正常な患者は，上述のシークエンスを誤りなしに完成できるはずである．シークエンスの再生において連続性を欠いたり，保続の徴候を呈したりする場合は，ひとつの運動動作から他の動作に移る能力の喪失や，配列を変更することができないことを示唆する．よくみられる誤りの例を図 2-3 に示す．

交代性運動パターンテスト

　指　示：このテストは，一連の手の肢位を変化させることからなる．Luria[19] から取り入れられたものであり，さらに詳しくは原著に記述されている．

　①拳-手掌-手側テスト

　患者に，机の表を繰り返したたくように言う．順序としては，まず，こぶしで，つぎに手のひらで，さらに手の横側でたたく．一度手本を示してから，やめと言うまで，この課題を行うように命ずる．15～20 秒間行わせれば，十分これらの交代性運動の正確さを判定することができるはずである．

　②拳-輪テスト

　患者に，最初は手を握りこぶしにして，次いで母指と人差し指を対立させて

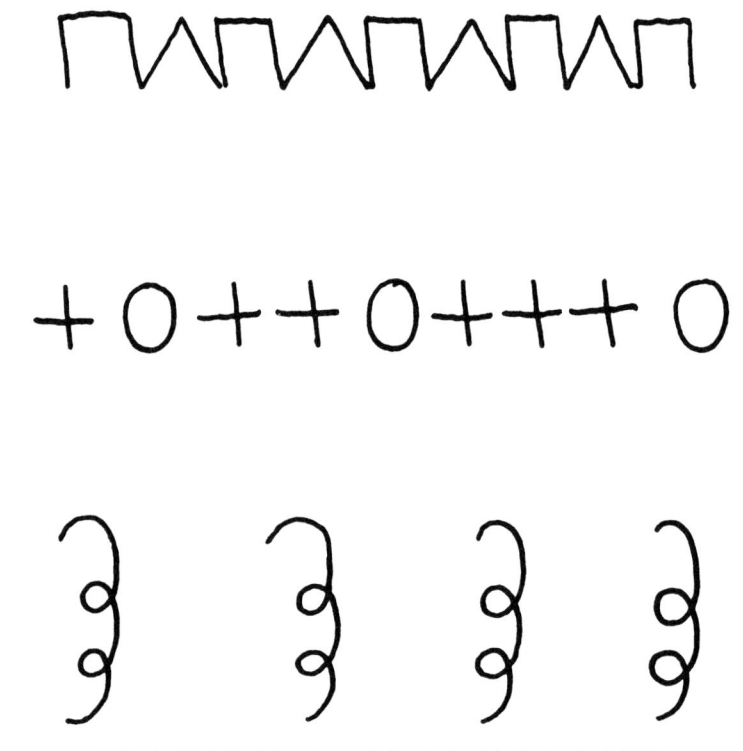

図 2-2　視覚性パターンの完成テストのためのテスト項目

輪をつくり，これを繰り返しながら腕を数回伸ばすように命じる．その動作をやってみせてから，動作を実行するよう命じる．繰り返し腕を伸展するごとに，これら 2 つの肢位を交互に行う．

③相互性協調テスト

これは，両手を用いる交代性テストである．初めに，患者は両手を机の上に置き，一方は握りこぶしにしておき，もう一方は指を伸ばして手掌を下にする．患者に，2 つの手の肢位をただちに交代するように命ずる（片方の手の指を伸展する一方，同時に他方で握りこぶしをつくる）．課題を実際にやってみせる．

採　点：正常人は，これらの交代性シークエンスを 1～2 回試みたのちに，

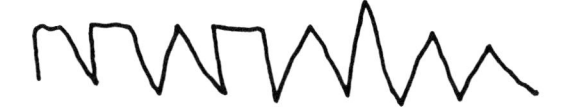

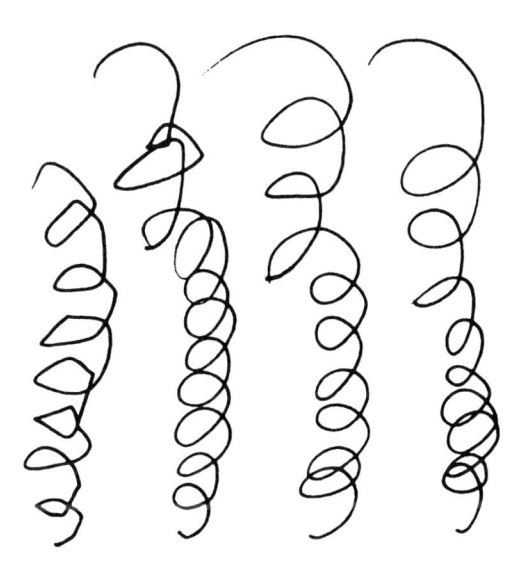

図 2-3　視覚性パターンの完成テストでよくみられる誤り

何ら困難を示さず容易に修得するはずである[19]．したがって，これらの課題で円滑な実施を障害するものが何か認められれば，大脳皮質の前運動領の機能障害が示唆される．

(3) 否認と無視

ある患者では，脳病変の直接的結果として，程度の著しい**疾病否認**を呈するものがある．つぎの症例は，きわだった例である．

> ある外科医が手術を終わろうとしていた時，助手がその外科医の左腕が突然効かなくなり，口がもつれるようになったことに気づいた．外科医はただちにストレッチャーに乗せられ，ICU に連れてこられ，われわれのひとりが数分以内に診察した．患者の左腕と顔は依然として麻痺していたが，尋ねると「だいじょうぶ，何ともないよ」と答えた．麻痺のあることをとくに強調して教えても，「ほんとうに，どこも麻痺しているとは思えない」と答えるのだった．

この否認の程度は，心理的防御機序の増強による結果のようなものではなく，より根本的で異常な器質的行動変化である．臨床的には，否認と無視症候群の間の幅は，最も重度な行動異常としての明白な疾病否認（例：前述の症例）から，両側同時刺激のさいに身体の一側で刺激を認知しえない軽度なもの（不注意または消去）まである．粗大な否認を伴う患者は完全な皮質盲を否定することがあり（アントン症候群），あるいは重度の片麻痺を否認することもある（病態失認）．

否認を伴う患者の多くでは，その否認が明白にみてとれるものであるよりは内在性のことが多い．たとえば病気について尋ねると，自分から病気であることを積極的に否定することはしないが，事実は転移性の癌であっても，軽い関節痛ないしはある種の同様な良性症状を検査するために入院していると言うことがある．ある患者では，あくまでも，入院しているのではなく単に休養施設かホテルにいるのだと述べる（場所の重複あるいは記憶錯誤）．そのような患者は，その麻痺した腕を動かすように命じられると，「疲労しているので」と入念な弁解をしようとすることが多い（作話）．ときには，麻痺した腕を自分

のものではないとさえ言い張るであろう（身体部位重複）．たとえば，前述の外科医は翌日，自分の左腕について「ちょっと関節炎になったものだから」と腕を動かさないでいる理由を釈明した．

麻痺を否認する片麻痺患者は，自分の麻痺に気づかず，繰り返し転倒する傾向があるので，リハビリテーションの大問題である．われわれの患者は，右半球脳卒中になったその最初の日に，風呂場に歩いて行こうとして転び，鎖骨を骨折した．

ある患者では，明らかな否認を示すことはないが，身体の一側を劇的に**無視**する．そのような患者は，顔の片側のみのひげをそり，衣服の片そでのみを使用したり，麻痺が存在しなくとも身体の片側を使用しえないことがある．これらの患者は，たとえ視野欠損がなくとも，外部環境の半側も同様に無視する．たとえば，患者は障害側から話しかける見舞い客には応答しないことがある．また，描画テストでも無視を示すことがある．この型の無視の例を**図 2-4** に示す．

無視の最も軽微な形は，身体両側を同時に刺激するさいの身体一側不注意である．この障害側で刺激を抑制ないし消去する傾向は，第 4 章で詳しく論じられている．

否認や無視症候群の原因となることが最も多い病変は劣位半球病変で，病因としては血管性がいちばん多い[6]．劣位半球内の特異的病変部位は，いまだ確立されていない．皮質下および皮質が障害されるようである．粗大で明らかな無視はまれな行動所見であるが，最も多くみられるのは血管障害の急性期であり，錯乱の程度と関連することが多い．これは特徴的人格素因を有する患者のみにみられるのかもしれない．一側性無視は，主として劣位半球における頭頂葉病変の慢性的影響としてみられることがある（前頭葉疾患の患者でも否認を呈することがある）．これらの症候群の基盤となる正確な神経心理学的および神経生理学的機序は，完全には解明されていない．この問題の総説としては，文献 9，10，32，33 を参照するとよい．

（4）感情鈍麻対抑うつあるいは異常気質（気分変調）

感情鈍麻は，周囲に対する関心の欠如で，これと精神運動緩徐化（精神運動

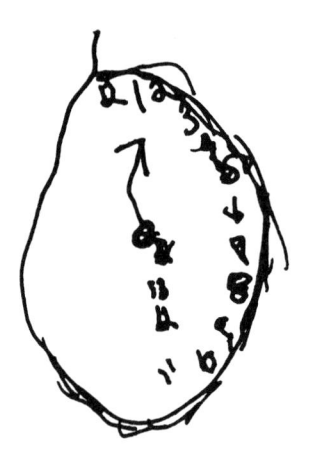

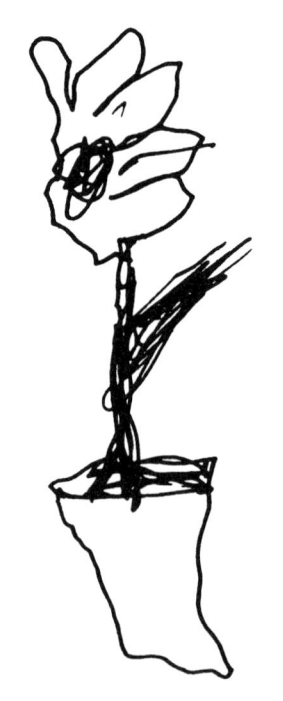

図 2-4　描画テストにおける無視の例

遅滞）は精神科的抑うつ患者でよくみられる．しかし，感情鈍麻はひとつの症状でしかなく，それだけでうつ病の診断を正当化することはできない．本質的には，同様の症状は，いろいろな器質性脳疾患の特徴でもあり，前頭葉病変，皮質下認知症（痴呆）（例：AIDS 関連認知症〈痴呆〉），その他のタイプの認知症（痴呆），劣位半球病変が含まれる．うつ病とこれら器質性脳疾患の治療は決定的に異なるので，器質性の感情鈍麻と機能性うつ病の鑑別の重要性は，強調してもしすぎることはないほどである．

抑うつ性障害の診断基準

本書の目的からするとうつ病は一般的な情動障害（感情病）であり，比較的明確な下位障害のいくつかと数多くの症状からなる．こうした点から，大うつ病性障害（単相性と反復性）とほかに特定できない抑うつ性障害，異常気質（気分変調）障害を含めてうつ病と考えることとする．ここで列挙される診断基準は，DSM-IV から受け入れられており，うつ病のこれら障害の一つの診断を確立するために有用である．それは以下のものを含むが完全に以下のものだけに限られるわけではない．

1. 大うつ病性障害，単相性

    定義では，この障害は時限で，十分に強力なので注意深い病歴聴取があれば，感情鈍麻から区別可能である．

  A. 単一の大うつ病性のエピソードがある

   (1) 以下の症状の 5 個以上が，同じ 2 週間の間に存在し，以前の機能的能力からの変化を呈する：

    (a) 一日の大半で落ち込んだ気分がほぼ毎日
    (b) すべてまたはほとんどの活動で関心や喜びの著しい低下
    (c) 計画的なものではないのに相当な体重減少または増大
    (d) 不眠または過眠
    (e) 精神運動興奮または退行
    (f) 疲労または活力低下
    (g) 無価値感，または過剰な罪悪感
    (h) 思考や集中の低下，または決断力低下

(i) 反復する死の思考，あるいは自殺念慮
  (2) これらの症状は，その他の何らかの気分障害の基準には該当しない
  (3) これらの症状が相当な苦悩または機能的能力障害の原因となる
  (4) これらの症状は化学物質（薬物）あるいは全身内科病態の直接的影響によるものではない
  (5) これらの症状は悲嘆の反応では説明しえず，2か月間以上持続し，さらに著しい機能的能力障害，無価値感を伴う死の先入主，自殺念慮，精神病性症状や精神運動退行で特徴づけられる．
 B. 大うつ病性障害は何らかのほかの主要精神障害によるものではなく，上書きされるものでもない．
 C. この患者は何らかのタイプの高揚した気分障害（例：躁病）では決してない．
2．反復性大うつ病性障害
  この障害に伴う行動変化は十分に大きく持続も長いので，"抑うつ性"または"感情鈍麻"の症状のいずれかを呈する患者で，器質性感情鈍麻からの注意深い鑑別を保証するに足るものである．
 A. 前節で定義されたように，2回以上の大うつ病エピソードがある．
 B. このエピソードは何らかのその他タイプの精神障害（例：統合失調症）によって引き起こされたり，重なっていたりしない．
3．ほかに分類することのできない抑うつ性障害
  一般的に，これらの感情障害は強くなると器質性感情鈍麻と紛らわしいほどになる．このカテゴリーに含まれる例としては，他の何らかの抑うつ性障害の基準を満たさない抑うつ症状を伴う感情障害がある．
 A. 月経前気分障害
 B. 小うつ病性障害
 C. 反復性の短期抑うつ
 D. 精神病の活動期に引き続く抑うつ
 E. 抑うつ性障害があるが，それが原発性のものか一般的な内科疾患によるものか薬物性のものか判定できないと臨床医が結論する場合

4．異常気質性障害（抑うつ性気分変調）
   A. 2年間，ほぼ一日中抑うつ気分で，数日以上持続．
   B. 抑うつ時には以下の項目が2個以上存在
      （1）食欲減退または過食
      （2）不眠または過剰睡眠
      （3）活力低下または疲労
      （4）自己価値観の低下
      （5）集中力低下または決断困難
      （6）絶望感
   C. この2年間で，1回に2か月間以上無症状であることがない．
   D. この2年間で，大うつ病性障害を呈したことはない．
   E. この患者で，異常な気分高揚期はない．
   F. この障害は慢性精神障害の経過中に例外的に生じるものではない．
   G. この症状は物質（例：薬物）の直接的生理作用によるものではなく，一般的な内科疾患（例：甲状腺機能低下症）によるものでもない．

うつ病と認知症（痴呆）の鑑別

　初期症状が，非急性発症の感情鈍麻を呈する患者では，臨床医は神経疾患の診断を思いつく前に，必ず一次性うつ病の存在する可能性について注意深く評価する必要がある．これに関して，診断上のジレンマで最も多いもののひとつは，うつ病と初期認知症（痴呆）の鑑別である．両者とも高齢者では比較的多いものであり，さらに重要なことは，ともに多くの特徴を共有することであり，一方を他方と誤診することはしばしば起こりうる．そうした誤りの重大性は明らかである．抑うつ患者に，「あなたは認知症（痴呆）ですよ」と告げることは致命的な誤りであり，前頭葉髄膜腫を見落として，患者にうつ病の治療をしているのと同じくらいに重大なことである．

　診断上の混乱が生じやすい理由は，容易に理解することができる．すなわち，両者とも感情鈍麻，仕事や娯楽活動への関心喪失，ささいな，あるいは思い込みによる身体症状への固執，集中困難，記憶障害，日々の生活における必要事項を処理する能力の全般的喪失といった訴えを呈するからである．

問題は，高齢者ではさらに複雑である．すなわち，これらの患者がうつ病になっても，若年患者ほど劇的には抑うつ気分をはっきりと示さない．高齢者のうつ病では，泣き続けることも少なく，悲しみを表現することも少なく，自殺念慮も少なく（もっとも，実際に自殺することの可能性は少なくないが），罪業感を訴えることも少なく，自己軽視も示すことが少ない[24]．また高齢者のうつ病では，正式の高次脳機能テストで，微妙な認識能力の障害を示すことがある．その障害には特異的なパターンはみられず，通常は軽度である[4]．集中力，記憶，計算に軽度の問題を示すことはよくある．描画では細部が粗雑になることが多い．一般に，十分な精神活力を結集させることが必要な課題では成績が障害されやすい．

　臨床症状の類似性ゆえに，多くの高齢者のうつ病患者が，初めに認知症（痴呆）と診断されることは驚くにあたらない[21]．**仮性認知症（痴呆）**，すなわちうつ病性認知症（痴呆）という用語は，そうした患者で，初めの診断の印象としては認知症（痴呆）であっても，注意深く評価し，経過を観察すると，この患者の症状がうつ病またはその他の情動疾患による二次的なものであることが証明される場合に用いられてきたものであり，適切な治療により改善する[14,23]．

　真の初期認知症（痴呆）と仮性認知症（痴呆）の鑑別は，必ずしも容易ではない．Wellsは，この区別に役立つと思われる主要な特徴を列挙している[34]．

　われわれの経験では，検者が十分に時間を使って，患者から最大限の成績をあげられるよう励ますなら，記憶障害を訴える抑うつ患者は，訴えの本質や重症度から予想されるよりは，はるかによい成績，すなわち正常ないし正常に近い成績を示すだろう．かなり重度な抑うつ患者では，ときに高次脳機能検査により認知症（痴呆）に関する初期の印象が証明されるように思われる．すなわち"仮性認知症（痴呆）"である．認知検査というものは，器質性にみえて，おそらくは化学的（神経伝達物質）異常によるであろうといった機能障害を明らかにするものであるから，"抑うつ性認知症（痴呆）"とか"うつ病性認知症（痴呆）"といった用語が"仮性認知症（痴呆）"よりも好んで用いられてきている．

表2-2 認知症（痴呆）と仮性認知症（痴呆）の鑑別診断

	仮性認知症（痴呆）	認知症（痴呆）
臨床経過と病歴	発症時期はかなりはっきりしている 病歴は短い 進行は急速 精神科的問題の既往や最近の危機的状況	発症は不明瞭 受診までの病歴はかなり長い 初期の症状は見過ごされていることが多い 精神科的問題の既往や感情的危機はまれ
臨床的行動	認識機能の低下を念入りに細かく訴える 検査項目にあまり努力を払わない 感情変化がみられることが多い 行動は認識障害を反映しない 夜間増悪はまれ	認識機能の障害を訴えることはまれ 認識課題に悪戦苦闘する 情動は浅薄で，通常は感情鈍麻 行動は認識障害と符合する 機能障害の夜間増悪はよくある
検査所見	努力する前から「知りません」と答えることが多い 最近の記憶についても過去の記憶についても障害はばらばら 特定の記憶の隔たりを有することがある 一般に成績はばらばらである	普通は課題をこなそうと努力する 過去よりも最近の出来事に関する記憶がよりわるい 特異的な記憶の隔たりはない 成績の低下はかなり均質で，そろっている

　仮性認知症（痴呆）の症状群は，高齢者のうつ病患者に最もよくみられる．しかし，類身体病，躁病性エピソード，高度の不安，何らかの精神病は，高次脳機能検査で認知症（痴呆）の像を生じうる．これらの症例では，検査時の十分な成績を妨げるものは，不注意と空回り念慮と錯乱思考である．数多くの軽症閉鎖性頭部損傷や主要な感情適応障害でも認知性効力が低下しているので，臨床的にも認知成績を含めたスクリーニング検査でも，軽度の認知症（痴呆）に類似することがある．仮性認知症（痴呆）の患者を治療することは，適切な治療により患者の精神状態は正常，すなわち病前水準に復するので，やりがいがある．

❸ まとめ

　器質性脳病変は，多種多彩な行動症候群の原因となることがあり，その症候群のいくつかは特異的疾患の特徴でもある．検者は，患者行動の体系的評価を行うことに習熟し，主要な神経行動症候群をみつけられるようにしておかなければならない．患者の病歴と行動観察により必須の情報が得られ，これはその後の高次脳機能検査で得られる成績を解釈するための枠組みとして役立つ．

●参考文献

1. American Psychiatric Association: Diagnostic and Statistical Manual of Mental Disorders, ed 4 (DSM-IV). American Psychiatric Association, Washington, DC, 1994.
2. Anderson, NC and Black, DW: Introductory Textbook of Psychiatry. American Psychiatric Press, Washington, DC, 1995.
3. Black, FW: Cognitive deficits in patients with unilateral war-related frontal lobe lesions. J Clin Psychol 32:307, 1976.
4. Caine, ED: Pseudodementia: Current concepts and future directions. Arch Gen Psychiatry 38:1359, 1981.
5. Chédru, F and Geschwind, N: Writing disturbances in acute confusional states. Neuropsychologia 10:343, 1972.
6. Critchley, M: The Parietal Lobes. Edward Arnold & Co., London, 1953.
7. Damasio, AR and Anderson, SW: The frontal lobes: In Heilman, KM and Valenstein, E (eds): Clinical Neuropsychology. Oxford University Press, New York, 1993, pp 409-460.
8. Hécaen, H and Albert, ML: Disorders of mental functioning related to frontal lobe pathology. In Benson, DF and Blumer, D (eds): Psychiatric Aspects of Neurologic Disease. Grune & Stratton, New York, 1975, pp 137-149.
9. Heilman, KM, et al: Localization of lesions in neglect. In Kertesz, A (ed): Localization in Neuropsychology. Academic Press, New York, 1983, pp 471-492.
10. Heilman, KM, Watson, RT, and Valenstein, E: Neglect and related disorders. In Heilman, KM and Valenstein, E (eds): Clinical Neuropsychology, ed 3. Oxford University Press, New York, 1993, pp. 279-336.
11. Inouye, SK and Charpentier, PA: Precipitating factors for delirium in hospitalized elderly persons. JAMA 275:852-857, 1996.
12. Janowsky, DS: Pseudodementia in the elderly: Differential diagnosis and treatment. J Clin Psychiatry 43:19, 1982.
13. Kaplan, HI and Sadock, BJ: Modern Synopsis of Comprehensive Textbook of Psychiatry. Williams & Wilkins, Baltimore, 1988.
14. Kiloh, LG: Pseudo-dementia. Acta Psychiatr Scand 37:336, 1961.
15. Lerner, AJ, Hedera, P, Koss, E, et al: Delirium in Alzheimer disease. Alzheimer Dis Assoc Disord 11:16-20, 1997.
16. Levenson, AJ (ed): Neuropsychiatric Side-Effects of Drugs in the Elderly. Raven Press, New York, 1979.
17. Levin, HS, Eisenberg, HM, and Benton, AL (eds): Frontal Lobe Function and Dysfunction. Oxford University Press, New York, 1991.
18. Lishman, WA: Organic Psychiatry: The Psychological Consequences of Cerebral Disorders. Blackwell Science, London, 1998.

19. Luria, AR: Traumatic Aphasia. Moulton & Co, The Hague, Netherlands, 1970.
20. Nauta, WJH: The problem of the frontal lobe: A reinterpretation. J Psychiatr Res 8:167, 1971.
21. Nott, PN and Fleminger, JJ: Presenile dementia: The difficulties of early diagnosis. Acta Psychiatr Scand 51:210, 1975.
22. Pompei, P, Foreman, M, Cassel, CK, et al: Detecting delirium among hospitalized older patients. Arch Intern Med 155:301–307, 1995.
23. Post, F: Dementia, depression and pseudo-dementia. In Benson, DF and Blumer, D (eds): Psychiatric Aspects of Neurologic Disease. Grune & Stratton, New York, 1975, pp 99–120.
24. Reese, WL, Lipsedge, M and Ball, C (eds): Textbook of Psychiatry. Oxford University Press, New York, 1997.
25. Strauss, ED: The psychiatric interview, history, and mental status examination. In Kaplan, HI and Sadock, BJ (eds): Comprehensive Textbook of Psychiatry. Williams & Wilkins, Baltimore, 1995, pp 521–531.
26. Strub, RL: Acute confusional state. In Benson, DF and Blumer, D (eds): Psychiatric Aspects of Neurologic Disease, Vol II. Grune & Stratton, New York, 1982, pp 1–21.
27. Strub, RL: Mental disorders in brain disease. In Frederiks, JAM (ed): Handbook of Clinical Neurology, Vol 2 (46), Neurobehavioral Disorders. Elsevier Science Publishers, Amsterdam, 1985, pp 413–441.
28. Stuss, DT and Benson, DF: Frontal lobe lesions and behavior. In Kertesz, A (ed): Localization in Neuropsychology. Academic Press, New York, 1983, pp 429–454.
29. Stuss, DT and Benson, DF: Neuropsychological studies of the frontal lobes. Psychol Bull 95:3, 1984.
30. Teuber, HL: The riddle of frontal lobe function in man. In Warren, J and Alert, K (eds): The Frontal Granular Cortex and Behavior. McGraw-Hill, New York, 1964, pp 410–440.
31. Trzepacz, PT and Baker, RW: The Psychiatric Mental Status Examination. Oxford University Press, New York, 1993.
32. Weinstein, EA and Friedland, RP: Hemi-inattention and Hemispheric Specialization. Advances in Neurology, Vol 18. Raven Press, New York, 1977.
33. Weinstein, EA and Kahn, RL: Denial of illness. Charles C Thomas, Springfield, IL, 1955.
34. Wells, CE: Pseudodementia. Am J Psychiatry 136:895, 1979.

第3章 意識水準

　高次脳機能検査の第一段階は，患者の意識水準の判定である．この脳の基礎的な機能は，自分自身とその周囲との双方にかかわる患者の能力を決定する．この要素的機能に何らかの障害があると，検査の主要部分をなす高次精神過程に必ずといってよいほど影響するであろう．意識水準の変動は脳機能障害の重要な指標であり，通常は一次性神経疾患あるいは全身性内科疾患により生じる．

　意識という用語は多面的であり，テストするさいには意識の内容と基礎的な覚醒状態とを区別することが大切である[10]．**意識内容**は高次の認知および情動機能に属し，覚醒は上行賦活系（脳幹網様体および汎視床投射系）からの皮質の賦活に関するものである．意識内容と覚醒はそれぞれ独自に変化しうるものであり，究極的な意識水準は皮質および上行賦活系の動的バランスを表している．本章では，基礎的覚醒の臨床的側面を扱う．

1 定義と評価

　意識の，基礎的水準あるいは状態を記述するために使用される一般用語は数多い．これらの水準は，完全な覚醒から深い昏睡に至る連続における点を表している．多くの臨床家は，主として5つのレベルに分ける．①覚醒，②嗜眠または傾眠，③鈍麻，④昏迷または半昏睡，⑤昏睡．

　覚醒は，患者が目覚めていて，通常の外的および内的刺激に十分気がついていることを意味する．麻痺がなければ，患者はそのような刺激に対して正常に反応しうる．覚醒した患者の検者との接しかたには，理由づけをすることがで

きる．完全麻痺の場合は，目の表情あるいは目の動きで，この相互作用を十分に達成できることもある．一見覚醒のようにみえる異常な昏睡様状態もあるので，覚醒の観察は個人間に相互作用があって，それには意味があるという臨床家の印象に基づいてなされなければならないと思う．覚醒は，それ自体としては，注意集中の固有の能力とはまったく異なる．注意集中については，第4章で詳しく述べる．

嗜眠または傾眠は，患者が十分に覚醒していないため，活発に刺激しないと眠り続けがちになる状態である．こうした患者では自発運動は減少し，意識は制限されている．目を覚ましても，これらの患者は検者に対して確たる注意を払えないことが多い．その目は開いて検者の方を向いているが，鈍く生気を欠いている．会話では，嗜眠患者は思考のつながりを喪失することがよくあり，話題から話題へと一定しない．これらの患者では，その注意障害と思考過程の彷徨のため，記憶，計算，抽象思考を確実に判定することは困難である．もし嗜眠患者で完全な高次脳機能検査を施行するなら，障害された成績についてはかなり注意して解釈しなければならない．

鈍麻は嗜眠と昏迷の間の移行状態である．鈍麻患者は目覚めることが困難で，目覚めても錯乱状態にある．通常は，たえず刺激していないと患者から最低限の協力をも引き出すことができない．意味のある高次脳機能テストは無駄なことが多い．鈍麻患者は，われわれの定義では急性錯乱状態ないしは静かなるせん妄である．

昏迷と**半昏睡**の用語は，相当に持続的で強力な刺激にのみ反応する患者を記述するために用いられる．昏迷患者は自然に目覚めることはなく，検者により覚醒させられると，ベッド上でただうなったり，落ち着きなく動いたりするのみである．このような患者では，大きな脳機能障害がある．すなわち意識水準の著しい低下のため，精神機能の内容の有意義な評価は不可能である．

昏睡は，まったく覚醒しえないで閉眼したままでいる患者に関して伝統的に使用される．昏睡では，患者は外的刺激に対しても反応せず，内的刺激に対する自然な反応もみられない．昏睡がこのように刺激に対する行動反応の徴候がまったく存在しない状態として定義されるなら，その用語は意識あるいは覚醒

可能性の尺度に関する絶対的終点として役立ちうる．臨床家のなかには，浅昏睡と深昏睡を区別するものがある．浅昏睡では，患者は反射（例：除皮質性あるいは除脳性）運動を呈することはあるが，意味のある有目的動作を示すことはない．一方，深昏睡では運動応答はまったくみられない．昏迷と昏睡について，ここではこれ以上述べない．興味ある読者は，これらの症状に関する広範な考察について，Plum & Posner[10], Young, Ropper, and Bolton[13], Fisher[3] の著書を参照されたい．

　上述の用語はそれぞれ定性的なものであり，意識の連続性においてありうる点を広範囲に含んでいる．このような用語は，主観的ではない判定法から得られるはずの客観性や信頼性を欠く．われわれは，"嗜眠"のような定性的用語を改めて，患者を覚醒させるために必要な刺激のレベルと患者の実際の行動反応を記述するための一連の短い説明，さらには刺激を中止すると患者はどうするかについての記述を付すようにした方がよいと思う．

　第一には，患者を覚醒させるために要する刺激の強さを示すことが必要である：①普通の会話調で患者の名を呼ぶ，②大声で呼ぶ，③腕に軽く触れる，④患者の肩を激しく揺する，⑤痛み刺激．第二に，患者の最大限の反応を記述すること：①動作の程度と量，②話の内容と一貫性，③開眼と目による検者との触れ合い（アイ・コンタクト）の存在．最後に，刺激を中止したら患者はどうしたかを記述する必要がある．

　この情報は，単文で記録することができる．たとえば，

●患者は*嗜眠状態*：普通の声の調子で名を呼ぶと，患者は目を開けて，ベッドからちょっと起き上がろうとし，「なんでじゃまするの」とつぶやいて，また目を閉じて眠り込んだ．

●患者は*鈍麻状態*：大声で叫ぶと反応して，四肢をいそがしく動かし，ちょっと目を開け，話はつぶやきで一貫性がなく，刺激を中止すると患者は眠りに戻る．

●患者は*昏迷状態*：声には反応せず，大声で患者の名を呼びながら肩を激しく揺すると反応することがあり，患者の反応は，うなり声と意味のない左上下肢の動作で，目は閉じたままである．

表 3-1　刺激に対する患者の反応

意識水準	患者を覚醒させるのに必要な刺激	運　動	発　声	開　眼	注　釈
午後8時	嗜眠	大声	四肢を動かす，肘で起き上がる	疲れていることを多少つぶやく	可．視線の触れ合い	呼気にアルコール臭
午前0時	嗜眠	大声に加えて，軽く揺する	四肢を動かす．起きようとしない	わけのわからぬつぶやき	可．視線の触れ合いは持続しない	バビンスキー徴候が疑われる
午前4時	昏迷	大声に加えて，激しく揺する	四肢をわずかに動かすが，右腕はあまり動かない	うなる	命ずると，開眼しようとする	左瞳孔は右より大で反応性なし；いまは右側でバビンスキー徴候陽性

　こうした記述形式は，患者の覚醒可能性や意思疎通の能力に関して，"嗜眠"や"鈍麻"や"昏迷"のような単一用語より豊富な情報を提供する．意識水準の変化をただちに評価できるように，経過記録として表をつくると役に立つ．**表3-1**はそのような表の一例で，硬膜下血腫を有する頭部外傷患者に関して作成されたものである．看護師や医師が交代しても，前の観察者の記録と比較することにより，患者の状態の微妙な変化に容易に気づくことができる．このやり方は，覚醒水準の低下を生ずる病気の患者では，だれにでも応用できるものである．

　Teasdale & Jennett[6,12]は頭部外傷患者の報告のやり方について，この形式を用いて実用的なものを示した．これは，グラスゴー昏睡尺度Glasgow Coma Scale，すなわち反応性尺度として知られるものに発展した．これは先に述べた考え方に従っているが，実質的な意識水準を数字で表示させることができ便利である．3つの反応カテゴリー（すなわち，開眼，発語，運動）のなかで，それぞれの反応水準に数値が与えられる．反応は患者の最良の反応である．しかし，それを誘発するために必要な刺激の程度を考慮してはいない．尺度の項目と特異的反応に関する定量的採点は，**表3-2**に示すとおりである．加えて，リハビリテーション場面で環境刺激に対する患者の意識および反応の水準を経時的に記録するためには，Rancho Los Amigos尺度[4,7]がよく利用され

表 3-2 グラスゴー昏睡尺度*

反応のカテゴリー	反応	得点
開眼	自発的に	4
	話しかけに対して	3
	痛みに対して	2
	なし	1
最良言語反応	見当識あり	5
	錯乱した会話	4
	不適当な言葉	3
	理解不明	2
	なし	1
最良運動反応	命令に従う	6
	局所的に	5
	逃避反応として	4
	異常な屈曲反応（除皮質性）	3
	伸展反応（除脳性）	2
	なし	1

＊ Jannett & Teasdale[6]（p.78）より引用

る．

　反応の水準は一定間隔で客観的に判定し，グラフに描くことが可能である．時間の間隔は1時間ごと，1日ごとあるいは適当に一定の間隔に決めればよい．**表 3-3** は，このようにして尺度を用いた例である．

■2 解剖と臨床的意味づけ

　覚醒に関与する基礎的な脳機構は，上行賦活系である．この系は脳幹網様体に始まり，汎ないし非特殊視床投射系を経て皮質に広がる[9]．

　中脳と橋上部の被蓋部にある特化した網様体ニューロンの一群は，高次中枢を賦活する特異的能力を有する．これらの細胞は，脳幹の旁正中部（網様体と青斑核）に位置し，ほとんどの上行性および下行性線維系から側副性入力を受ける．たとえば，手の皮膚を刺激すると視床の正常な感覚核および賦活系に情報が送られる．この網様体刺激は，皮質や皮質下の広範囲の領域を賦活し，外的刺激が加えられたという事実に対して対応させる．このようにして，賦活系

表 3-3 グラスゴー昏睡尺度のグラフ化

患者の反応		日付	午後0時	午後2時	午後4時	午後6時	午後8時	午後10時	午前0時
開眼	自発的に								
	話しかけに対して			●	●				
	痛みに対して					●	●	●	
	なし		●						
最良言語反応	見当識あり								
	錯乱			●	●				
	不適当					●	●		
	理解不明							●	
	なし		●						
最良運動反応	命令に従う								
	局所的に			●	●	●			
	逃避反応						●		
	屈曲反応								
	伸展反応							●	
	なし								
昏睡尺度			12	11	8	6	6	4	

は高次中枢の，定常的な（もちろん変動するが）刺激を維持する．この安定した入力がないと，皮質は有効に機能することができず，したがって患者は，明瞭に思考したり，効果的に学習したり，あるいは意味のある話をしたりすることができない．この系の損傷または抑制は，患者の覚醒を困難にし，行為の遂行を非能率にする．網様体の梗塞や出血のような特異的病変は，覚醒の全体的崩壊を起こし，さらには昏睡に至る．海馬あるいは海馬回鉤の嵌頓による中脳の圧迫は，意識水準の変化を生じ，嗜眠で初発するが，進行して昏睡になることがある．薬物中毒，代謝平衡の障害，あるいは敗血症は，網様体および皮質の両者の機能に変化を生じさせる．これは覚醒を変化させるのみでなく，意識の内容も変化させる．

視床か視床下部における脳幹網様系の延長上に損傷があると，完全な昏睡像は生じないことがある．そのような病変は網様皮質路と網様辺縁路を切断し，種々の興味深い覚醒状態の変化を呈する．上行賦活系の脳幹部は障害されていないので，網様体の活動が外眼筋支配神経の核に刺激を与え，患者は開眼したり見回したりすることができる．しかし，皮質は十分に刺激されないので，随意運動あるいは会話を引き出すようにはできない．これらの患者は，昏睡様状態にある．

これらのまれな昏睡様状態は，障害された意識の本態や程度の点で興味深い．専門家によっては，すべてそのような症例を**無動性無言**または**持続性植物状態**に分類するが，別の専門家は患者を多くの下位カテゴリーに区分することを好む．しかし，使用される用語にかかわらず，各下位カテゴリーの病理および臨床症状は比較的明確である．これらの疾患の第一の特徴は，患者の意識に関する奇妙な症状である．患者は開眼したままベッドに横たわっていて，部屋を見回す．他人との視線による接触は変動する．ある時は，目の動きはでたらめにみえるが，別な時には真の対人視線接触が生じるようにみえる．この何となく薄気味のわるい視覚的追視のほかには，患者は比較的不動で無言のままでいる．この明らかな視覚的覚醒と言語および運動の欠如という分断によって，この群の患者は昏迷ないし昏睡の患者から鑑別される．この植物状態の決定的な決め手となる症状は，昏睡と同様に，自己または環境に気づいている証拠を

欠き，患者は検者とコミュニケートしたり理解したりすることのできる証拠を欠くことである[1]．

　表面的には類似していても，昏睡様状態に関するそれぞれの下位群は独自の明確な特徴を有するので，種々の状態を臨床的に鑑別し，真の植物状態から区別できることが多い．"無動性無言症"という用語は，損傷が中脳か下部視床領域か中隔領域に限局している場合に，最もかなっているように思われる．

　中脳病変は，**無欲状無動性無言症**として記述される症候群を生ずる．この症候群の患者は覚醒することが困難であるが，一度覚醒すると，四肢をすべて動かすことができ，2〜3の了解可能な単語をつぶやき，わずかの時間，検者を直視することができる．その後，顔をそむけるか再び眠り込む．微妙な筋伸張反射の変化，足指伸展徴候，外眼筋障害，および瞳孔異常がみられることがある．この状態は最初，第3脳室嚢腫の患者で記載されたが[2]，最も一般的な原因は脳底動脈の先端部から脳幹に進入する小血管の閉塞である[11]．この病変は上行賦活系を遮断するが，皮質脊髄路と皮質延髄路は遮断しない．したがって，患者は開眼し，ある程度動いたり音を立てたりすることはできるが，完全には応答することができない．無動性無言症の患者は自分の周囲とかかわることはできるので，植物状態にあるわけではない．

　中隔領域，視床下部前部，帯状回，あるいは両側の眼窩部前頭皮質を含む病変を有する患者も無動性かつ無言であるが，もっと覚醒しているようにみえる．彼らは日中ほとんどの時間目覚めていて，夜間は不眠である．覚醒時は開眼している．これらの患者は覚醒中にしばしば激しく動くことがある（中隔性興奮）．覚識（覚性）昏睡（coma vigil）は，このような患者を記述するのに用いられてきた用語である．この症候群は，前交通動脈の動脈瘤破裂，前頭葉深部腫瘍，前部帯状回腫瘍でみられる．これらの患者は，皮質脊髄路の障害によりバビンスキー反射を伴う下肢の反射亢進を示し，視床下部前部の損傷により体温コントロールが困難であり，前頭葉内側面の損傷のため原始反射（口とがらし反射や把握反射）を呈することがある．瞳孔あるいは外眼筋の麻痺を有することはない．これらの患者は，これらの神経学的徴候に加えて，覚醒がより明らかであることから，臨床的に無欲状無動性無言症患者から鑑別されるこ

とが多い．

　無酸素症，低血糖症，あるいは循環系か代謝系の障害により皮質外套に広範な損傷を有する患者は，臨床的に覚識昏睡と類似した状態で生存することがよくある．目は開いていて，無造作に部屋を見回す．脳幹の反射は維持されるが，両側片麻痺と原始反射を伴った両側性除皮質症が存在する．この状態は，新皮質または新外套の広範な損傷のため，**失外套状態**と呼ばれてきた[8]．劇的な神経学的障害があるため，この状態を無動性無言状態から区別することは容易である．

　"持続性植物状態"の用語は，生存する重症の頭部外傷患者で，臨床的に失外套患者に類似した状態にあるものを記述するために最近用いられるようになってきた[5]．脳の病変は，皮質および皮質下の両方のレベルで広範囲に及び，神経所見は症例ごとに病巣の部位特異性に応じて異なる．"失外套状態"の用語は広く受け入れられてきたわけではないので，広範囲の脳疾患で，自分の周囲と意味のある接触をもつことのできない患者に対しては"持続性植物状態"が用いられることが多い．

　閉じ込め症候群[10]も昏睡様の状態で，上述の状態から鑑別することができる．この状態では，上部橋被蓋に病変（出血または梗塞）が存在し，外転および顔面神経核のレベルで，すべての皮質脊髄路と皮質延髄路が遮断されている．臨床的には，患者は話すことも，飲み込むことも，笑うことも，手足を動かすこともできない．いくつかの例では，側方視も麻痺している．病変のレベルより上位の中枢神経系はすべて維持されており，文字どおり運動系から離断されている．患者は"閉じ込められ"ていて，目の動きによってのみ意思を伝えることができる．

　表3-4は，これらの昏睡様状態のおのおのの臨床的特徴をまとめたものである．これらの特徴に臨床病歴を加えることにより，検者はこれらの複雑な症例のほとんどを鑑別することができるはずである．

　本章で最後に述べておく必要のある状態は，**心理的無反応**の状態（いわゆる，ヒステリー性昏睡様状態，あるいは類身体障害/転換障害）である．この状態は，無反応状態で救急室に送られてくる全患者の1％をなす[10]．注意深く

検査すると，呼吸，心拍，血圧は正常である．筋緊張は通常低下しているが，しばしば矛盾だらけの四肢緊張が存在する．すべての延髄性反射（人形の目現象，温度刺激反射，催吐反射，角膜反射，および瞳孔反射）は維持されている．筋伸張反射は左右対称性である．しばしば患者は角膜テストで，角膜に触れる前にまばたきするといった矛盾した反応を示すであろう．矛盾した反応はいずれも検者にとって，患者が医学的なあるいは神経学的な原因による昏睡で

表 3-4 昏睡様状態の診断的徴候

診断	意識水準	随意運動	言語	目の反応	四肢トーヌス	反射
無動性無言（無欲状-中脳）	嗜眠	ほとんどないか，ごくわずかだが，十分刺激すると四肢は目的のある動作可能	刺激すると，正常な短語句を発する	刺激されると開眼；通常は視線の触れ合い良好	通常は正常；ときにやや増大	正常のことが多い；時々非対称性で，病的反射を伴う
無動性無言（覚識昏睡-中隔）	時おり突発的に目覚める；ある患者では傾眠にある	ほとんどないが，目的的で，通常足よりも腕をよく動かす	ほとんどない；時に正常語句を発する；また，突発的に理解しがたい発語を示すことがある	多くの例では1日の大半は開眼している；視線の触れ合いはさまざま	しばしば下肢で増大	下肢の反射は亢進していることが多い；バビンスキー徴候，口とがらし反射，把握反射がしばしば出現
失外套状態（除皮質）	目覚めている；周囲との間に意味のある相互作用はない	目的的運動はないか，きわめてわずかで，多くの場合，反射または集団運動	ないか，ときにぶつぶつ言う	開眼し，探るようであるが，真の視線の触れ合いはない	四肢で亢進；しばしば四肢屈曲位	全四肢で亢進し，病的反射を伴う
持続的植物状態	目覚めている；周囲との間に相互干渉はない	なし	なし	開眼し，探るようであるが，真の視線の触れ合いはない	さまざまだが，通常は亢進；しばしば四肢屈曲位	さまざま，通常は亢進し，病的反射を伴う
閉じ込め症候群	目覚めていて，敏感；目の運動により検者と意味をもった意思伝達可能	目の運動を除くと，無か軽度	なし	正常追視と，良好な視線の触れ合いがあり，開眼；ある例では側方視が制限される	増大	全四肢で亢進

はないことをいっそう確信させる．ただし心理的無反応を，あまり性急に診断してはならない．真の昏睡をヒステリーと誤診することは，その逆よりもはるかに重大である．

　以上に述べた状態は，すべて脳病変あるいは精神病により生じる覚醒の障害を表している．しかし，*覚醒水準の変化がすべて病的というわけではない*．たとえば，睡眠は意識の水準の自然動揺である．疲労ないし眠気がある程度存在すると，たとえ器質性病変がなくとも，高次脳機能の検査成績に負の影響を与えうる．脳疾患者は，覚醒水準の器質的低下とともに，基本的な睡眠と覚醒の日内周期は保持し続ける．意識水準における睡眠と病的変化に関する相対的影響を決定することは困難であるかもしれないが，検者はこれらの要因を両方とも考慮して評価しなければならない．たとえば，午前中の回診時に覚醒するのが困難である頭部外傷患者が，単に睡眠中であって，頭蓋内圧亢進により障害されているのではないこともある．これらの危急症例では，意識の水準の観察が治療的介入の必要性を決定するための唯一の決定要因ではない．患者の神経所見と全入院経過についても考慮する必要がある．

3 まとめ

　意識は，すべての精神機能の最も基礎的なものであり，どんな高次脳機能検査においても意識水準が第一番目に決定されなければならない．意識水準の変化は，いかなるものであっても皮質機能の効力を減少させるであろう．したがって，高次脳機能検査のつぎの段階の妥当性を，有意に低下させる．覚醒の低下した患者では，確実に記載できるのは高次認知機能のより明瞭な変化のみである．

　意識における覚醒の側面は上行賦活系により制御される．この皮質下系の損傷または機能障害は，いかなるものであっても覚醒を変化させ，それにより二次的に皮質活動を障害する．

●参考文献

1. American Neurological Association Committee on Ethical Affairs: Persistent vegetative state: Report of the American Neurological Committee on Ethical Affairs. Ann Neurol 33:386-390, 1993.
2. Cairns, H, et al: Akinetic mutism with an epidermoid cyst of the third ventricle. Brain 64:273, 1941.
3. Fisher, CM: The neurological examination of the comatose patient. Acta Neurol Scand (Suppl) 36:1, 1969.
4. Hagan, C: Language disorders in head trauma. In Holland, A (ed): Language Disorders in Adults. College-Hill Press, San Diego, CA, 1984.
5. Jennett, B and Plum, F: Persistent vegetative state after brain damage. Lancet 1:734, 1972.
6. Jennett, B and Teasdale, G: Assessment of impaired consciousness. In Jennett, B and Teasdale, G: Management of Head Injuries. FA Davis, Philadelphia, 1981, pp 77-93.
7. Kay, T and Lezak, MD: The nature of head injury. In Corthell, D (ed): Traumatic Brain Injury and Vocational Rehabilitation. University of Wisconsin, Menomonee, WI, 1990.
8. Kretschmer, E: Das Apallische Syndrom. Z Gesamte Neurol Psychiatr 169:576, 1940.
9. Magoun, H: The Waking Brain. Charles C Thomas, Springfield, IL, 1963.
10. Plum, F and Posner, J: Diagnosis of Stupor and Coma, ed 3. FA Davis, Philadelphia, 1982.
11. Segarra, J and Angelo, J: Anatomical determinants of behavior change. In Benton, A (ed): Behavioral Change in Cerebral Vascular Disease. Harper & Row, New York, 1970, pp 3-14.
12. Teasdale, G and Jennett, B: Assessment of coma and impaired consciousness. Lancet 2:81, 1974.
13. Young, GB, Ropper AH, and Bolton CF (eds): Coma and Impaired Consciousness. McGraw-Hill, New York, 1998.

第4章 注意

　意識水準が判定されると，この検査のつぎの段階は注意についての評価である．記憶，言語，抽象思考のような複雑な機能を評価する前に，一定時間にわたって注意を持続する患者の能力を明らかにする必要がある．看護師がホールを通ったり，隣室が騒々しかったり，街路の自動車の音などにより，患者が再三妨げられるならば，物語の詳細を思い出すように患者に命じても意味がない．不注意で落ち着かない患者は，テスト中に示された情報を正しく理解することはできない．

　注意とは，余分な内的刺激や環境刺激に煩わされることなく，特異的な刺激に関心を向ける患者の能力のことである[19]．単一刺激に焦点を合わせる能力は，覚醒 alertness あるいは覚識（覚性）vigilance の概念とは著しく異なる．しかし，"覚識 vigilance"という用語は，"持続的注意"（単一刺激に対してかなり長時間焦点を合わせる）とも，さらに一般的な概念である"注意深さ watchfulness"あるいは"覚醒 alertness"とも互換性をもつ言葉として使用されてきた．覚醒の意味での覚識は，目覚めている患者が周囲の環境で出現するいかなる刺激にも応答できる，より基礎的な覚醒過程に使用される．覚識はあるが（覚醒），不注意な患者は，周囲に生ずる奇妙な音や運動あるいは出来事のすべてに注意を引かれがちである．一方，注意深い患者は，当面のこととは関係のない刺激をふるい分けることができる．注意は覚醒を前提とするが，覚醒は必ずしも注意深いことを意味するとは限らない．

　持続的注意（集中）は，かなり長時間にわたり特異的刺激に対して注意を維持する能力である．この集中力は，知的努力を遂行するのにきわめて重要であり，器質性疾患および情動性疾患のどちらででも障害されることがある．幅広

いさまざまな要因が注意を妨げることが示されてきた．それらには，環境ストレス（例：騒音，温度，環境の複雑さ），情動因子（例：不安あるいは抑うつ），ある程度の知能指数低下がある．**不注意（注意散乱性）**の概念は，2つの明確な臨床場面に当てはめられる．第一の場面は，患者が臨床的に不注意な，あるいは以下に述べるような注意の簡易テストをこなすために必要なだけの注意を持続できない時である．第二の場面は，脳病変の反対側身体に対する刺激に関する特異的な一側性不注意（無視）のある場合である．

1 評 価

1) 観 察

患者の全般的注意深さにかかわる最も有効な臨床的な情報は，単に患者の行動を観察することで得られることがあり，検者と対している時の注意散乱性または困難の徴候を何かみつけることにより得られることが多い．検査の経過を通じて注意を定量化する方法として，0（高度の注意散乱）から5（完全な注意力あり）といった主観的な評価尺度が役に立つ．

2) 病 歴

患者は，自分の仕事や，その他の日常的用事に対しては注意を集中するのが困難である場合でも，通常，自分が困っている問題について検者に話すことはできる．集中力や注意を持続する能力に関して簡単にテストしてみることで，明確な情報を得られることもある．

3) 数字の復唱

患者の注意の基礎的水準は，**数字復唱テスト**を用いてただちに判定できる．この課題が十分にできれば，その患者は口頭刺激に注意を払い，数字を復唱するために必要な時間，注意を持続できることが保証される．重大な言語障害（失語症）を有する患者では，このテストと持続的注意のための"A"無作為文字テストは（以下に示す），注意の評価法としては役に立たない．

指　示：「いまからいくつかの数字を言いますから，よく聴いていて，私が言い終わったら，私が言ったとおりに同じ数字を言ってください」と患者に話す．普通の声の調子で，1秒間にひとつの割合で数字を言う．対で言ったり（たとえば，2-6，5-9），復唱しやすくするようなつながり（たとえば，電話番号の言い方，376-8439）で，数字をまとめたりしないように気をつける．数字は自然なつながりをもたぬよう（たとえば，2-4-6-8はよくない），無作為に示されなければならない．2つの数字から始めて，患者がすべての数字を正しく復唱できなくなるまで続ける．

テスト項目

3-7	9-2
7-4-9	1-7-4
8-5-2-7	5-2-9-7
2-9-6-8-3	6-3-8-5-1
5-7-2-9-4-6	2-9-4-7-3-8
8-1-5-9-3-6-2	4-1-9-2-7-5-1
3-9-8-2-5-1-4-7	8-5-3-9-1-6-2-7
7-2-8-5-4-6-7-3-9	2-1-9-7-3-5-8-4-6

採　点：平均的知能を有する患者は，5つから7つの数字を苦もなく正確に復唱できる．明らかな失語症がなく，知能低下のない患者で，5個以上の復唱ができなければ，注意の障害が示唆される．この課題に関する特異的な年齢別標準値はすでに入手可能である[10,22,23]．

4）持続的注意

ベッドサイドでただちに施行できる持続的注意の簡易テストは，"A" 無作為文字テストである．このテストは，一連の無作為配列文字からなり，そのなかで標的文字が無作為頻度よりも数多く出現する．患者は，標的文字を検者が言うたびに，それを指摘するように求められる．

　指　示：「これから，長い一連の文字を読みます．Aという文字が聞こえた

ら，机をたたいて合図してください」と患者に話す．つぎにあげる文字の表を，1秒間1文字の速さで，普通の声の調子で読む．

テスト項目

```
L T P E A O A I C T D A L A A
A N I A B F S A M R Z E O A D
P A K L A U C J T O E A B A A
Z Y F M U S A H E V A A R A T
```

採　点：このテストには，いまのところ単に予備的な標準値しかない．普通の人は間違えずに課題をこなせるはずである（$\bar{x}=0.2$）．無作為に抽出された脳損傷患者の標本では，誤りの平均値は10個であった[17]．器質的な誤りの一般的な例としては，

①標的文字が示されているのに指摘しない（省略誤謬）．

②非標的文字が示された時に指摘する（過失誤謬）．

③非標的文字がつぎに呈示されているのに，机をたたくのをやめない（保続誤謬）．

連続7減算テスト（例：100から7ずつ逆算する：100，93，86，…）も，伝統的に高次脳機能検査に含まれてきた注意のテストである．正常者の成績に関する研究では，このテストでの誤りは病的過程を意味するものであるより，むしろ知能，教育，計算能力あるいは社会経済的状態を反映することが多い[12,18]．優れた成績は，十分な注意力や知的コントロールのあることを示唆する．しかし，落第は数多くの問題のいずれかを反映するものであり，不注意はそのひとつにすぎない．一般的に，このテストの妥当性は限られたものであるとされている．

5）一側性不注意

一側性不注意（抑制または消去）は，**二重（両側）同時刺激**を用いて，日常一般の感覚検査においてテストされるべきである．

指　示：二重同時刺激は，すべての主要な感覚様式でテストされる．触覚テストでは，身体両側で対応する点に，同時に同等の強さで触れる．視覚テストでは，患者は検者と対面して，検者の顔の一点を注視する．検者は，左右の周

辺視野で指を動かす．聴覚テストでは，検者は患者の背後に立ち，両耳に同等の強さの刺激を与えることにより行う．

両側同時刺激を行う前に，検者はそれぞれの様式感覚が両側性に正常であることを確かめておく必要がある．一側性テストで，一側が低下していれば，刺激テストにおいて認められる欠落症状は必ずしも不注意の反映ではない．

消去は，患者が身体一側からの刺激を抑圧する時にみられる．消去はすべての様式で生ずることもあるし（多様式性無視），単一様式に限られることもある．消去が明らかである時は，不注意の程度は，不注意側での刺激の強さを増大することにより判定されうる．

二重同時刺激を一側の近位部と遠位部とで行うと，遠位刺激は無視あるいは消去されがちである[4]．これは，近位刺激が顔面に，遠位刺激が手に行われた場合には，ほとんどそうなる．65歳以下の正常成人は最初の検査では手の刺激を消去することが多いが，何度か繰り返すと，普通は両方の刺激を同定するようになる．器質性脳症候群の患者は，10回以上検査を反復しても，手の刺激に気づくことはまれである．このテスト（顔-手テスト）[2]は器質性疾患に関して，きわめて有用で簡単な検査である．もっとも，普通の高齢者でも手の刺激を消去することがあるので，65歳以上の患者のテストは慎重に解釈されなければならない．

2 解剖と臨床的意味づけ

覚醒状態を維持することに関与する基礎的な解剖学的構造は，脳幹網様賦活系および汎視床投射系である（網様体の間脳部分）[13]．

この上行性賦活がある焦点に合わされて外的刺激がふるい分けられる機序は，あまり明らかでない．皮質性および辺縁系刺激は明らかに上行系の活動性に影響しうることから，注意とは上行（網様皮質性）賦活と上行抑制と皮質性（皮質網様性）調整との間のバランスによるものかもしれない[13]．選択的に焦点を合わせる注意は，皮質のニューロン，とくに後帯状回下頭頂皮質および中側頭/後頭皮質を含めて前前頭葉の広範なネットワークを必要とする[15]．焦点

を合わせる注意における皮質性影響の重要性は，学生のだれもが経験していることである．勉強中の集中には，意識的な随意的努力を要することが多い．この努力は皮質に由来する．辺縁系も，注意過程の統合部分である．辺縁系の入力は，注意の対象に対して情動的重要性を付加する．漫画をみている子どもは，その画面から生み出される楽しさや興奮により注意が刺激される．試験勉強中の学生では，落第の心配や合格願望により，集中する必要性が助長される．これらの辺縁系の影響は重要であり，外的刺激のふるい分けを促通する決定的因子となることもある．原理的刺激は，身のまわりに生じる偶然的出来事よりも情動的価値が大であるので，より大きな注意を引きつける．

　注意は，辺縁系，新皮質系，および上行賦活系機能の複雑な相互作用の現れであることから，*脳の多くの領域における損傷は注意力を妨げうる*．上行賦活系そのものの損傷は，通常，意識水準の変化を引き起こす．そのような患者では，注意の変化は，覚醒における，より基礎的障害と直接的に関連する．中脳賦活系の病変により生じる不注意は臨床的にはまれだが，かなり著しい一側性不注意は，実験的には中脳に病変を有するサルでつくられている[20]．不注意も臨床的には，視床[21]，内包後脚[5]，およびその他の皮質下構造[14] に病変を有する患者で観察されてきた．

　エコノモ・インフルエンザに伴った1918〜1921年の流行性脳炎で生き残った患者のなかには，橋と延髄の網様質の上行性抑制部分に病変を残したものがあった．これらの患者は，"器質性促迫"[11] と呼ばれる過運動性と注意散乱性で特徴づけられる行動パターンを呈した．この状態は，注意欠陥/多動性障害（ADHD）を有するある種の小児にみられるものと臨床的に類似する．

　おそらく，入院患者のなかで注意と覚識の低下の最も一般的な原因は，広範な脳機能障害（せん妄）であろう．この機能障害は，通常，代謝障害，薬物中毒，手術後状態，全身性感染症により生じる．これらの錯乱状態（せん妄）では，中枢神経系のすべての細胞が障害される．不注意のもうひとつの一般的な原因は，病因のいかんを問わず広範囲の両側性皮質損傷（例：萎縮，多発性梗塞，脳炎，あるいは頭部外傷）である．たとえば，進行したアルツハイマー痴呆（認知症）では，身のまわりの新たな刺激はたちまち患者の注意を引き，

患者は"刺激しばり"になりやすい．注意を集中したり維持したりするさいの皮質の役割が，これらの患者で非常によく示される．

　前頭葉か辺縁系の両側性病変を有する患者（例：コルサコフ症候群）は，無関心と保続で特徴づけられる一種の不注意を示す．　臨床的には，周囲に対して感情鈍麻しており，テスト項目はそれ自体何ら特別な興味とはなりえない．こうした患者は通常，数字の復唱課題は上手にできるが，"A"無作為文字テストは正しくこなせない．患者の注意は一定しないため，長い連鎖（例：UCJTOEA）の最後のAを認識できないことが多い．前頭葉患者も，反応のひとつの形式から別の形式へ移行することがきわめて困難である．この障害は保続のためである．この保続は，行動面や"A"無作為文字テストでみられることが多い．一連の文字，たとえばEVAARATをつぎのように間違えることがある（イタリック体の文字が患者の叩打を示す）：EV*AARAT*．

　*右半球病変は，左半球病変よりも注意に対して強い影響を有する．*否認，一側性無視，二重同時刺激における消去は，すべて右半球病変でより多く，より目立つ[2,6,7,16]．この右半球の特質に関する理由は不明である．おそらく，右半球では網様皮質性または皮質網様性線維がより密集しているのであろうが，現在のところ，これが真実であることの病理学的証拠は得られていない．不注意症候群の仮説に関する総説は，Weinstein & Friedland[25]を参照されたい．

　二重同時刺激に対する反対側の不注意は，いずれかの半球の頭頂葉病変でみられる．　頭頂葉組織の損傷は，明らかに損傷側に対する網様皮質性作用を減少させ，そのことにより刺激の競合にさいしては無傷半球を有利にさせる[5,9]．こうした患者は，両側が同等の強さで刺激されても，病変の反対側への刺激を感じないと答えることが特徴的である．

　多くの機能的気分変調が注意を障害しうる．　不安は注意散乱や集中困難の原因となり，一方，抑うつは無関心や覚醒の低下を生ずる．すべて，このような気分変化は注意課題に関する成績を妨げ，がいして注意を低下させる．

3 まとめ

注意は脳幹と辺縁系と皮質の活動の間の相互作用によるものであり，患者に関係のない刺激を除外し，特異的課題に集中させるようにする．機能性および器質性疾患は，いずれも注意を妨げ，注意の障害を生じうる．注意の判定が高次脳機能検査の初めの方で行われなければならない理由は，つぎに行う多くの機能に関する有効なテストが注意の強さに依存するからである．不注意と注意散乱性は，新たな学習，計算，言語的抽象化といった，より多くのものを要求する課題での患者の成績を有意に障害する可能性がある．

●参考文献

1. Ballard, JC: Computerized assessment of sustained attention: A review of factors affecting vigilance performance. J Clin Exp Neuropsychol 18:843–863, 1996.
2. Bender, MB: Perceptual interactions. In Williams, D (ed): Modern Trends in Neurology, Vol 5. Appleton-Century-Crofts, New York, 1970, pp 1–28.
3. Bisiach, E and Vallar, G: Hemineglect in humans. In Boller, F and Grafman, J (eds): Handbook of Neuropsychology, Vol 1. Elsevier Science Publishers, Amsterdam, 1988, pp 195–222.
4. Critchley, M: The Parietal Lobes. Edward Arnold & Co., London, 1953.
5. Denny-Brown, D, Meyers, J, and Hornstein, S: The significance of perceptual rivalry resulting from parietal lesions. Brain 75:433, 1952.
6. Ferro, J and Kertesz, A: Posterior internal capsule infarction associated with neglect. Arch Neurol 41:422, 1984.
7. Gainotti, G: Emotional behavior and hemispheric side of lesion. Cortex 8:41, 1972.
8. Heilman, KM, Valenstein, E, and Watson, RT: The neglect syndrome. In Frederiks, JAM (ed): Handbook of Clinical Neurology, Vol 1(45), Clinical Neuropsychology. Elsevier Science Publishers, Amsterdam, 1985, pp 153–183.
9. Heilman, KM, Watson, RT, and Valenstein, E: Neglect and related disorders. In Heilman, KM and Valenstein, E (eds): Clinical Neuropsychology. Oxford University Press, New York, 1993, pp 279–336.
10. Invik, RJ, et al: Mayo's Older Americans Normative Studies: WAIS-R norms for ages 56–97. The Clinical Neuropsychologist 6:1, 1992.
11. Kahn, E and Cohen, L: Organic driveness: A brainstem syndrome and an experience. N Engl J Med 210:748, 1934.
12. Lezak, MD: Neuropsychological Assessment. Oxford University Press, New York, 1995, p 371.
13. Magoun, H: The Waking Brain. Charles C Thomas, Springfield, IL, 1963.
14. Mesulam, M-M: A cortical network for directed attention and unilateral neglect. Ann Neurol 10:309, 1981.
15. Morecraft, RJ, Gevla, C, and Mesulam, M-M: Architecture of connectivity within a cingulo-fronto-parietal neurocognitive network for directed attention. Arch Neurol 50:279–284, 1993.
16. Oxbury, J, Campbell, D, and Oxbury, S: Unilateral spatial neglect and impairment of spatial

analysis and perception. Brain 97:551, 1974.
17. Simpson, N, Black, FW, and Strub, RL: Memory assessment using the Strub-Black Mental Status Examination and the Wechsler Memory Scale. J Clin Psychol 42:147, 1986.
18. Smith, A: The series sevens subtraction test. Arch Neurol 17:18, 1976.
19. Umilta, C: Orienting of attention. In Boller, F and Grafman, J (eds): Handbook of Neuropsychology, Vol 1. Elsevier Science Publishers, Amsterdam, 1988, pp 115–193.
20. Watson, RT, et al: Neglect after mesencephalic reticular formation lesions. Neurology 24:294, 1974.
21. Watson, RT, Valenstein, E, and Heilman, KM: Thalamic neglect. Arch Neurol 38:501, 1981.
22. Wechsler, D: Manual of the Wechsler Adult Intelligence Test, ed 3. The Psychological Corporation, New York, 1997, pp 181–194.
23. Wechsler, D: Manual for the Wechsler Memory Scale, ed 3. The Psychological Corporation, New York, 1997, pp 135–191.
24. Weinberg, WA and Harper, CR: Vigilance and its disorders. In Brumback, RA (ed): Behavioral Neurology. Neurol Clin 11:59–78, 1993.
25. Weinstein, EA and Friedland, RP (eds): Hemi-inattention and hemispheric specialization. Advances in Neurology, Vol 18. Raven Press, New York, 1977.

第5章 言語

　言語は人間のコミュニケーションの基本的な道具であり，ほとんどの認知能力における基礎的な構築素材となる．したがって，高次脳機能を検査する時には，その手順の始めの方で，その完全さが確認されなければならない．言語系に欠陥がみられるなら，言語性記憶，格言の説明，および暗算のような認知諸因子の評価は，不可能ではないにしても困難になる．

　言語障害は，局所的ないしび漫性の脳疾患の患者でよく認められる．事実,*特異的言語障害は脳損傷が存在していることを示す*．　言語障害はよく研究されており，数多くの明確な臨床神経解剖学的症候群が記載されてきた．これらは，特異的言語症候群と神経解剖学的病変との関連性から，臨床家にとっては重要なものである．言語により意思を伝達する能力は決定的なものであり，この能力の破壊は，いかなるものであっても患者にとっては重大な機能的ハンディキャップを生じる．

　言語機能を評価するために，初めに検者はこの評価の体系的アプローチに習熟して，次いで言語障害に関する種々の古典的言語症候群になじんでおかなければならない．脳血管障害（脳卒中），脳腫瘍，外傷などの病変は，種々の言語障害を生じる．このような障害は，粗雑な診察では必ずしも容易にその特徴が明らかにされるとは限らないので，テストや言語障害の種々の類型になじむことにより，失語，失読，失書の症候群が，より理解しやすいものになるであろう．

🔲 定　義

　構音障害 dysarthria は，特異的な構音 articulation の障害とされ，そこでは基本的言語（文法，理解と単語選択）は保たれている．構音障害の患者は，ゆがんだ発音を生じ，聴き取りやすさの程度はさまざまである．

　プロソディの障害は，会話メロディー（例：調子，アクセント，速さ）の混乱である．会話の抑揚とリズムが障害されている．その結果として，実際の会話では抑揚が単調で，とつとつとして，時には外国なまりと間違えられることもある．

　失行（頬顔面あるいは口）は，理解力，筋力または協調性が正常であるのに，顔面や話すための器官を上手に動かすことができないことである．マッチをどうやって吹き消すかを示すように命じると，失行患者は口をすぼめる格好ができなかったり，息を吹き出す代わりに吸い込んだり，口をすぼめないまま強く息を吹き出したり，あるいは単に"吹く"という単語を口にするだけであったりする．これらの誤りはいずれも失行と分類されよう．ときに，この口の失行は，患者が話そうとして声を出している時に明らかになることがあり，この場合は**発語失行**と呼ばれる．

　失語症は言語 language そのものの障害で，患者は会話言語の産生や理解に障害を示す．基本的な失語性の欠陥は，より高次な言語の統合過程にあるが，構音や失行性の誤りを伴うこともある．失語症は通常，脳損傷後の言語喪失とされる．しかし，"発達失語症"という用語がときに用いられるが，その場合は子どもで，全般的認知機能の発達に比し言語機能の獲得が遅延していることをいう．

　失読 alexia は，かつては文字を読むことができた人が読む能力を喪失したことを示す用語である．失読は，読む能力の完全喪失のみでなく，読むことに関するいかなるレベルの障害をも指す．失読は，読字困難 dyslexia とは同義でない．これは子どもの特異的な発達性学習障害であり，知能は正常でありながら読みの学習において特別な困難を経験する．

失書は，後天的な書字障害である．それは特異的には言語の誤りに関するものであって，文字の実際的形成にかかわる問題ではなく，書字が拙劣であることを指すものでもない．つづり方の障害も失書に含まれる．

2 評　価

言語体系の評価は，順序正しく行わなければならない． 自発言語，理解力，復唱，呼称に対して特別な注意が払われなければならない．読み書きは，口頭言語が評価されたのちに検査されるべきである．短時間での系統的テストにより，通常は失語性障害を同定し，およその特徴を明らかにすることができる．失語症患者は必ず失書性であり，失読性であることが多いので，これらの症例では読み書きのテストは簡略化されてよい．非失語症患者では，失読，失書の両方または一方が独立してみられることがあるので，読み書きは十分に評価されなければならない．言語のテストは非常に総合的なものになることがあるので，興味ある検者は，より多くの情報に関しては**付録1**にあげたテストバッテリーを参照されたい．

1) 利き手

言語に関する大脳優位性と利き手は密接に関連するので，*言語のテストに先立って患者の利き手を明らかにしなければならない．*まず，患者に右利きか左利きかを尋ねる．生来の左利き者の多くは右手で字を書くように教育されてきているので，書字に使用される手の観察は本来の利き手を正しく反映したものではないことがある．つぎに，ナイフを保持したり，ボールを投げたり，コーヒーをかきまぜたり，コインをはじくのにどちらの手を使うかを示すように命じる．また，何らかの巧緻動作に関して，反対の手を使用する傾向があるか否かについても尋ねる．さらに，左利きないしは両手利きの家族歴は，言語に関する大脳優位性が遺伝によりかなり影響されるので，重要である．利き手の分布は，強度の右利きから左利きまでの広がりを有する[25]．強度の，あるいは例外的な片手利きは，左利き者より右利き者でより強い．左利きの著しい家族

歴を有する者では両手利きになる傾向があり，片手のみが強いことはない[31]．患者の利き手の記述とともに，利き手に関する家族歴についても記録されるべきである．

2）自発言語
（1）言語産生の誘導
　言語を検査する第一段階は，*患者の自発的会話に注意深く耳を傾けることである．* 何も話さなければ，話しやすい自由な質問をして言語産生を刺激すべきである．短い時間でも患者の自発的な会話を聴取することは，より形式的な側面を有する言語検査からは得られない貴重な情報を提供することがある．比較的単純な問題について話をするのが賢明で，たとえば「どういう理由で病院へいらしたのですか」とか，「あなたのお仕事について話してください」と尋ねる．このような一般的な質問は，患者にとって身近な話題を提供することによって，患者の最善の努力を引き出すものである．反対に，単に「はい」「いいえ」の答えを求める質問は，評価にとって十分なアウトプットを提供することにはならない．言語を刺激するのに絵を用いてもよい．しかし，それらは特別な刺激に限られるため，言語のアウトプットの範囲を制限することがある．

（2）自発言語の観察
　患者の自発言語に耳を傾けながら，いくつかの臨床的な観察を行い記録しなければならない．

- ●第一に言語のアウトプットが存在するか，
- ●第二に会話に構音障害ないしプロソディの障害がないか，
- ●第三に特異的な失語性誤りの徴候がないか（例：統語法の誤り，喚語休止，異常な単語，あるいは錯語）．

　最も明白なアウトプットの異常は，まったく会話を欠くことである．これらの患者は，多少声を出すことはあるかもしれないが，意味のある言語としての発声はない．このアウトプット減退は，重度の構音障害，失行（頬顔面），真の失語症のどれかによる．次いで重度なものとしては，紋切り型のアウトプットで特徴づけられる特異的失語性障害で，患者はどの質問に対しても同じ発声

を繰り返す．その発声は，通常の意味のない単語で，"bica, bica"とか"a dis, a dis, a dis"のようなものである．しかし，きわめてアウトプットの限定された患者が，感情的なストレスのもとで上手な発音で"ののしり語"，ないしは短い文章を話して，不慣れな検者を驚かせることもしばしばある．

（3）失語性言語のタイプ

失語性言語産生は，文法的構造の誤り，喚語困難，単語置換（錯語）の存在により特徴づけられる．失語性言語類型の一般的な型のひとつは，**非流暢性**と分類されてきた[8,24]．非流暢性アウトプットは，とぎれとぎれで，努力性であり，もっぱら名詞（実名詞）を含み，非文法的であり，喚語休止（発語の中断）を含むことが多い．たとえば，非流暢性患者は冬の天候について語るさいに，「アー，アー，チャムイ……，ユキ……，コオリツイテ……，アー，アー……サムイ」と言うようなことがある．

また流暢さのスペクトルの一方の極には，楽々と流れるように言語を産み出し，その内容は著しく空虚で，多くの異常な単語（錯語）を含む失語症の患者の一群がある．**錯語**は正確な単語による置換（例：「私は自分のpenを運転して帰宅した」），か，音節の置換（例：「私は自分のlarを運転して帰宅した」）を含む語句である．完全な単語置換（"car"の代わりに"pen"）は，語性ないし語義錯語である．音節置換（"car"の代わりに"lar"）は，音声ないし字性錯語である．非英語的な，または無意味な単語への置換は造語（新語）性錯語である（例：「私は自分のstrubを運転して帰宅した」）．

流暢な失語性言語は，会話言語の形態としては容易に認識できる．アウトプットは流暢で，正常ないし過剰な単語産生率で特徴づけられ，会話の促迫の目立つことがしばしばある．含まれる単語（名詞と動詞）は不足していて，非流暢性アウトプットと対照的に，冠詞，接続詞，間投詞のような文法的小単語が優勢である．名詞や動詞は錯語性であることが多い．名詞を出すことが困難なので，喚語休止により会話の気楽な流れを妨げることがある．ある非流暢性失語患者は，難破船に乗り合わせた男の絵を説明して，つぎのように言った．「それは……わかりますが，あの……それはまるで寒気で彼は……実際に起こったことは一部分で……その残りはちょうどどこに男がいて，彼は外にいるの

で寒いのです」.("It is a... I can see it... It is near a cold and he has a... actually what has happened is part of a... The rest of it there is a man right here and he is cold being out there").ときに失語症患者の言語は非常に多くの錯語性誤りを含むので,話は実際には知的ではなく,理解しがたい."ジャーゴン失語"という用語は,この重度に錯語的であるが流暢である言語に関して用いられる.

多くの失語症患者の表出性言語は,上述のカテゴリーに従って厳密に分類しうるわけではなく,むしろ混合型である.*脳損傷患者の評価の第一目標は,言語の産生が真に失語性であることを認識することである.*経験とともに,検者は失語性言語を正しく認識し,患者のアウトプットを正確に分類できるようになる.言語アウトプットの分類は,脳病変の局在に関する重要な情報をもたらすことがよくある.非流暢性失語の患者は,前方左半球病変を有することが多く,一方,流暢性失語の患者は後方病変を有するものが普通である[8].この前方-非流暢性,後方-流暢性という二分法は85%の症例で正しいが,逆が真である症例もある(すなわち,非流暢性失語を伴う後方病変,あるいは流暢性失語を伴う前方病変)[7].失語症の分類は,アウトプットの特徴のみに基づくものではない.したがって,すべての言語機能に関する完全な評価が常に必要とされる.

3) 発語の流暢性

発語の流暢性は流暢に自然な言語を産生する能力を示す言葉で,不必要に喚語休止をとることなく,あるいは単語を捜すのに苦労することはない.正常の話しかたでは,応答を産み出し,自然な会話を形作るために発語の流暢性を必要とする.この能力は脳損傷,とくに左半球前方病変で障害されやすい.失語患者はほとんど必ず言ってよいほど,正式テストでは流暢性の多少の障害を呈することがある.さらに,比較的正常な言語表出ができて,喚語困難のその他の徴候のない初期の認知症(痴呆)あるいは臨床的に無症候性左半球病変を有するものでも,流暢性のテストではわずかな障害を示すことがある.発語の流暢性は喚語能力の反映である.したがって,流暢性のテストは特異的な語義

性または音韻性のカテゴリーで迅速に記憶の痕跡をたどり，与えられた時間の枠内で一連の応答を産み出す患者の能力を評価する．

　流暢性に関する全般的印象は患者の自発的な会話に耳を傾けることにより得られるが，流暢性の微妙な障害は，特異的な流暢性テストによってのみ明らかにすることができる．発語の流暢性の代表的な評価方法は，患者が限られたカテゴリー（例：動物の種類，あるいは特定の文字で始まる単語）と，一定時間内で産生する単語の数を表にすることである．簡単に施行できる手技としては，**動物呼称テスト**[30] と **FAS テスト**（管理された口頭単語連想テスト）[14] の 2 つがある．動物の名前や食料品などの語義カテゴリーを使用するテストは，FAS テストなどの特定の文字で始まる単語を使用するテストより，初期の認知症（痴呆）の指標としては感受性が大である[6]．したがって，われわれは臨床のテスト，とくに全般的認知機能の荒廃が疑われる場合には動物の呼称を使用することが多い．

　指　示：動物呼称に関しては，できるだけ多くの動物の名を列挙して言うように患者に指示する．動物園，農場，ジャングル，水中，家畜など，どこにいる動物でもよい．しかし，下位カテゴリーの移行がこのテストの主要な認知課題のひとつであることから，検者はこれらさまざまな場所を暗示してはいけない．施行時間は 60 秒で，必要なら患者を励まして中断しないようにする．採点は，患者が最善の成績を示した 60 秒間に正しく言えた動物名の数とする．正しい答えと，錯語性の答えを記録する．

　採　点：普通の人は，60 秒間に 18〜22 の動物名をあげることができるはずである．予想される誤差は，±5〜7 である[30,51]．この課題では，年齢は予想される成績について統計学的に有意な要因となる．69 歳以下の正常者は約 20 の動物名を言い，標準偏差は 4.5 である．この成績のレベルは 70 歳代では 17（±2.8）に，80 歳代では 15.5（±4.8）に低下する．したがって 70 歳以下の普通の人で 13 点未満の得点であれば，発語の流暢性障害を疑うべきである．80 歳以下の患者で 10 点未満の得点であれば喚語障害が示唆されるが，85 歳であれば 10 点でも正常下限と考えられる．

　指　示：FAS テストは，それぞれ F，A，S の文字を用いて時間を区切った

3つの別々の単語呼称テストからなる．患者には，指定された文字で始まる単語を，60秒間にできるだけ多く言う（固有名詞は含まない）ように指示する．60秒間ずつ，3回の施行で示された患者の応答について，錯語と反復された単語を含めて記録する．同一単語の別の言い換えは（例：短い，短めな），別の応答として数える．

採　点：普通の人びとは，年齢と知能と教育レベルに成績が左右されるが，36〜60の単語を言うことができる[14]．ひとつの文字について，12個以上の単語を言うことができなければ，発語の流暢性低下が示唆される．このテストの成績については，正式の教育期間が10年未満の患者では注意深く解釈すべきである．

4) 理　解

総合的言語評価のつぎの段階は，話された言語の理解の判定である．*言語理解は，定められたやり方で判定すべきで，患者の言語産生能力に依存してはならない．* 理解の判定のさいの最も多い誤りは，患者に一般的な，あるいはどう答えてもよいような質問をすることである．患者に複雑な言語性回答を構成することを求める質問は，全体的言語体系の統合をテストするものであって，言語理解を分離してテストするものではない．理解力のテストでは，患者が検者の言うことを理解したことを明らかにするに必要なだけの最小限の言語反応が要求されなければならない．たとえば，「1月はどんな気候でしたか」のような質問は，「今日は外は雪ですか」と尋ねた場合とは違って，言語理解を分離して判定することにはならない．

われわれは理解力をテストするのに，2つの方法を用いる．言われたものを指し示すことと，「はい」か「いいえ」の応答で答えることのできる質問である． 部屋のなかの簡単な品物，身体の部分，あるいは検者のポケットから取り出した品物（例：コイン，くし，鉛筆，鍵など）を指さす患者の能力をテストすることは，単語の理解をはかるのに優れた方法である．この課題は品物の数をつぎつぎと増加させつつ，指さすことを要求することにより複雑さを増すことができる（例：「壁，窓，つぎにあなたの鼻を指さしてください」）．患者

が決まって間違えるまで，対象物の数を増加する．失語症のない平均的知能の患者は，4個以上の品物を連続して指させるはずである．理解困難を伴う失語患者は1ないし2項目は正しく指さすことが可能なことがあるので，常に間違える点に達するまでテストを続けることが大切である．このテストは，単一の単語理解，聴覚的復唱，連続的記憶の評価に役立つ．成績に関しては，可能なレベルをテストのやり方に従って正確に記述しなければならない．

　つぎには，「はい」か「いいえ」で答えることを要求する一連の簡単な質問と複雑な質問を尋ねる必要がある．たとえば，「ここはホテルですか」，「今日は雨ですか」，「あなたは晩餐の前に朝食を食べますか」などである．題材は必要に合わせて，単純であったり，複雑であったりするとよい．テストの前に，患者が「はい」と「いいえ」をまともに言えることを確かめる．多くの患者が，この2つの用語を混乱させて，正しく話すことができなかったり，的確にうなずいたり，首を振ったりするとができない．また，「はい」と「いいえ」の質問の時には50%だけは偶然に正しい答えを生じうるので，少なくとも6問の質問をすることが大切である．正しい答えは，「はい」と「いいえ」が無作為に並んでいなければならない．それは，脳損傷患者には保続の傾向があるからである．患者が10の質問に対して，どの質問に対しても正解を知らずに「はい」と連続して答えることはまれでない．

　臨床家の多くは，運動性の命令を実行するように命じて理解力をテストする．たとえば，「どうやって煙草に火をつけるか，みせてください」，「舌を出してください」といった質問である．患者がそのような命令を正しく遂行するなら，確かにそれらを理解したことになる．しかしながら，多くの失語症患者では，重大な失行があって命令に従うことができない．それは高次の運動統合障害のためであって，言語理解がわるいためではない．

5) 復　唱

　話し言葉の復唱は，*言語学的にも，またある程度解剖学的にも，独立した機能である*．ある種の失語症では，復唱だけが保たれていたり，比較的独立に障害されていたりすることもある．したがって，この機能を特別にテストする

ことは臨床的に妥当なことである．復唱は複雑な過程であり，聴覚過程の障害，言語表出の障害，あるいは受容性および表出性言語機能の間の離断により障害されうる．

　指　示：テストは，課題の困難度を次第に増すようにして行わなければならない．単一の単音節語から始めて，複合文へと進める．以下の項目は，順に困難度を増すように並べられてある．患者には，検者の言ったあとに続いて単語または文章を逐語的に復唱するように命じる．

　テスト項目
　①ボール ball
　②助け help
　③飛行機 airplane
　④病院 hospital
　⑤ミシシッピ川 Mississippi river
　⑥その幼い少年は帰宅した．The little boy went home.
　⑦われわれは，皆そろって向こう側へ渡って行った．We all went over there together.
　⑧その古い自動車は，火曜日の朝には運転できそうになかった．The old car wouldn't start on Tuesday morning.
　⑨太った背の低い少年が，陶磁器の花瓶を落とした．The fat short boy dropped the china vase.
　⑩一戦ごとに，ボクサーはチャンピオンのタイトルマッチに向かって準備した．Each fight readied the boxer for the championship bout.

　採　点：錯語，文法的誤り，脱落，付加に注意深く耳を傾けねばならない．正常者と失語症のない脳損傷患者は，19音節の文章を正確に復唱することができる[46]．成績は知能と教育水準に関係するが，これらの項目では，誤りなくできるはずである．

6）呼称と喚語

　物の名を言う能力は，最も早期に獲得され，かつ最も基本的な言語機能のひ

とつである．呼称能力は数十年間にわたり著しく安定した状態を保ち，80歳の人々は25歳の人々と同レベルの成績を示す[45]．しかし，非常な高齢者（80歳以上）と比較的教育の乏しい70歳以上は軽度の呼称障害を示す傾向にある[49]．どの型の失語症でも，呼称能力はほとんど常に障害される[30]．呼称能力の障害は**失名詞**と呼ばれる．

喚語困難は，失名詞と密接に関連し，自発言語のなかで使用される名詞や動詞を思い出して利用する能力が低下している．喚語上の特殊な問題は，失語症患者の自発言語に耳を傾けることにより検出される．患者に物や動作を含む絵を叙述するように命じると，何らかの喚語障害をもたらすのが普通である．

失名詞も対面しての呼称により客観的にテストされる．この課題では，検者はいろいろな物や物の絵を指し示して，患者にその名前を言うように命ずる．検者は，10から20項目のなかから選ぶようにすべきである．いくつかのカテゴリーの品物を使用する必要がある（色彩，身体部位，室内用品，いろいろな衣類，および品物の一部分）．いろいろなカテゴリーが選ばれるのは，失語症患者ではある特定のカテゴリーの物の呼称ができないのに，奇妙なことにその他のカテゴリーにある物の名を言う能力は維持されている場合があるからである．呼称の障害には重症度にもいろいろあるので，非日常的（低頻度使用）な項目と日常的（高頻度使用）な項目を使用することが大切である．たとえば，"鼻"，"腕"，"床"は日常的な高頻度語であり，"携帯時計の竜頭とふたガラス"，"脛"，"上着の返しえり"は非日常的な低頻度語である．多くの失語症患者は，日常的単語はただちに正確に名前を言うことができるが，低頻度ないし非日常的対象では，著しいためらい，錯語，婉曲な言い方を示しうるのみであろう．患者によっては，その物を明らかに認識していて，使い方を述べたり，使ってみせたりすることができるのに，その名を言えないことがある．たとえば，患者はドアの鍵を見せられて，「はい，それは……使ってなかに入ってね……それを回してなかに入ります」と答えた．

表5-1にあげた20項目は，困難度の大になる順に列挙されていて，呼称能力を評価するように考慮されている．正常者では，品物の一部分を除いてすべての項目をわかっているはずであり，このセットの5個の単語では平均得点は

表5-1 対面呼称テスト用の対象物：カテゴリー別に困難度の増大する順になっている

色　彩	身体部位
赤	目
青	足
黄	歯
ピンク	母　指
紫	指関節

衣類と室内	物品の一部分
ド　ア	時計の竜頭（ねじ巻き）
懐中時計	上衣の返しえり
靴	時計のふたガラス
シャツ	靴　底
天　井	ベルトのバックル

4.5（±0.8）である．検者は，品物の一部分に関する名前は低頻度語であり，ほとんどの失語症患者や早期の認知症（痴呆）患者では名前を言い間違えたり，言えなかったりすることが多いことを知っておくべきである．慣れてきたら，検者は自分の診察室や患者層に対して適した項目の個人的なレパートリーを開発してもよい．

7) 読むこと

　読む能力は，教育歴と直接結びついた高次脳機能の検査としては数少ない側面のひとつである．　したがって，読みのテストをする前に患者の教育的背景を明らかにしておくことが重要である．患者に失読症（読みの障害）を証明したと思っても，その後正式な教育をたった3年間しか受けていなかったことがわかったとすれば，患者の無学が証明されたにすぎない．

　テストは，読解と音読の双方についてなされなければならない．通常，同一患者においては両者が障害されるが，どちらか一方が個別的に障害されることもある．患者が失語症でなければ，新聞か週刊誌からの一節を患者に読ませて失読症をふるい分ける．失語患者で読みをテストするには，短い単語から始めて，句，文章，そして最後に段落の順に声に出して読ませる．低いレベルでは成功するなら，室内にある品物や画面上の品物の名前を読ませ，次いで指ささ

せる．最後に，「はい」か「いいえ」で答えられる質問を患者に読ませ，あるいは書かれている質問について尋ねる．たとえば，患者が「少年と少女が雪のなかを散歩した」という文章を読んだとすれば，検者は「少年はひとりで行きましたか」，あるいは「少年と少女が散歩に行った時は雨でしたか」と尋ねる．

　検者は，音節か単語の置換（錯読性誤り），単語の省略，および理解の障害がないか気をつけなければならない．ときに患者は，視野欠損あるいは眼球運動に問題を有する．そうした例では，検者は，患者がつぎの行を始める前に，その行にとどまって，ひとつの行を確実に読み終えるよう手助けしなければならない．注意深く観察し検査することにより，検者は真の失読症患者を，読みの機序における問題を有するものから容易に区別することができる．

8) 書　字

　書字は，読みのテストと同様に注意深く検査されなければならない．*患者に失語症の徴候があれば，きっと失書も有するであろう．* **失書**は患者が基礎的言語の誤り，著しいつづりの誤り，あるいは錯書（単語や音節の置換）の使用を呈する時に診断される．書字をテストするための最初は，患者に文字と数字を口述筆記させる．つぎに，一般的な品物か身体部位の名を書くように命じる．第三に，患者が簡単な単語を確実に書くことができれば，天候，職業，あるいは週刊誌からの写真について説明する短い文章を書くように命じる．患者に自分の氏名を書くように命じることは必ずしも意味のあることではない．相当な失書症が存在したとしても名前の書字は維持されることがあるからである．教育歴のある非失語症患者では，この文章書字の課題から始めてもよい．自発的に書くことのできない失語症患者が，口述筆記を命じられて，残存書字能力を示すことがある．

　書字では，筆記された行が斜め上がりや下がりになるような不整列を呈することがよくある．この不整列は，書字の技術上の誤りであって，失書症そのものではない．

9) つづり

つづり spelling は，複雑でほとんど研究されていない高次言語機能であるが，教育体験と強く結びついたものである．実際的な目的からは，つづりは，まず口述された単語をつづるように命じることで評価されうる．つづりにおける著しい誤りは，ベッドサイドのテストで検出されうる．実質的な能力の水準を確かめることが重要であるなら，標準化された学力テストを使用する必要がある（**付録1**を参照）．

3 臨床的意味づけ

1) 大脳優位性

人口のおよそ90%は，明らかな右利きと考えられる．その*90%のうち99%以上は，言語に関して確実に左半球優位である*[10]．この右利き者における強力な言語優位性のため，左半球の病変はしばしば失語症を生じる一方，右半球病変はそのような欠陥（すなわち，交叉性失語）[52]を生じることはまれである．

左利き者（非右利き者）では言語に関する大脳の優位性は，はるかに異なるパターンを示す．約70%は左半球優位であり，13%は右半球優位であり，残りは混合型である[28]．左利きの著しい家族歴を有する者（非右利き者，あるいは左利き者）では，この混合優位性がより目立つ傾向がある．強度の左利き者で左利きの家族歴のない者は，すべての左利き者のなかで，言語に関する左半球優位性が最も強い傾向がある．したがって，左利き患者でいずれかの半球への損傷は失語症を生じることが普通である．いずれかの半球に病変を有する左利き患者の失語症は，右利き患者で左半球での同様病変により生じるものよりは軽症である．*患者の言語に関する優位性を知ることは，病変の局在に関して，また神経外科的手技の言語に対する危険性を決定するために重要である*．言語に関する半球優位性を証明することがきわめて重大な場合（例：右中大脳動脈動脈瘤を有する左利き患者）には，血管撮影のさいに頸動脈内アミタール注射（Wadaテスト）により優位性を確定できることがある[48]．

2）失語症候群

　*脳損傷による言語の障害は，単一の過程ではなく，言語の全成分がさまざまな障害を示しうる．*右利き失語患者の広範な研究により，言語の皮質局在に関して，一般的に受け入れられる模式図ができてきた．混合性失語の病像を呈する失語患者のなかには重なり合う症状がみられるので，この伝統的な神経学的分類は神経言語学的研究に適さないと考える失語症学者がいる[16,50]．しかし，この分類体系は古典的な解剖学類型に従っており，学生にとって理解するのが容易であり，臨床家にとっては病変の局在を診断するのに便利である．

　*患者の失語の臨床的特徴は経時的に劇的に変化する．*急性の破壊性病変は最大の言語破綻を生じ，しばしば著しい失見当識と錯乱を伴う．最初の数週間に，回復は急で，失語像は絶えず変化する．約3〜4週間後，失語病型はかなり安定するので十分に評価できることが多い．しかし，言語回復の最終的予後はその時点では得られない．再組織化と回復過程は数か月から数年間持続しうるからである．

　後方言語領域（領域1，**図 5-1**）は，話し言葉の理解と一次的に関連する*皮質の領域である．*この領域は，古典的にはウェルニッケ領と呼ばれてきたものであるが，その領域の正確な境界範囲に関しては確立されていない[12]．*前方領域*（領域2，図 5-1）には，*言語の産生機能を含む．*前方言語領域内にあるブロードマンの44野は，古典的なブローカ領である．グルコース代謝に関する近年のポジトロンエミッション断層撮影（PET）による研究は，失語症患者におけるこの局所的な特異性分化を支持してきたが，ほとんどすべての失語症患者は臨床的特徴にかかわりなく，左側の側頭領域の代謝低下の徴候を示すことが明らかにされた[35]．こうした研究は，*言語体系が生理解剖学的にきわめて複雑なものであり，単に独立した働きをする皮質中枢の集合ではないこ*とを明らかにしている．

　伝統的に後方言語領域に損傷を有する患者は，話し言葉の理解が基本的に困難であることから"受容性失語症"と呼ばれる．前方領域に病変を有する患者は，言語産生が困難であることから"表出性失語症"と呼ばれる．"表出性失

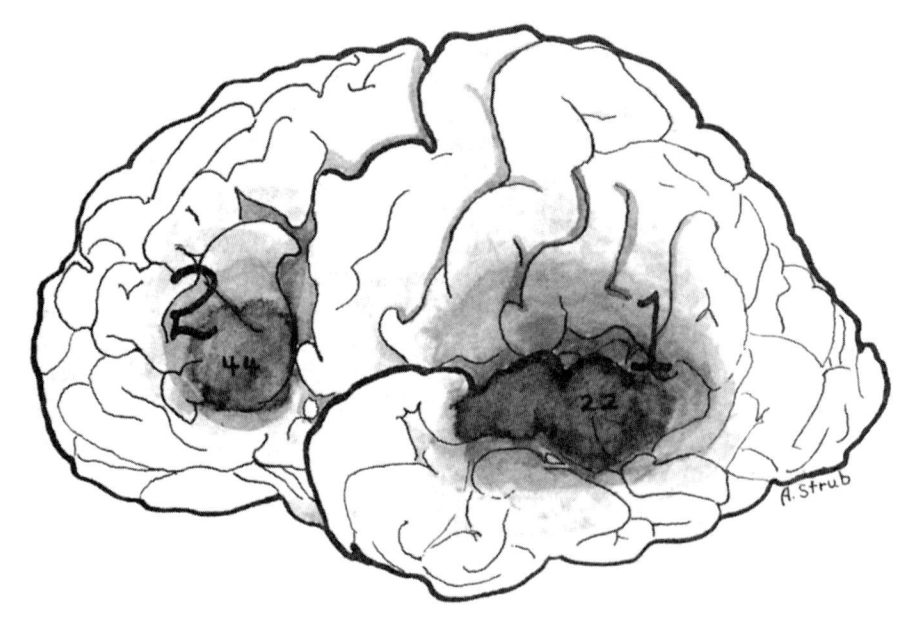

図5-1 前方および後方言語領域

語"という用語を使用するうえでの問題は，すべての失語患者はある種の異常な言語表出を示すことである．こうした理由から，表出性-受容性の二分法よりも，以下に述べる分類体系をわれわれは好んで用いる．

(1) 全失語

　全失語は，最も一般的で重症型の失語症である．自発言語は欠如するか，2〜3の紋切り型の単語ないし音（例："ba, ba, ba", "dis, a dis, a dis"）に限られているのが特徴である．理解力は欠如するか，低下していて，患者の名前とか，わずかな決まった単語を認識するのみである．復唱能力は自発言語のレベルと同じである．読みと書字も同じように著しく障害される．全失語は大病変により生じ，*言語領域1および2（前方と後方の影をつけた領域）のほとんどか，またはすべてが合わせて損傷されている．*　最も一般的な病変は，内頸動脈あるいは中大脳動脈起始部の閉塞である．その起源としては心臓か頸動脈からの塞栓による．残念ながら，これらの患者の言語回復に関する予後は不

良である．全失語は，通常必ずといってよいほど片麻痺を伴う．これらの複合障害のために，そのような患者は，重篤な慢性的能力障害を呈するのである．

(2) ブローカ失語

　ブローカ失語の患者は，非流暢性で，構音障害があり，プロソディが障害され，努力性の言語を呈する．患者は，主として名詞と動詞（高頻度語）をつぶやくことができるだけで，文法的用語は乏しい．その特徴的言語は，失文法的とか電文調とか呼ばれてきた．たとえば，あるブローカ失語患者は，母親が皿洗いをしていて流しの水をあふれさせている間に足台に乗ってクッキーを盗もうとしている少年の絵[30]を叙述するのに，つぎのように言った．「少年……あー少女　クッキー盗む……足台倒れる……水流れる……皿」（"boy...ah　girl steal cookie...stool falling...water spilling...dishes."）．これらの患者では，復唱と音読は自発言語と同様に重度に障害されている．聴覚的理解および読解は，驚くほど保たれている．しかし，複雑な文法的構文（例：「朝食の前に昼食を食べますか」）の理解は障害されていることが多い．呼称は，ときに錯語応答を示す．

　この特徴的な非流暢性失語症候群は，前方言語領域（領域2，図5-1）の病変により生じる．ブローカ失語を生じる病変は44野のみでなく，もっと広範囲である．厳密に44野に限局した病変では，単に一過性の構音障害かプロソディの障害を生じるのみである[3,36]．聴覚的および視覚的（読み）理解は，頭頂葉と側頭葉が障害されていないので維持される．ブローカ失語患者は通常，右片麻痺を伴う．

　これらの患者は，興味深く，かつ重大な情動変化を示すことがあり，それは欲求不満，興奮，抑うつにより特徴づけられる[9]．この情動変化が，言語喪失による機能的反応であるのか，左前頭葉損傷に伴う特異的な器質的変化であるのかは，まだわかっていない[44]．

　ブローカ失語における言語回復の予後は，全失語よりはがいして良好である．比較的理解力が維持されているため，これらの患者は生活場面には比較的よく適応する．

（3）ウェルニッケ失語

　ウェルニッケ失語は，ブローカ失語とは言語的に対極にあると考えられる．ウェルニッケ失語の患者は流暢で，苦もなく話し，構音もよい．しかし，そのアウトプットは多くの錯語を含み，重要な単語を欠くことがよくある．聴き手を圧倒するような，非常なあわただしさのあることがしばしばある．つぎは，ウェルニッケ失語症における話し言葉の例である．患者は，左側頭葉腫瘍を有するフェリーボートの船長であった．前の仕事について述べる時に，患者は「ええ，私はその上を歩きまして……いつも渡って……それからそれを引き止めて……そのあれを結んで……あー，あー，渡って行って戻って，えーとそしてそれを引っかけて……」("Yea, I walked on the…always over…then pull it in…tie the…ah, ah over and back over wellendy catch it…")と言った．自発言語は，ときに錯語性誤りを含むが理解可能な文章から，ほとんどの単語が錯語であってアウトプットは空虚で内容を欠きまったく理解不能なジャーゴン（ジャーゴン失語）まで，いろいろありうる．

　ウェルニッケ失語の基本的特徴は，聴覚的理解の重度の障害である．理解力障害がきわめて著しいために，患者は質問に対して不的確に答え，その答がまったく意味をなさないことがしばしばあることに気づかない．復唱は，聴覚過程の重篤な障害のため重度に障害される．呼称はおよそ錯語的である．読みや書字も著しく障害されている．

　ウェルニッケ失語を生じる病変は，後方言語野（領域1，図5-1）にある．聴覚的理解の障害が重篤であるほど，その病変は上側頭回の後方部分を含むことが，より多いようである．単一語の理解は良好でも複雑な題材や書字言語の理解が障害されているなら，病変は上側頭部よりもむしろ頭頂葉を含むことが多いようである[30]．病変が中および下側頭回も含むなら，失名詞が目立ち持続するようである[3]．ほとんどの患者で，損傷は頭頂葉と側頭葉に限局しているので，古典的ウェルニッケ失語の患者では片麻痺を示さない．

　ウェルニッケ失語症は，初めは家族だけでなく医療関係者でも，失語症よりも精神病であると考えることがよくある．この混乱は，患者が通常片麻痺を有さず，不的確でありながらも，しばしば，まともでよく整った文章を話すこと

から生じる．粗大な理解力障害は感知されず，検者の質問に対する不的確な答えは，言語障害によるよりはむしろ基本的な思考障害によると判断されてしまう．

　これらの患者は，異常な行動パターンを呈することがしばしばある．彼らは自分の問題にまったく気づかぬことが多く，言語障害に関してごくわずかにでも察することなく，際限なく話し続ける．この無頓着は，多幸症の域にまで到達することがある．しかし，別の患者では戦闘的な行動を伴い，著しいパラノイア的態度を示す[9]．この行動変化は慢性的となり，向精神薬の使用が必要とされたり，あるいは長期的な精神科施設での治療が必要とされたりすることもある．

　重度の理解力障害のある患者は，たとえ濃厚な言語治療を行ったとしても，言語回復の予後はよくない．より軽症のウェルニッケ失語患者では，伝導失語ないし失名詞失語症，すなわち聴覚的理解はかなり十分にあるが，アウトプットは錯語や喚語休止を含む状態を呈するように変化することもある．

(4) 伝導失語

　伝導失語の決定的特徴は，復唱が際立って障害されることである． この症候群は流暢だが，喚語休止と字性錯語を伴う，とぎれとぎれの話し言葉で特徴づけられる．理解は良好で，呼称は軽度に障害され，復唱が著しく障害される．この症候群は，復唱と命題的言語（出来事か思考を述べるのに使用される日常的言語）が明らかに心理言語学的過程であることを示す．これは局所性脳病変により選択的に障害されうるものである．伝導失語患者では，読みはまったく良好であるが，書字では，つづり，単語選択，文章構成法 syntax に誤りを呈する．

　この型の失語症を生じる病変は，2つ知られている．第一のものは通常，縁上回と弓状束，すなわち前方と後方の領域にかかる長い経路（**図 5-2**）を含むものとして報告されている．第二は，島，それに連なる聴覚皮質およびその皮質下白質を損傷する病変である．この病変は弓状束を含まない．すなわち，より高位で頭頂葉弁蓋にアーチ状に入り込む部分である[21]．これらの病変は，文字通り聴覚皮質を運動性言語皮質から切り離しているので，この概念は離断症

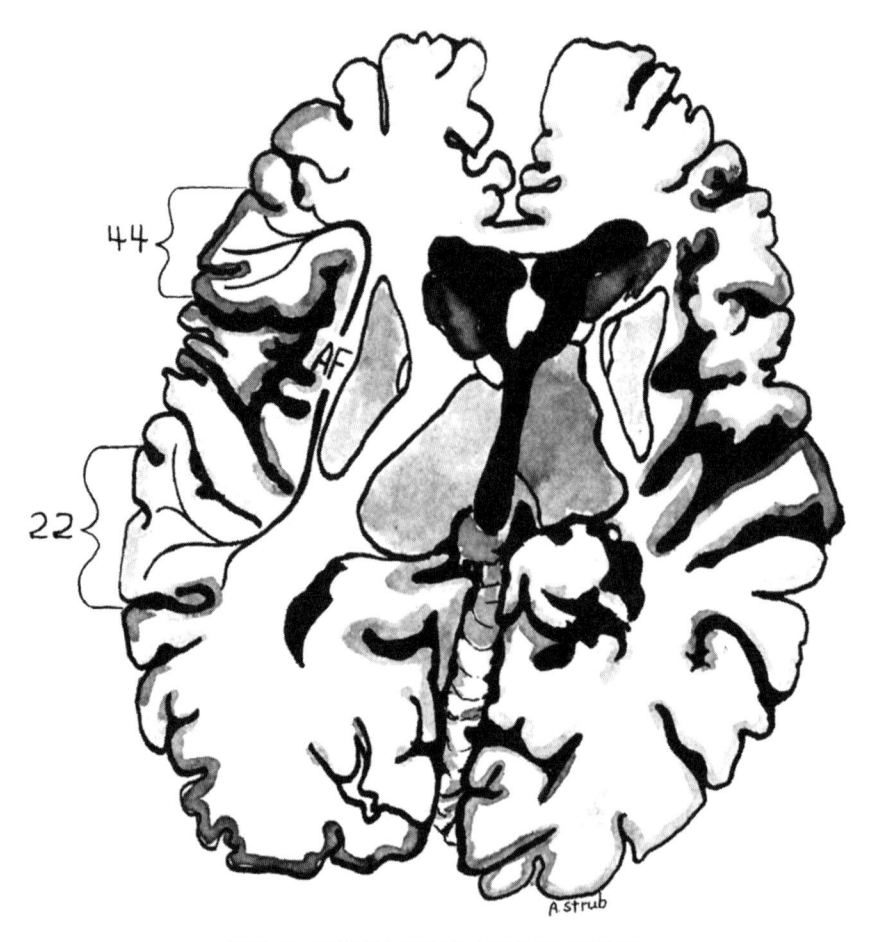

図5-2 弓状束と前方および後方言語領域

候群のひとつを表している[23]).

(5) 超皮質性失語

伝導失語の言語学的対極に，超皮質性失語がある．*超皮質性失語は，話し言葉の復唱は保たれているが，その他の言語機能は崩壊する*という特徴を有する．ある患者では，言語の産生が困難でありながら理解力は十分であり，一方別の患者では，流暢な会話を示しながら理解力は不良である．

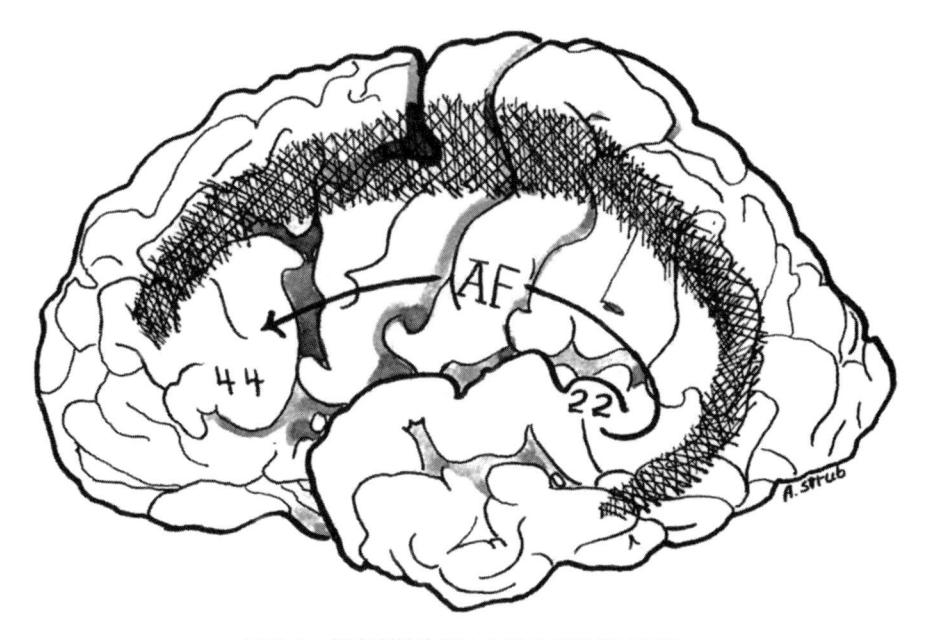

図5-3 超皮質性失語を生じる境界領域梗塞

　超皮質性運動失語の患者は，復唱したり，理解したり，上手に読んだりすることはできるが，ブローカ失語でみられるように自発言語が限定されている．反対に，超皮質性感覚失語では，上手に復唱するが，自分が耳にしたり復唱したりするものを理解しない．その自発言語や呼称は流暢であるが，ウェルニッケ失語におけるように錯語的である．ときに，患者は超皮質性運動および感覚失語を併せもつことがある．これらの患者は，長文を復唱することに関しては，たとえ外国語の場合であっても可能で，また驚くほど正確である．復唱が，これらの患者では，たとえ何とはなしであっても，開始するのがきわめて容易であるのは，反響性（自分の聴取しうる範囲内で言われたことをすべて復唱する）である傾向を有するからである．

　超皮質性失語を生じる病変は，主要大脳血管の間の境界域内（例：前および中大脳動脈の領域の間にある前頭葉内，さらに後方で中および後大脳動脈領域の間（図5-3））にある広範な半月形をした梗塞，またはこれらの皮質領域の

下にある白質の皮質下病変である．超皮質性運動失語は前方境界領域病変でみられ，超皮質性感覚失語は逆Cに似た病変を示す（図5-3）．これらの病変は，上側頭皮質と下前頭皮質（22野と44野およびその近接周囲）を含まず，また頭頂シルビウス周辺皮質も外れている．この障害を免れているシルビウス周辺皮質が，完全で正確な言語復唱のために必要とされるすべてである．この領域が連合境界域の梗塞の広がりから免れている唯一の言語領域である時は，その結果生ずる言語障害（反響言語）は"言語の孤立症候群"と呼ばれてきた[26]．超皮質性失語の原因で最も多いものは，①心停止にみられるような大脳循環の減少による二次的無酸素症，②頸動脈の閉塞ないし重大な狭窄，③一酸化炭素中毒による無酸素症，④認知症（痴呆）である[13,43]．

超皮質性感覚失語からの回復は，比較的良好である．しかし，運動性ないし混合性超皮質性失語の予後に関する報告資料はほとんどない．

(6) 失名詞失語

唯一の言語障害が，喚語困難と物を示されてその名を言うことができないことにある失語症患者がある． この状態は，失名詞失語，名辞失語，健忘失語などと称されてきた．自発言語は流暢で文法的には十分であるが，多くの喚語遅延と特定の品物の名前に関する錯語がある．患者の聴覚的理解は非常に良好であるが，一連の特定の物を指さすように命じると不良である．この理解力障害は呼称の二方向性の解離によるものであり，物の名を言うことができず，検査で呈示されると物品名を認知するのが困難であることが多い．復唱は良好であるが，これも，多くの名詞を含む文章は除いてである．読みと書字は，特異的な患者では障害されていることもあるし，そうでないこともある．失読や失書の程度は，失語を生じた病変の局在に完全に依存する．

優位半球のさまざまな部分の病変で，失名詞失語が生じうる．したがって，この型の失語症では局在的な意義は限られている．呼称に関する神経外科的マッピングの研究では，低レベルの電流で呼称が妨害されうる部分がたくさんあることが明らかにされている[40]．場所が患者により異なり広範囲に渡るので，50％以上の患者で呼称の障害を生じた唯一の領域は後下前頭皮質であった．しかし，最も重度の失名詞失語は，第2・第3側頭回を含む側頭葉病変を有す

る患者にみられる．この領域は実質的な"辞書"領域とは考えがたいが，後頭葉から辺縁系への重要な経路を含み，物の名を呼称するのに重要である[23]．頭頂側頭葉領域の病変も，かなり重度の失名詞を生じる．これらの病変を有する患者も，失書を伴った実質的な失読を呈する．したがって，失名詞失語を伴う失読失書の複合症候群は，左頭頂側頭葉領域に病変の局在することが多い．

　失名詞は，普通の会話ではほとんど気づかれないほど軽度なことがある．一方，相当に重度な場合もあり，自発性アウトプットは非流暢で，意味のある内容を欠いている．言語回復の予後は，初期障害の重症度に依存する．言語のアウトプットは比較的障害を免れ，理解力はまともに保たれているので，このような患者は，他のより重度に障害された失語症患者よりも比較的よく生活に適応する．

(7) 皮質下失語

　視床，被殻・尾状核，あるいは内包の血管性病変（出血か梗塞）を有する患者で，失語症状を呈することがある．構音障害だけでなく，しばしば単語も混乱する．軽度の失名詞と理解力障害を有するが，復唱はきわめて良好である[20,37]．前方病変は言語産生障害を生じやすく，後方病変は理解力障害を生じる傾向がある[38]．

　これらの皮質下病変が失語症を生じさせる機序については，明らかでない[17]．いくつかの例では，より運動性言語の問題であるようにみえ，他方では真の失語か言語の障害が存在するようにみえる[32]．皮質は言語のエングラムの貯蔵部と考えられることから，皮質下損傷は入力信号を変化させたり，その上にある皮質の機能を変化させたりすることが最も考えやすい．皮質下失語患者におけるブドウ糖取り込みに関する最近の研究で，Metterら[34]は皮質下組織で予想される代謝低下に加えて，皮質の代謝も著しく低下していることを明らかにした．

(8) 左利き者（非右利き者）の失語症

　混合優位性であるため，*左利き者はいずれの半球の病変でも失語性になりやすい*．その結果として生じる失語症は軽症のことが普通で，右利き患者の同じような病変による失語症よりも，ずっと良好な回復を示す．これら症例の

35〜40％では，失語症の伝統的な類型で分類することが難しい．ウェルニッケ失語，あるいはブローカ失語の失文法がみられることはまれである．発語の流暢性が低下し，構音障害のみられることはよくあるが，理解は通常比較的保たれている．復唱も比較的障害を免れている．呼称と読みは，その患者の病変が左半球にある時には障害される[15,27]．

(9) 交叉性失語

交叉性失語は右利き者が右半球病変で失語症を呈するまれな例をさす．こうした例の70％では，患者は左半球優位の右利き者に類似した言語症候群を呈する[5]．しかし，その他の30％では症状群や徴候はばらばらである[4]．

(10) アルツハイマー病の言語

*言語能力の進行性荒廃は，萎縮性（皮質性）認知症（痴呆）でみられる．*ごく初期には，患者の会話はまわりくどく，話題がとびとびで，理解しがたいものとなる．会話言語の内容は単純化され，知的能力の全般的低下を反映する．喚語休止が存在し，発語の流暢性は低下する．疾患が進行すると，喚語障害はより目立つようになり，錯語的単語置換がみられる．自発言語は関連性を欠き，本論から外れていることが多い．会話のかなり始まり部分からの単語や文節の不自然で，場にそぐわない挿入が認められることが多い．理解も低下している．呼称は減退し，錯語性のことがある．しかし，復唱は認知症（痴呆）経過の末期まで維持される．

疾患の末期には，ほとんど自発的な話はしなくなり，理解力もほとんどない．反響言語 echolalia はよくみられる．末期の除皮質状態では患者は無言となる[1,18]．

(11) 進行性失語症

進行性失語と呼ばれる興味深い進行性の言語障害が，比較的限定された左前頭側頭葉の変性で生じる．こうした患者は一般的に緩徐な進行性の非流暢性失語と失行を呈し，理解力とその他の認識機能は多年にわたりよく保たれる．最終的に，多くはその疾患の末期に認知症様になる（痴呆化する）．病理学的にはこれらの症例は混合型であり，あるものはアルツハイマー病，あるものはピック病，あるものはクロイツフェルト-ヤコブ海綿状脳症，また，あるものは

その他の変性疾患の所見を呈する[11,33].

3) 純粋語聾

純粋語聾はまれな症候群で，患者は，失語性発語や，失書あるいは失読がないのに口頭言語の理解を完全に欠いている．これらの患者では，聴力は維持され，非言語性の音は認識できる（聴覚性認識）．

この状態を生じる病変は後方言語領域にあり，通常両側性である．病変は側頭葉の深部にあり，聴覚皮質からの聴覚性インプットを確実に離断する[2].

4) 構音の障害
(1) 構音障害

*純粋な構音障害は，構音のための筋肉へ行く何らかの入力経路に病変があると生じる．*ブローカ失語では皮質，パーキンソニズムや脳性麻痺では基底核，仮性球麻痺では両側性の線条体ないし橋病変，あるいは筋萎縮性側索硬化症における延髄ニューロンなどである．純粋な構音障害の患者は，読みや書字を用いることにより正常に意思伝達をすることができる．

(2) 頬顔面失行

頬顔面失行は，優位半球の縁上回と前頭葉の間にある種々の病変により生じることがある．これらの領域の病変は，正常な言葉の複雑な運動に必要な運動の企図を妨げるようにみえる．失語患者の多く，とくにブローカ失語と伝導失語の患者は顔面運動のかなりの失行を呈する．ブローカ失語に似た言語アウトプットを呈する患者が，実際には純粋な頬顔面失行であることもある．ある患者では，言語の失語性成分と失行性成分とを分離することが困難なので，言語病理学者たちのなかには，ブローカ失語は単なる運動-言語障害であって真の失語症ではないと考える者も出てきた．しかしながら，ブローカ失語は頬顔面失行をまったく欠いていてもみられることがある．したがって，*患者ごとの注意深い検査が，失行性成分を分離するのに大切である．*

(3) 流暢障害

流暢さの障害（どもる，あるいは口ごもる）は，言語産生におけるもうひと

つの問題である．失語症，失行症，あるいは構音障害でもなく，よくある言語障害だが，その正確な病因は不明である．器質的・機能的説明の両者が種々展開されてきてはいるが，証明されてはいない．*流暢さの障害は通常は発達性言語障害であるが，脳の病変による後天性の二次的なものでもありうる*．

5) 失　読

　後天性脳病変により読みの能力が障害される症候群で，明確なものがいくつかある．*古典的症候群である失書を伴わない純粋失読*[22,23]は，右利き者の左後大脳動脈閉塞により生じる．その結果としての脳梗塞は，脳梁の後部と左後頭葉を損傷する．左の視覚皮質が損傷されるので，すべての視覚性情報は右半球にのみ入る．右の視覚皮質は書かれた題材を感受するが，脳梁病変のため左半球へそれを伝達できない（図 5-4）．優位半球の下頭頂小葉（一次性には 39 野，角回）は，読みと書字に必要な視覚性と聴覚性情報を結合する連合皮質である．失書を伴わない失読では，下頭頂小葉がすべての視覚性入力から離断される．言語領域内での下頭頂小葉とその他の部分との結合は維持されているので，患者は正常に書くことができる．この症候群の劇的な側面のひとつは，自分自身の書いたものを読むことすらできないのに，長い意味のある伝言を書く能力を有することである．しかし，これらの患者は，つづりを 1 字ずつ音読された単語は理解できる．興味深いことに，この症候群の大半の患者は，物の名を言うことや，自分の周囲の環境に生じる視覚的な出来事については論じることはできる．この種の視覚的情報は，損傷された後部脳梁以外の，ある種の経路により左半球へ到達するに違いない．

　*失読の第二の明確な型は，古典的には失書を伴う失読と呼ばれ，下頭頂小葉そのもの（角回とその周囲）の損傷により生じる．この病変により，患者は読むことも書くこともできなくなる．*これらの患者は，失語性と気づかれるほどではないが，ある程度の失名詞を呈することがある．この症候群を認識することは，右利き患者では病変が決まって左下頭頂領域にあるので，臨床的に重要である．最も一般的な後天性失読は，純粋な症候群のいずれでもなく，むしろ失語症に伴う失読である．

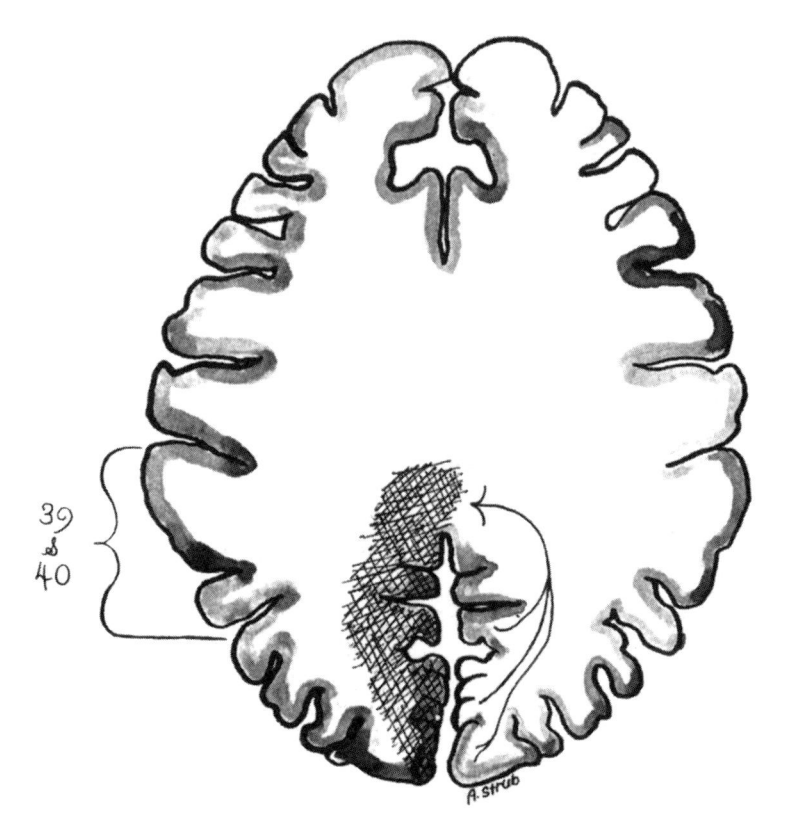

図 5-4 網目状に印した領域は，左視覚皮質および脳梁の後方部分の梗塞を表す．右視覚皮質からの視覚性情報（矢印）は，脳梁病変のために左下頭頂小葉（39 & 40）に到達することができない．

6) 失 書

　書字は*複雑な運動課題*で，言語の項目を筆記された符号に翻訳することを含むものである[29]．書かれるべき言語的メッセージは後方言語領域に発し，下頭頂領域で視覚的符号に翻訳され，最終的には運動過程のための前頭言語領域へ送られる．これらの言語領域のいずれかにある病変は，失書を生じることになる．純粋語聾を有する患者を除くと，すべての*失語症*患者はある程度の失書を呈する．最も一般的な失書は失語症に伴ってみられる型であるが，失語症

がなくても失書が認められる場合がある．

　優位頭頂葉の損傷患者に，2つの失書症候群がみられる．第一は，前の項で述べた失読を伴ってみられる失書であり，第二は，その他の頭頂葉症状（計算困難，左右失見当識，および手指失認）を伴う失書の症候群で，ゲルストマン症候群（第9章で詳細に論じられる）と呼ばれるものである．

　左手にのみ生じる，まれな純粋失書が存在する．この症候群は，脳梁前部の病変を有する患者でみられる．これらの患者は，右運動皮質が左半球の言語領域から離断されているため，左手のみが失書性である．右手での書字は，左運動皮質と言語領域の連絡が維持されているため正常である．図5-5は，書字に必要とされる正常な経路を示したものである．脳梁病変（F_1）は，右半球へ行く言語情報を遮断するようにみえる．

　孤発性の純粋失書が，頭頂葉上方の病変により生じるとする単独の症例報告がある[47]．

7）精神病性言語（異様な言語表出）

　とりとめのない，支離滅裂で造語性の言語は，重度の精神病（とくに統合失調症），進行した器質性認知症（痴呆），せん妄および流暢性ジャーゴン失語の患者でみられる．　その自発言語のみに基づいて，これら3つの状態を鑑別することは困難であろう．病歴情報が重要である．高齢者で著しい言語障害が急性に発症すれば，失語症またはせん妄を伴った脳卒中の診断が考えられ，若年患者で言語障害の遷延性の病歴があれば，統合失調症または左半球グリオーマのようなまれな器質性病変の診断を考えやすく，高齢患者で徐々に言語障害が出現する場合は，認知症（痴呆）または左半球腫瘍か硬膜下血腫のような局所性脳病変の診断が示唆される．残念ながら詳細な病歴に関する情報は手に入り難いことがよくあり，仮の診断は精神状態の所見のみに基づかざるをえない．

　上述の状態は，それぞれ確かな特徴を有し，それらの特徴が他から区別する手助けになる．　体系化されたパラノイア的妄想が，失語症でも認知症（痴呆）でもみられることがある．しかし，そのような妄想は統合失調症において，より一般的である．統合失調症で生じる造語症は，数では多くない傾向がある

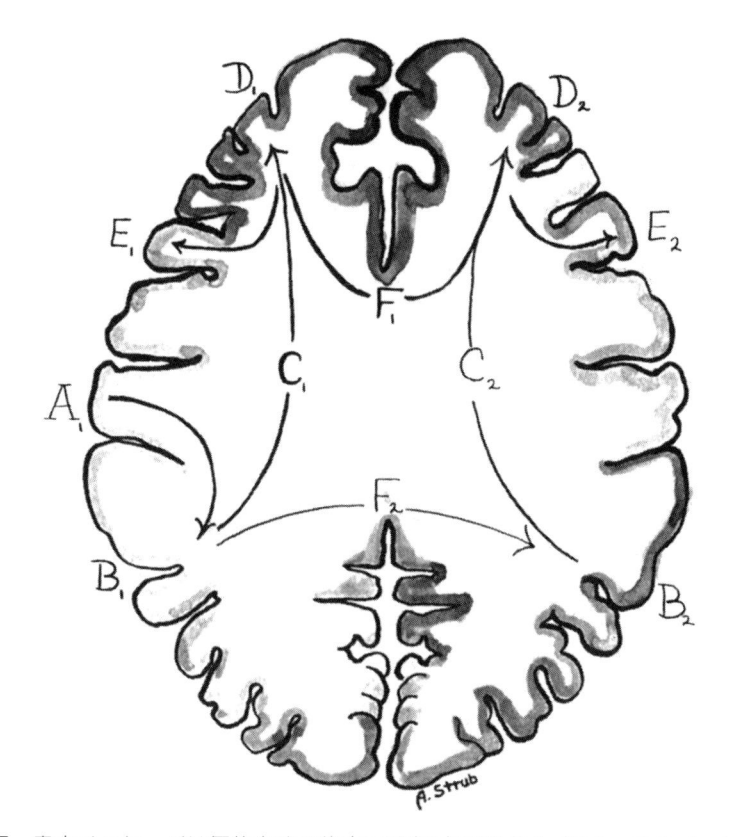

図 5-5　書字メッセージは優位半球の後方言語領域に発する（B_1）．そのメッセージは弓状束（C_1）を経て，同じ半球の前運動野（D_1）に運ばれる．運動パターンは右手を支配する運動帯（E_1）に運ばれる．そのメッセージは脳梁前部（F_1）を横切って，左手を支配するための右運動系（D_2，E_2）へ達しなければならない．経路 F_2 は書字メッセージを右運動野に運ぶためには意義のある経路ではない．

が，存在する場合は首尾一貫していて象徴的である（例：ある妄想型統合失調症患者は，彼を監視するため壁のなかに設置された"frinky-franks"にたびたび言及した）．失語患者に生じる造語症は，でたらめで，非常に頻繁で，非象徴的な傾向がある（例："The walret is the you know, wimbit, lep, olla other one."）．認知症（痴呆）患者は喚語困難を有することが多く，多少の錯語を伴った遠回しな話しかたをする．認知症（痴呆）の晩期まで，その会話言

語は一般的には了解可能なものが多く，失語症患者より錯語は少ない．進行した認知症（痴呆）患者は言語をほとんど話さず，産み出されるものは大半が造語性の孤立した単語または短い造語性の単語の連なりである．

　自発言語のみに耳を傾けても，これらの状態を鑑別するのは困難であるので，完全な言語テストが必須である．注意深い総合的テストにより，ジャーゴン失語はきわめて単純な命令すら理解しえないことが明らかになる．せん妄，中等度の認知症（痴呆）ないし統合失調症の患者は必要な理解力を所有していても，協調性を欠くため評価しがたいこともある．失語患者は通常，復唱テストで成績の低下が認められる．呼称課題では錯語性誤りを生じることから，失語患者の言語問題が明瞭に示される．鍵を見せられた失語患者は"Pel, klo, klep, keep. ..key."と言うようなことがあり，一方，統合失調症患者はそれを"key sort of watching tower thing（鍵，一種の物見やぐらのようなもの）"と呼ぶかもしれない．この場合，統合失調症患者はその物を正しく同定したが，障害された思考過程にそれを合体させてしまったのである．せん妄ないし認知症（痴呆）患者は通常，ある程度の呼称困難を示すが，失語症にみられるほど重度ではなく，統合失調症にみられるほど奇異でもない．鍵の名称を言うよう命じられた認知症（痴呆）患者は，「錠，いや……鍵みたいな錠，……鍵！」と，やっとのことで答えることもあろう．

　これらの症状の鑑別診断は，誤診すると大きな治療管理上の誤りをもたらすことになるので重要である．たとえば，われわれが診察した非常に頑健な80歳の引退した食料品商は，ある夜，食事中にとんちんかんな話のやりとりを始めた．心配になって，妻はいろいろな質問を繰り返したが，夫は答えられなかった．彼は欲求不満になり，怒り，高ぶるようになった．妻はこわくなって，警察を呼んだ．攻撃的行動のため，その男は3日間留置された．その後，精神病院へ移送され，さらにそこで3日間入院していて，やっと神経内科医が中大脳動脈血栓症によるウェルニッケ失語症と診断した．このような誤りは，注意深い高次脳機能検査が行われないかぎり生じうるものである．

　認知症（痴呆）を統合失調症患者から鑑別することは，発症時の年齢や行動の相違や言語表出に明確な差のあることから，通常は困難ではない．完全な検

査により情報が追加されると，第一印象を確かなものとすることができる．認知症（痴呆）患者は動作や描写に関して問題を呈することがある．統合失調症患者はしばしば歪んだ絵を描くが，通常は模様や図形の模写と認定しうるものである．観念失行（第9章を参照）は，たとえば患者に手紙を折り畳んで封筒のなかに入れるように命じた時に明らかになるが，これは認知症（痴呆）患者ではしばしば認められるのに，統合失調症ではみられない．

8）非器質性言語障害

　器質性言語障害と間違われることのある機能性言語障害の型が，いくつかある．神経症患者のなかには，不安を緩慢で努力性の電文調言語形式（例："Me want go home see wife."）に転換しようとすることがある．これらの患者は，理解，復唱，呼称は正常であるが，発語の流暢性は低下している．読みと書字も保たれているが，同じように緩徐で努力性のやり方で行われる．軽度の構音障害が存在することもある．これらの患者は，その言語パターンを改めるために精神科医と言語病理学者の手助けを必要とすることもある．

　他の機能性患者には，急性失声（声帯を内転—閉鎖—して聴取しうる音を出すことがまったくできない）を呈するものがある．失声は純粋の転換症状として生じることもあるが，より一般的には言語器官に対する損傷の後遺症として生じることが多い．ある中年の患者は，気管内挿管を伴った手術から目覚めて以来2か月間，失声のままであった．失声の患者は正常に呼吸し，喘鳴の徴候（声帯麻痺の症状）も示さない．彼らは，身ぶり，単語発音の口型および書字により十分に意思を伝達する．この型の機能的な加重症状は，言語病理学者にはよく知られており，治療によく反応する．

　選択的無言症もまた別の機能性言語で，子どもにも，情動的に障害された成人にもみられることがある．話をすることに対する故意の嫌悪，あるいは徹底的な拒否が特徴である．障害は完全であることもあり（例：すべての場面において話し言葉をまったく欠如する），相対的（例：気心の知れた小さな集まりのみでの選択的コミュニケーション）であることもある．言葉が存在するさいには，単語の口まね，ささやき，あるいは緩徐な，努力性でとつとつとした発

語に限定されることもある．選択的無言の成人患者は，典型的な場合はまったく言語障害はなく，生理学的には言葉を発音することができる．ある患者，とくに子どもでは基盤に器質性言語障害があって，それに強い情動的障害が加重されていることがある．無言症は，通常の言語治療や心理療法のやり方に対しては抵抗性であることがよくあるが[41]，行動変容療法には反応することが多い[39]．

4 まとめ

　言語は，非常に複雑で興味深い高次認知機能である．言語と大脳優位性の関連が独特であることから，ほとんどの後天性言語障害は左半球損傷を示す徴候である．言語機能の注意深い評価は，優位半球内の病変の局在診断をも可能にする．他の多くの認知機能にとって言語は決定的な重要性を有するので，失語症患者では，高次脳機能検査のなかで引き続いて行われる部分について多少の用心をしながら施行し，解釈されなければならない．

●参考文献

1. Albert, ML: Language in normal and dementing elderly. In Obler, LV and Albert, ML (eds): Language and Communication in the Elderly. Lexington Books, Lexington, MA, 1980, pp 145-150.
2. Albert, ML, et al: Clinical Aspects of Dysphasia. Springer-Verlag, Vienna, 1981, pp 88-91.
3. Alexander, M: Aphasia: Clinical and anatomic aspects. In Feinberg, TE and Forah, MJ (eds): Behavioral Neurology and Neuropsychology. McGraw-Hill, New York, 1997, pp 133-149.
4. Alexander, MP and Annett, M: Crossed aphasia and related anomalies of cerebral organization: Case reports and a genetic hypothesis. Brain Lang 55:213-239,1996.
5. Alexander, MP, Fischett, MR, and Fischer, RS: Crossed aphasia can be mirror image or anomalous. Brain 112:953-973, 1989.
6. Barr, A and Brandt, J: Word-list generation deficits in dementia. J Clin Exp Neuropsychol 18:810-822, 1996.
7. Basso, A, et al: Anatomoclinical correlations of the aphasias as defined through computerized tomography: Exceptions. Brain Lang 26:201, 1985.
8. Benson, DF: Fluency in aphasia: Correlation with radioactive scan localization. Cortex 3:373, 1967.
9. Benson, DF: Psychiatric aspects of aphasia. Br J Psychiatry 123:555, 1973.
10. Benson, DF and Geschwind, N: Cerebral dominance and its disturbances. Pediatr Clin North Am 15:759, 1968.
11. Benson, DF and Zaias, BW: Progressive aphasia: A case with postmortem correlation. Neuropsychol Behav Neurol 4:215, 1991.
12. Bogan, J: Wernicke's area: Where is it? Thoughts about (and against) cortical localization.

Paper presented at the 13th Annual Meeting of the Academy of Aphasia. Victoria, BC, October 5, 1975.
13. Bogousslavsky, J, Regli, F, and Assal, G: Acute transcortical mixed aphasia: A carotid occlusion syndrome with pial and watershed infarcts. Brain 111:631, 1988.
14. Borkowski, JG, Benton, AL, and Spreen, O: Word fluency and brain damage. Neuropsychologia 5:135, 1967.
15. Brown, JW and Hécaen, H: Lateralization and language representation. Neurology 26:183, 1976.
16. Caramazza, A: The logic of neuropsychological research and the problem of patient classification in aphasia. Brain Lang 21:9, 1984.
17. Crosson, B: Subcortical Functions in Language and Memory. The Guilford Press, New York, 1992.
18. Cummings, JL and Benson, DF: Dementia: A Clinical Approach. Butterworth & Co, Boston, 1983.
19. Damasio, AR: Aphasia. N Engl J Med 326:531, 1992.
20. Damasio, AR, et al: Aphasia with nonhemorrhagic lesions in the basal ganglia and internal capsule. Arch Neurol 39:15, 1982.
21. Damasio, H and Damasio, AR: The anatomical basis of conduction aphasia. Brain 103:337, 1980.
22. Dejerine, J: Des differentes varietes de cecite verbale. Mémoires de la Société de Biologie 1892, pp 1–30.
23. Geschwind, N: Disconnection syndromes in animals and man. II. Brain 88:585, 1965.
24. Geschwind, N: Current concepts in aphasia. N Engl J Med 284:654, 1971.
25. Geschwind, N and Galaburda, AM: Cerebral Dominance: The Biological Foundations. Harvard University Press, Cambridge, MA, 1984.
26. Geschwind, N, Quadfasel, F, and Segarra, J: Isolation of the speech area. Neuropsychologia 6:327, 1968.
27. Gloning, K: Handedness and aphasia. Neuropsychologia 15:355, 1977.
28. Goodglass, H: Understanding Aphasia. Academic Press, San Diego, 1993.
29. Goodglass, H: Disorders of writing. In Goodglass, H: Understanding Aphasia. Academic Press, San Diego, 1993, pp 172–192.
30. Goodglass, H and Kaplan, E: The Assessment of Aphasia and Related Disorders, ed 2. Lea & Febiger, Philadelphia, 1983.
31. Hécaen, H and de Ajuriaguerra, J: Left Handedness: Manual Superiority and Cerebral Dominance. Grune & Stratton, New York, 1964.
32. Luria, AR: On quasi-aphasia speech disturbances in lesions of the deep structures of the brain. Brain Lang 4:432, 1977.
33. Mendez, MF and Zander, BA: Dementia presenting with aphasia: Clinical characteristics. J Neurol Neurosurg Psychiatry 54:542, 1991.
34. Metter, EJ, et al: Comparison of metabolic rates, language and memory in subcortical aphasias. Brain Lang 19:33, 1983.
35. Metter, EJ, et al: Cerebral glucose metabolism in Wernicke's, Broca's and conduction aphasia. Arch Neurol 46:27, 1989.
36. Mohr, JP: Broca's area and Broca's aphasia. In Whitaker, H and Whitaker, H (eds): Studies in Neurolinguistics, Vol 1, Perspectives in Neurolinguistics and Psycholinguistics. Academic Press, New York, 1976, pp 201–235.
37. Mohr, JP, Watters, WC, and Duncan, AW: Thalamic hemorrhage and aphasia. Brain Lang 2:3, 1975.
38. Naeser, MA, et al: Aphasia with predominantly subcortical lesion sites: Description of three capsular/putaminal aphasia syndromes. Arch Neurol 39:2, 1982.
39. Norman, A and Broman, H: Volume feedback and generalization techniques in shaping speech of an electively mute boy: A case study. Percept Mot Skills 31:463, 1970.
40. Ojemann, G, et al: Cortical language localization in left dominant hemisphere: An electrical stimulation mapping investigation in 117 patients. J Neurosurg 71:316, 1989.
41. Reed, G: Elective mutism in children: A re-appraisal. J Child Psychol Psychiatry 4:99, 1963.

42. Ross, ED: Nonverbal aspects of language. In Brumback, CA (ed): Behavioral Neurology. Neurol Clin 11:9-23, 1993.
43. Rubens, AB and Kertesz, A: The localization of lesions in transcortical aphasias. In Kertesz, A (ed): Localization in Neuropsychology. Academic Press, New York, 1983, pp 245-268.
44. Strub, RL: Mental disorders in brain disease. In Frederiks, JAM (ed): Handbook of Clinical Neurology, Vol 2(46), Neurobehavioral Disorders. Elsevier, Amsterdam, 1985, pp 413-441.
45. Tombaugh, TN and Hubley, AM: The 60-item Boston Naming Test: Norms for cognitively intact adults aged 25 to 80 years. J Clin Exp Neuropsychol 19:922-932, 1997.
46. Vargo, ME and Black, FW: Normative data for the Spreen-Benton Sentence Repetition Test. Cortex 20:585, 1984.
47. Vignolo, LA: Modality specific disorders of written language. In Kertesz, A (ed): Localization in Neuropsychology. Academic Press, New York, 1983, pp 357-369.
48. Wada, J: A new method for the determination of the side of cerebral speech dominance: A preliminary report on the intracarotid injection of sodium amytal in man. Med Biol 14:221, 1949.
49. Welch, LW, et al: Educational and gender normative data for the Boston Naming Test in a group of older adults. Brain Lang 53:260-266, 1996.
50. Willmes, K and Poeck, K: To what extent can aphasic syndromes be localized? Brain 116:1527-1540, 1993.
51. Wilson, RS, Kaszniak, AW, and Fox, JH: Remote memory in senile dementia. Cortex 17:41, 1981.
52. Zangwill, OL: Two cases of crossed aphasia in dextrals. Neuropsychologia 17:167, 1979.

第6章

記憶

　記憶の障害は，器質性行動症候群の患者の最も一般的な認知面の愁訴である．*認知症（痴呆）患者のほとんどすべては，この病気の初期に記憶障害を示す*．認知症（痴呆）では，問題は潜在性に発症し，患者は能力の発揮が困難または不可能になる．患者は，日付の手がかりを喪失したり，仕事の詳細を忘れたり，あるいは自分の日常生活の流れの外で起こる出来事やかかわり合いを思い出せないことが多い．とりわけ，問題の本態が十分に気づかれる以前に，社会的かつ職業的適応に関して破滅的に作用することもある．この記憶障害を認識することにより，臨床医と家族は，個人的破局の危険から患者が免れることを助けることができる．*記憶のテストによく注意すると，標準的な神経学的検査で異常所見に気づかれる以前に，器質性疾患の存在を明らかにしうることが多い*．

　種々の器質性疾患は，タイプの異なった記憶障害を生じる（例：コルサコフ症候群におけるように重篤な記憶障害だけが単独で起こる場合，錯乱状態における不注意や興奮により引き起こされた記憶困難，認知症（痴呆）における全般的認知機能の障害に伴う近時記憶の障害）．これら疾患のそれぞれにおいて，記憶は異なった病態生理学的メカニズムにより障害される．

　すべての記憶困難が，器質性の原因によるわけではない．抑うつで不安な患者は，重大な精神障害を有する他の患者と同様に，見かけ上の記憶困難を呈することがしばしばある．記憶テストの遂行には最大限の患者の協力と努力が必要とされるので，情動障害の患者ではわるい成績を示すことが多い．うつ病を認知症（痴呆）と誤診すること，ないしその逆は重大な診断的誤りであり，不適切な治療が数か月から数年にすら及んで行われることがありうる．精神障

害の患者の記憶障害を解決することは難しい．しかし，完全な神経学的，精神医学的および心理学的評価により，必ずといってよいほど的確な診断を導くことができる．初期のアルツハイマー病のような器質的な問題が抑うつや不安の合併により複雑になっていると，診断にはより大きな努力が必要である．

1 用 語

　記憶は，一個人があとで想起するために情報を蓄えるようにする精神過程に関する一般的な用語である[33]．想起のための時間の長さは，数字の復唱課題におけるように数秒間といった短いものもあり，小児期体験を思い出す時のように多年に及ぶ長さのものもある．

　記憶の過程は3つの段階からなる．第一の段階では，情報は受容され，特異的な感覚様式（例：触覚，聴覚あるいは視覚）により記録される．一度，感覚性入力が受容され記録されると，その情報は一時的に短期記憶（作業記憶）として保持される．第二段階は，より永続的な形で情報を*貯蔵ないし保持*することからなる（長期記憶）．この貯蔵過程は，反復や，すでに貯蔵されている別の情報と連関することにより強化される[25]．貯蔵は能動的な過程であり，練習と予行演習を通じて努力を必要とする[23]．しかし，ある種の情報は生涯を通じて受動的に貯蔵される．この過程は努力せずに獲得されるので*随伴記憶*と呼ばれる．記憶過程の最終段階は，蓄えられた情報の*想起ないしは再生*である．想起は，必要や求めに応じて蓄えられた情報を動員する能動的な過程である（いわゆる*陳述記憶*）．

　全体の記憶過程における各段階は，その前の段階の統合に依存する．その階層性における障害は，いかなるものであっても，記憶の貯蔵あるいは想起を妨げることになる．記憶に関するきちんとした研究は，記憶のそれぞれの側面は，別々の神経生物学的基礎あるいは体系であるだけでなく，それらの組み合わせでもあることを明らかにしてきた．これらのシステムへの影響は患者の特異的疾患により異なるので，それぞれ異なった臨床像を生じる．

　臨床的には，記憶は，刺激の呈示から記憶の再生までの時間的広がりに基づ

いて，3つの基本型に細分される．これらの記憶の基本型を表示するために，"即時"，"近時"，"遠隔"の用語が一般的に使用される．残念ながら，これらの用語は記述的であり，臨床的に用いる場合，その意味するところの時間的広がりは十分には明確にされていない．即時記憶あるいは**即時想起**は，一連の数字の復唱におけるように，数秒の間をおいたのち記憶の足跡を想起することをいう．**短期記憶**という用語も，人によっては数字の復唱のような妨害刺激で想起までの時間が埋められるような課題を記述するために用いられる．

　近時記憶は，日々の出来事（例：現在の日付，受け持ち医の名，朝食で食べた物，あるいは最近の新しい出来事）を思い出すための患者の能力をいう．より厳密にいうなら，近時記憶は，新しい題材を学習したり，分，時間，日の間隔をおいて，その題材を再生したりする能力である．

　遠隔記憶は，教師や昔の級友たちの名前，誕生日，歴史的事実といったような，数年前に生じた出来事や事実の想起に関して伝統的に用いられる．新たな学習（近時記憶）において特異的な欠陥を有する患者では，遠隔記憶は，近時記憶の障害が発症する以前に生じた出来事の想起に関して用いられる．

　健忘は記憶機能の障害に関する全般的用語である．記憶障害の幅広いスペクトラムに対して適用されるが，健忘は重度で比較的独立した記憶障害（例：コルサコフ症候群あるいは外傷後健忘）を有する患者を示すために使用されるのが普通である．脳損傷後に新しい題材を学ぶことができない場合は，**順行（前向）性健忘**と呼ばれる．**逆行（逆向）性健忘**は，脳損傷*以前*に生じた出来事に関する健忘をいう．健忘の期間は時間的に短いものは数秒で，長いものは数年に渡る．頭部外傷で最もよくみられるが，大きな脳損傷によっても生じることがある（例：脳卒中）．健忘は，心因性健忘に関して用いられることもあり，その場合の患者は，ある期間の記憶を締め出してしまう．これらの患者は，近時記憶の障害を呈することはなく，健忘期間中に課題を覚えることができる．さらに健忘期間のあとのテストで，近時記憶の障害を示さない．心理的基盤による記憶喪失は，健忘期間中に生じた出来事に関する記憶の空白あるいは相対的な空白を残す．ときに患者は，情動的には外傷性でなかった健忘期間の一部を思い出すこともあるが，外傷性出来事そのものは思い出せない．

❷ 評　価

　高次脳機能検査では，記憶のそれぞれの側面が，ある程度詳しく判定されなければならない．これにより検者は，記憶障害（何かあれば）の型，記憶喪失の程度，および職業的または社会的役割のなかで機能する患者の能力に対する記憶障害の影響を明らかにすることができる．

　患者は一般に，種々の記憶テストにおいて，疾患の本態に応じてさまざまなレベルの成績を示す（例：コルサコフ症候群の患者は，かなり昔の出来事に関する質問には非常に的確に応答できるが，新しい題材を学習することはできない）．いくつかの異なった記憶テストを使用することも，臨床的に重要である．脳損傷患者は，使用されるテストのタイプによって，またその病変の本態と局在によって，記憶障害の頻度や，本質や程度に差を呈する[2,3,9,17]．

　記憶の正確な判定には，検者により尋ねられた質問が，いずれも患者以外の者からその出所を証明されうることが必要である．たとえば，いつ高校を卒業したかとか，昼食に何を食べたかを患者に質問することは，検者がその患者の答えの正確さを確かめることができなければ，価値の乏しいものである．ただちにわかるような記憶障害を有する患者の多くは，自分の問題を否定したり，作り話による答えを言ったりすることがある．そのような答えは，応答の正確さを証明しえない不慣れな検者には，完全に正しいもののようにみえることがある．患者の社会的過去，生活様式，職業などに関する個人的情報は，患者の家族か友人により立証されねばならない．

　歴史的事実（例：「第二次世界大戦はいつでしたか」とか「クリントン氏の前の大統領はだれでしたか」）は，遠隔記憶および近時記憶のスクリーニングのために一般的に用いられる．そのような情報の知識は，患者の基本的な病前の知能水準，教育および一般的な社会体験と密接に関連するので，歴史的事実を記憶のテストに用いることを考慮するさいには，これらの要因を念頭におく必要がある．いずれにしても，使用するならば，歴史的題材に関する質問は患者の背景に合わせて裁量されなければならない．

最も感度がよく価値のある近時記憶のテストは，患者に新しい題材を学習して時間をおいて想起するよう求めることである．そうした手技の利用により，題材の正誤が立証されないことや社会的背景が不明なことによる危険が，いくつか除外される．新たな学習は，より能動的な記憶過程であり，単に個人的ないし歴史的事実の想起よりも，患者の側により大きな努力を要するものである．

記憶を評価する時には，患者が器質的な記憶障害がなくてもわるい成績を示しうるような，より基本的な過程が数多くあることに注意しなければならない．記憶テストの遂行には注意の持続が必要であるので，記憶障害の病因が何であれ，不注意で注意の散乱する患者は，そうしたテストを最適条件で遂行することはできない．急性錯乱状態にあるか重度の精神障害を有する患者は注意力が障害されていることが多く，記憶テストの成績が低下する．基本的な感覚，運動ないし言語機能の障害も，理解あるいは表現を妨げるので，記憶テストの成績を障害する．聴力欠損，失語症，急性錯乱，精神病，不安，抑うつあるいは粗大な注意障害の患者による記憶成績の不良は，これらの過程単独により生じる障害を反映するものなので，基盤に記憶障害が存在する徴候として解釈してはならない．*価値のある記憶テストは，患者が十分に注意力を有し，検者と接触し協力できること，言語の理解または表現を妨げるような障害のないことを前提とする．* 何らかの失語の徴候は，より重大な失語症のわずかな後遺症の影響（例：脳卒中後）であろうと，検査で気づかれた軽度な障害であろうと，短期および長期言語記憶を妨げる[38]．こうした患者で言語性記憶障害を解釈するさいにはきわめて注意することに慣れる必要がある．

記憶は臨床的にも社会的にも重要であるので，われわれは数多くの記憶テストを選び，検者が種々の記憶過程を判定することができるようにした．多くの患者は記憶をテストされると心配になるので，課題はゆっくりと呈示し，できるだけ落ち着けて不安にならないようなやり方が大切である．

1）即時想起（短期記憶）

即時想起は通常，数字の復唱課題でテストされる．このことは第4章で詳し

く触れたので，ここでは繰り返さない．数字の逆唱は一部の研究者により，言語性記憶の判定に用いられてきたが，これは記憶に加えて，いくつかの神経心理学的過程を必要とする高度に複雑な課題である[4]．脳機能の全般的スクリーニング検査としては有用であるが，それは単独では記憶のテストと考えるべきではない．

2）見当識（近時記憶）

人（だれですか），時（日付），場所（どこに居ますか）に関する患者の見当識は，大切な予備情報なので，記憶機能の検査では早期に評価されねばならない．

*場所と時に関する見当識は，これらの連続的に変化する事実を覚える能力をテストすることになるので，近時記憶の実質的な測定法である．*患者に十分な見当識がなければ，これだけでも，かなりの近時記憶障害が示唆される．

指　示：患者には，以下の質問を順に尋ねるようにする．質問は，必要に応じて明確にするため表現を変えてもよい．これらの項目ができなければ，患者に正しい答えを教えて，それを復唱させ，数分後に，その答えを想い出させる．このレベルでの誤りは著しい学習障害を証明するものであり，以下の記憶課題での成績が劣ることを予想させる．

テスト項目

1. 人　物		
	a. 名　前	あなたの名前は何といいますか．
	b. 年　齢	年はいくつですか．
	c. 誕生日	誕生日はいつですか（日，月，年）．
2. 場　所		
	a. 所　在	私達の，今，居る所はどこですか．
		この場所の名前は何と言いますか．
		いま居るのは，どういう所ですか．
		今日，やって来たのは何階ですか．
	b. 都市所在	いま居るのは，何という都市ですか．
		州は？　郡は？
	c. 住　所	あなたの家の住所はどこですか．

3. 時
- a. 日　付　　　今日は何日ですか（年，月，日）．
- b. 曜　日　　　今日は何曜日ですか．
- c. 時　刻　　　ちょうど今は何時ですか．
- d. 季　節　　　今の季節は何ですか．

採　点：普通の人はこのテストを完全にこなすが，人によっては時の見当識に関して若干の得点低下がみられる[29]．時々普通の人が間違える唯一の項目は日付の正確さであり，めったに間違えることがないのは曜日である．成績は教育レベルと相関する．普通の大学卒では正確な日付か曜日を忘れる場合には通常1日だけのずれであるが，高等教育を受けていない普通の人では，2日から時には3日もずれることがある[22]．普通の教育を受けていない人は少数だが（7.7％），月を間違えることもある．

3) 遠隔記憶

ここに含まれるような遠隔記憶テストは，個人的および歴史的な内容の出来事を想起する能力を評価する．前にも強調したように，個人的な出来事は，患者以外の信頼しうる筋から立証されなければならないので，歴史的情報に関する想起の成績は，患者の病前の知能，教育および社会体験に照らして解釈されなければならない．

テスト項目

1. 個人的情報
- a. あなたの生まれはどこですか．
- b. 学校について　　どこの学校へ行きましたか．
  　　　　　　　　　学校へ入学したのはいつですか．
  　　　　　　　　　あなたの学校はどこにありますか．
- c. 職業歴　　　　　何の仕事をしていますか．
  　　　　　　　　　どこで働いていましたか．
  　　　　　　　　　それらの場所で働いていたのはいつですか．
- d. 家族について　　奥さん（子ども）の名前は，何といいますか．
  　　　　　　　　　奥さん（子ども）の年は，いくつですか．
  　　　　　　　　　あなたのお母さんの旧姓は，何といいましたか．

採　点：個人的情報項目は，普通の患者でも，軽度の非特異的脳損傷を有する患者でも，ほぼ同程度の正答が得られる．成績不良は病的であるが，このテストではグループ間の鑑別を有効に行うことはできない[29]．

テスト項目と採点

歴史的事実：

患者に，患者が物心ついてからの大統領の名を4人尋ねる．普通の患者は，苦もなくこの課題をやり遂げることができるはずである．もう少し難しい課題として，アルツハイマー病の患者が非常によく間違えるものは，現在の大統領から始めて最近の大統領の名を4～5人正確に逆の順序で言わせることである．

患者に，合衆国が直接巻き込まれた最近の戦争の名前を尋ねる．本書を執筆している時点では，正解はイラク戦争（砂漠の嵐）であろう．高齢患者では，ベトナム戦争か朝鮮戦争か第二次世界大戦の名をあげることがある．これらのひとつを答えた場合には，その患者にはイラク戦争について何か思い出すように尋ねる．この重大な出来事について何ら記憶がないならば，記憶に障害があると解釈する．

4）新たな学習能力

*この項では，新しい題材を能動的に学習する（新しい記憶を獲得するための）患者の能力を判定する．正しく行われるには，全体の記憶系の統合を必要とする．*すなわち，最初の感覚入力の認識と記録，その情報の保持と貯蔵，および貯蔵された情報の想起ないしは再生である．これらの段階のどこで妨害されても，臨床的関連のある新たな学習能力は障害される．患者が特定の課題をいかに誤るかを注意深く臨床的に検査すると，障害過程の本態に関する貴重な情報が得られることがしばしばある．記憶障害のある患者，とくにアルツハイマー病の患者では，この広範囲の記憶テスト中にかなり打ち負かされてしまうことがある．以前に提示された項目が，その後の項目を覚えることを抑制したり混乱させたりする（順行性干渉）．こうした状況では，患者は後のテストで前のテストに対する答えを示すことが多い．これらの妨害誤謬は，多くの器質症

候群，とくに認知症（痴呆）の特徴である．

(1) 4個の無関連語

指　示：「これから4つの単語を言いますから，よく覚えておいてください．2〜3分したら，これらの単語を思い出すよう質問します」と患者に話す．まず患者が聴いていて理解し，4つの単語を記憶したかを確認するため，その単語を呈示後に復唱させる．直後に復唱するさいに誤りを呈するようであれば，訂正する．高齢患者（75歳以上）ではこの単語を覚えるのに数回試みることの必要な場合があるが，これらの単語を正確に復唱するために4〜5回試行せねばならない場合には，通常，有意な記憶障害を予想させる．暗に頭のなかで練習している可能性を除くために，単語の呈示と想起の間に干渉を設けなければならない．したがって，検者は遠隔記憶または見当識の検査の前に4つの単語を呈示してもよい．5分後に，その4つの単語を想起するよう命じる．記憶の持続に関する情報は，10分後と30分後にその単語を想起するよう命じることにより得ることができる．つぎの単語は，その語義および音素面で多様であることから選別されてきたものである．混じり合いと結果的な混乱を生じうるので，ひとりの当該患者には単語セットをひとつだけ使用する必要がある．

テスト項目

1. 褐色 brown　　　　1. 扇風機 fun　　　　1. ぶどう grape
2. 正直 honesty　　　2. にんじん carrot　　2. 靴下 stocking
3. チューリップ tulip　3. 足首 ankle　　　　3. 幸福 happiness
4. 点眼容器 eyedropper　4. 忠誠 loyalty　　　4. 歯ブラシ toothbrush

患者がある単語を思い出せない時には，口頭言語の手がかりを使用して記憶の貯蔵の指標を入手しうることがしばしばある．これらに含まれるものには，指定されたもののカテゴリーに関連する語義的手がかり（例：「ひとつの言葉は色でした」），その単語の音節成分を使用する手がかり（例：“Hon……［honesty］”），および文脈上の手がかり（例：「ある花」）がある．もし患者が単語を自発的に想起したり，手がかりから単語を想起したりすることができないなら，患者が一連の単語から正しい単語を認識するかどうかを質問することに頼ることもある（例：「その色は，赤，緑，褐色，黄色のどれでしたか」）．これ

で自発的想起より認識が有意に良好であるならば，記憶障害は記憶の獲得や貯蔵の障害によるよりは，検索想起の障害によるものであることが多い．自由想起では記憶が不良だが，認識テストで良好な記憶を示すことは**暗黙記憶 implicit memory** と呼ばれる．

　採　点：60歳以下の普通の患者であれば，10分間おいたあとに3～4個の単語を正確に想起できるはずである[29]．しかし，このテストでは正常集団でもかなりのバラツキがある（標準偏差0.8語）ので，低得点（例：2/4）の臨床的解釈は，患者の病歴と検査全体での成績に照らして解釈されねばならない．**表6-1**に示したように，60歳以上の正常者におけるこのテストの成績は加齢による低下がみられる．80歳代の人では5分後に保持される単語は平均してわずか4語中2語であり，相当なバラツキがある．正しい単語を思い出した場合には，10分後，30分後の彼らの成績も改善する．一方，認知症（痴呆）患者は，その後の試行での改善はみられない傾向がある．

(2) 即時想起のための物語

　指　示：患者に向かって，つぎのように言う．「これから短い記事を読みます．私が読み終えたら，読んだことのすべてをあなたに話してもらいますから，よく聴いてください」．高齢患者では，この物語をもっとゆっくり読んで情報の処理に十分な時間を与えるようにする．物語を読んだあとで，「さあ，記事について，思い出せることをすべて話してください．この記事の最初から始めて，出来事をすべて話してください」と言う．物語の細かい区切りを斜線（/）で示してある．患者がその物語を想起するさいに，想起された概念の数を示すこと．即時想起の良好な患者では，30分後にもう一度想起するように命じると役に立つことがある．これは，短期の言語性想起を判定するために感度のよい方法である．

テスト項目

　ロジャー家の人々が/4人の子どもたちを/ワゴン車に/詰め込んで，/休暇で/出掛けたのは/7月のことだった．

　年に一度のことで/ガルフショアの/海岸へ/旅行をしていた．/この年は/ニューオーリンズの/水族館で/特別に/1日/立ち寄っていた．

第6章 記憶 103

長い1日のドライブののちに/モーテルに/着いたとき，/興奮していて/双子と/スーツケースを/前庭に/置き忘れてきたことに/気づいた．
(It was July/and/the Rogers/had packed up/their four children/in the station wagon/and were off/on vacation.
They were taking/their yearly trip/to the beach/at Galf Shores. /This year/they were making/a special/one-day stop/at the Aquarium/in New Orleans.
After a long day's drive/they arrived/at the motel/only to discover/that in their excitement/they had left/the twins/and their suitcases/in the front yard.)

　採　点：この物語は，26の比較的独立した概念ないし情報の項目を含む．われわれの経験では，70歳以下の平均的な患者は，即時想起で，少なくともこれらの項目のうち10個を答えられるはずである．70歳代での平均得点は8.2に低下し，80歳代では7.6に低下する．高齢者は聴覚的処理が遅くなっていて，若い人に比べて1回の呈示で貯蔵できる情報量は少なくなっている．知的障害のない患者で，年齢別データで示されているものより成績の的確性が乏しい場合は，言語性想起能力の障害が示唆される．物語の想起は，正常者とアルツハイマー患者，さらには脳損傷群と知能指数の低い正常患者群をも有意に判別する（表6-1，**表6-2**）．

表6-1　近時記憶成績*

	正常者（年齢群）					アルツハイマー病患者(ステージ)			
	40〜49	50〜59	60〜69	70〜79	80〜89	I	II	III	IV
4単語									
5分	3.1(0.9)	2.9(1.3)	2.0(1.0)	1.8(0.8)	2.1(1.4)	1.6(1.2)	0.4(0.7)	0(0.1)	0
10分	3.7(0.7)	3.5(0.8)	3.0(1.0)	2.6(0.9)	2.7(1.4)	1.9(1.4)	0.7(1.0)	0.1(0.4)	0
30分	3.7(0.7)	4.0(0.0)	3.5(0.7)	3.1(1.2)	2.9(1.1)	1.8(1.4)	0.6(1.0)	0.1(0.3)	0
物語	10.1(2.8)	11.1(1.9)	9.7(2.6)	8.2(3.3)	7.6(2.8)	5.5(2.3)	2.8(2.0)	0.6(1.0)	0
5品目	4.6(0.6)	4.7(0.6)	4.2(0.8)	3.9(1.0)	3.8(1.6)	2.3(1.7)	1.1(1.3)	0.2(0.5)	0
関連対語学習(両方試行)									
簡単	3.8(0.4)	3.8(0.6)	3.6(0.7)	3.1(1.2)	3.6(0.7)	3.2(0.7)	2.4(0.9)	0.8(1.1)	0
困難	3.3(1.0)	3.2(0.7)	2.6(1.3)	2.1(1.0)	2.3(1.0)	1.7(0.9)	0.9(1.0)	0.1(0.4)	0

＊平均値と標準偏差，n=100．

表6-2 記憶テストの統計比較

変数	脳損傷群平均	低IQ正常群平均	F
合計得点	33.4	50.0	28.0***
数字復唱	4.2	4.8	1.9
覚識誤謬	10.2	0.2	5.5**
見当識	8.7	10.6	13.3***
人　物	2.6	3.0	7.5***
場　所	2.7	3.0	3.4*
時　間	3.4	4.6	8.4***
遠隔記憶			
個人情報	3.4	3.9	3.1
歴史的事実	1.3	1.5	3.2
4単語―10分	1.9	3.6	15.1***
4単語―30分	1.8	3.9	20.4***
視覚性記憶			
隠された品物の発見(4)	1.3	3.7	10.8***
隠された品物の呼称	1.0	0.2	3.1
関連対語学習			
簡　単	2.1	3.0	12.6***
困　難	1.4	3.0	9.7***
合　計	3.5	6.0	15.6***

* $p<.05$, ** $p<.01$, *** $p<.001$.

(3) 視覚性記憶（隠された品物）

　視覚性記憶のテストは，すべての患者で行われるべきであるが，とりわけ失語症患者の記憶を評価するのに有用である．これは病歴からすでに相当の記憶障害が示唆されている患者に，言語能力の低下した患者に，あるいは教育歴を欠く患者に使用するにも良好で負担の少ないテストである．

　指　示：検者の使用する5品目は，患者の視界からただちに隠せるようなもので，小さくて誰にでも認識できるものであれば，何でもよい．われわれは通常，ペン，櫛，鍵，硬貨，フォークなどの品物を用いてきた．5品目を用いることで，大半の患者にとって妥当な時間的間隔が得られる．品物は，患者がみている間に隠す．それぞれ隠す時に品物の名を言い，どの品物がどの辺に隠されたかを患者が気づいていることを確かめる．品物を隠したのちに，検者は患者に基本的な質問をしたり，一般的会話を交わしたりして，別の高次脳機能検査の課題を施行することにより，5分間，妨害刺激を加える必要がある．この

間隔をおいて，隠された品物を，それぞれ名前を言って，その場所を示すように命ずる．患者が，どれかの品物の場所を想起できない場合，隠された品物の名を言うように命じる．

採　点：60歳以下の平均的患者は，5分間の時間をおいて隠された品物を4～5個（4.6±0.6），苦もなく発見できるはずである．高齢患者（70～90歳）はあまりよくない（3.8±1.3）．成績が十分でない場合（3個以下）は，視覚性記憶の障害が示唆される．失語症患者はその品物を発見し，使い方を示すことができるはずであるが，名を言うことができない場合がある．

(4) 関連対語の学習

関連対語学習（PAL）は，標準的な記憶テストバッテリーでよく用いられ，これも新たな学習能力の測定法として，優れて感度の高いものである．

指　示：患者に「これから一連の単語を一度に2つずつ読みます．対になる単語を思い出してもらうようにしますので，注意深く聴いてください．たとえば，その単語が'大きい'—'小さい'であったなら，私が'大きい'という単語を言ったあとで，あなたは'小さい'という単語を言うようにしてください」と話す．患者がやり方についてわかったなら，つぎのように続ける．「では，単語を読みますので，よく聴いてください」．最初の提示を，一対各2秒ごとの速さで読む．最初の提示を読んだら，第一の想起表を用いて想起をテストする．対語の最初の単語を言って，答えるまで5秒間は許す．もし患者が正しい答えを言えるなら，「正しいです」と言って，つぎの対語に進む．患者が正しくない答えをいうなら，「いいえ」と言って，正しい対語を示してつぎの対語に進む．

第一の想起が終わったら，10秒間の間隔をおいて第二の提示表を用いて，前と同じように進める．

テスト項目

呈示一覧表	
〈第一呈示〉	〈第二呈示〉
天気―箱	家―収入
高い―低い	天気―箱
家―収入	本―頁
本―頁	高い―低い

想起一覧表	
〈第一想起〉	〈第二想起〉
家―	本―
高い―	家―
天気―	高い―
本―	天気―

採　点：70歳未満の普通の患者は，2つの"簡単な"対語（高い―低い，本―頁）を想起し，少なくとも"困難な"組み合わせのひとつを最初の想起試行で想起することが期待され，第2試行では対語のすべてを想起することが期待される．70歳以上の患者では，あまり成績がよくない[26]．患者のなかには，きわめて自然な関連を有する対語を学習することはできても，そうした関連のない対語は学習できない者がある．この解離は，語義的手がかりへの依存性と，すでに貯蔵されている記憶と連合しえない新しい題材を学習することができないことを表す．PALの総合得点は言語性学習に関する最もよい方法である．

混合性脳損傷群とIQ 80未満の普通の患者のそれぞれ25例の間で，これらの記憶テストについて統計学的に比較した結果を表6-2に示した．年齢と教育における差を対応させたものである[29]．

3 臨床的解釈

記憶過程のいくつかの側面は，ある神経解剖学的構造ないしはニューロン系と関連する．病理学的研究により，長期間の貯蔵や最近の情報の再生に辺縁系

構造がかかわることが，かなり明らかにされてきた[7,21,26,36]．しかしながら即時想起と遠隔記憶に必要な部位は，それほどには確立されていない．すべての記憶の足跡は，視覚性にしろ，言語性にしろ，触覚にしろ，ほとんど新皮質に蓄えられるようにみえるが，全体の記憶過程（記録，貯蔵，再生）に必要な皮質下構造はたくさんある．異なる皮質ないし皮質下機構の損傷あるいは破綻は，さまざまなパターンの機能障害を生じる．

1）即時想起

　*数字の即時想起は，情報の長期間の貯蔵を何ら必要としない過程であるが，初期記録，短時間の保持，および口頭復唱を必要とする．この全体過程は，シルビウス溝周囲の言語皮質により遂行されるようである．*このことは，超皮質性失語症の患者で認められてきた[13]．これらの短期記憶が，言語系のなかで維持されるという確かな機序は不明である．反響性回路が確立されているのかもしれないし，皮質性残像のパターンが存在するのかもしれない．何か変化が生じるとしても，長く持続することはない．

　有効な短期記憶は，受動的な過程ではなく，いくつかの要因が成績向上に役立つ．数字系列の課題は，能動的な精神性の予行演習が起こるなら，もっと上手に遂行される．また，患者が能動的に数字を2ないし3組に群別すると，成績は改善するであろう．すべての記憶の過程において3番目に，また常に非常に重要な要素は，新しい題材とすでに貯蔵されている情報とのつながりである．たとえば，昔の電話番号か住所に似ている数字系列は，まったく独自の無作為系列よりもはるかに容易に想起されるであろう．短期記憶（即時想起）は，元の刺激を記録し，想起し，引き出すために必要な皮質の感覚，運動，および統合領域の明確な特性である．*それは，長期間の貯蔵や永久的記憶形成のために必要とされる辺縁系を必要としない．*

　これらの基本的な感覚または運動領域の損傷ないし離断が存在すると，短期記憶は障害されることになる．数字の復唱では，言語系が必須であるので，軽度の失語症があっても（超皮質性失語症を除いて）即時記憶機能の障害を生じうる．この復唱障害は，とりわけ伝導失語で目立つものである[35]．伝導失語に

おける基本的障害は，復唱できないことである．この復唱障害が言語の障害か短期記憶の障害かは未解決の問題であり，実際には語義論の問題になるのかもしれない．

短期記憶の障害に関する最も一般的な原因は，おそらく注意の障害である[30]．患者の注意が刺激の呈示中にほかにそれていると，その情報は不完全に記録されることであろう．同様に，復唱段階や休止時に不注意であると，記憶の痕跡は薄れるであろう．不注意は，錯乱状態や認知症（痴呆）におけるように器質性であったり，不安やうつ病におけるように機能性であったりもする．

認知症（痴呆）患者は，いくつかの理由から即時記憶が困難である．そうした患者はしばしば不注意であり，基本的な言語やその他の感覚運動統合系を障害する皮質の萎縮があったり，全般的な知能荒廃があったりする[39]．

2）近時記憶（最近の記憶）

一般的に新しい資料を貯蔵し再生する能力（近時記憶，新たな学習，物覚え）は，記銘，保持および短期貯蔵が維持されていることを前提とする．その題材がなじみのものであり，長期貯蔵されている情報と関連しうるものであれば，その過程は容易であり，短期貯蔵にあまり依存しない[25]．

ある辺縁系構造が，記憶の貯蔵や再生を確実にするために必要とされる．内側側頭葉，乳頭体および視床の背内側核は，言語性および非言語性記憶の両者を貯蔵し再生するさいに必須の皮質下連鎖である[7,26,36]．記憶障害の程度はこのシステム内の損傷の広がりと関係する．両側側頭葉損傷，海馬の損傷があると，記憶障害を生じるのに十分である．海馬支脚と海馬傍回と臭内皮質に損傷があっても記憶障害は深刻になる[40]．実質的な記憶は，おそらくこれらの部位に蓄えられるのではなくて，辺縁系は皮質から記憶を取り出したり蓄えたりする装置として作用するように思われる．前頭葉損傷（眼窩皮質を一次性に障害する）も近時記憶を障害することがあり，この状況が最も一般的にみられるのは前交通動脈動脈瘤の破裂後である．

これらの皮質下構造が破壊されるか，重度に損傷されると，決まって患者は新たな題材を学習できなくなったり（順行性健忘），最近の過去からの記憶を

再生しえなくなったりする（逆行性健忘）．これらの患者は文字どおり，ある時に束縛されてしまっており，その時以降の出来事の経過を記録できない．これらの辺縁系構造が独立して損傷される場合（すなわち，辺縁系以外には損傷がまったくない），患者は，著しい器質的健忘症状を呈する．この状態は臨床的に，つぎの所見により特徴づけられる．①重度の順行（前向）性健忘，②中等度から重度の逆行（逆向）性健忘で，数年前まで拡大することがある，および通常は，③急性期における作り話，である．この重篤な記憶障害にもかかわらず，このような患者は，数字の復唱や，その他の類似のテストで判定されるような即時記憶は，驚くほど維持されている．これらの患者は，病前の知能水準に変化を呈することもない．彼らは，筋の通った知的な会話を交わし，最近の出来事が論じられる時にのみ異常にみえる．これらの患者は日付，場所，最近の出来事を思い出せないので，錯乱しているようにみえる．

　この劇的な器質性健忘状態は，両側側頭葉切除，単純ヘルペス脳炎，および両側性海馬梗塞に付随してみられてきた．これらの症例では，海馬は両側性に完全に破壊されていた．同様の記憶障害は，臨床的にはコルサコフ症候群にみられ（慢性アルコール中毒や重度の栄養不良にみられるビタミン B_1 欠乏症候群），乳頭体と視床背内側核に対する両側性破壊が存在する．コルサコフ患者は，記憶困難の発症にさいして必ずというわけではないが，急性脳症（ウェルニッケ脳症）を呈することが多い．視床背内側部の血管性ないし外傷性病変も，重度の器質性健忘を生じる[16,31,34]．コルサコフ症候群の患者は暗黙記憶は良好である．すなわち，患者は記憶から想起したり検索したりすることではなく，以前に提示された項目を見たことがあるか否かは，認識することができる．この暗黙記憶は厳密に皮質の過程であり，記憶の痕跡は患者が意識しないでも貯蔵される[10,27]．

　アルツハイマー認知症（痴呆）では，患者は新たな学習の障害も呈する．この障害は，海馬とマイネルト基底核の細胞が次第に変性することが部分的に関与するものである．しかし，萎縮性認知症（痴呆）の記憶障害は器質性健忘よりもさらに複雑で，遠隔記憶に関する項で，さらに詳しく論じる．

　専門外の人にとって最もなじみ深い健忘は，頭部損傷後に生じる記憶喪失で

ある．中等度ないし重度の閉鎖性頭部損傷の患者は，必ずといってよいほど，損傷直前に関する逆行（逆向）性健忘をある程度生じ，通常，外傷後に新たな題材の一過性学習困難を有する（順行性健忘）．頭部外傷では，側頭葉が中頭蓋窩の骨境界に対して振盪されるのが一般的である．この外傷により海馬機能の生理学的混乱を生じ，順次，記憶の貯蔵と再生が障害される．外傷後健忘は通常可逆性であるが，重度の側頭葉損傷例では記憶喪失が永続することがある．ボクサーにみられるような振盪を繰り返すと，徐々にではあるが永続的記憶障害を生じることがある．急性頭部損傷でみられる健忘の興味深い特徴は，逆行（逆向）性健忘の期間が，意識回復後，日を追って短くなることである．初めは，患者は事故以前の数年間に生じた出来事を想起しえないことがある．数日以内に，事故直前数分間を除いて，すべてを思い出すようになることもある．この縮小していく逆行（逆向）性健忘は，その損傷が記憶を貯蔵から排除するのではなく，単に一時的に再生不能にするだけであることを証明するものである[1,18]．何例かの興味深い外傷例では，逆行（逆向）性健忘が重症で，順行（前向）性健忘が消失した後でも持続する[19]．こうした症例は，近時記憶のさまざまな側面に関して神経解剖学的に下位システムが存在することを意味する．

　臨床的に，種々の型の器質性健忘における記憶障害は類似している（すなわち，患者は最近の情報を思い出せない）．しかし，実験的課題では，視床および乳頭体に損傷のあるコルサコフ症候群の患者が，呈示されたかなりの量の題材を実際には覚えていたが，これに気づかないことが示されている（記憶は暗黙的に内在するが明示されない）．障害は，貯蔵過程にあるのではなく，むしろ情報が呈示されたことを想起したり，実感したりすることにある．海馬と側頭葉損傷を有する患者では，貯蔵と想起再生の両方が障害される．すでに述べたように，コルサコフ患者の皮質が記憶に関するエングラムを貯蔵していたという事実は，臨床的には患者の役に立たない．というのは，患者は記憶が貯蔵されていることを実感せず，その情報を再生して使用することもできないからである[37]．

　一過性全健忘は器質性記憶障害のもう1つのタイプである[15]．この症候群はおそらく，後大脳動脈領域の灌流減少による両側側頭葉内側部の一過性虚血に

からむものである[14,20]．SPECT（single photon emission computerized tomography）による灌流スキャンで，この両側性あるいは一側性の左側頭葉灌流低下が明らかにされることがよくある．この症候群は，急性だが一時的な健忘を伴う錯乱状態で特徴づけられる．患者は時と場所の見当識が障害され，新たな学習能力に重大な欠陥を呈する．幸いなことに，一般に回復は数時間ないし数日のうちに生じ，患者はその出来事そのものの期間についてのみ永続的な健忘を残す．しかしながら，患者によっては永続的記憶障害が認められ，両側海馬梗塞が明らかにされることがある[8]．つぎの症例は，この症候群の要素的な特徴のいくつかを示している．

> JL博士は頑健な68歳の教育者で，教師の会合で話をしていた．話の途中で，彼は突然中断し，茫然自失となり，ここはどこかと尋ね始めた．彼は繰り返し「私はいま，何をしているのだろう」，そして「ここはどこだ」と口にした．最初の神経学的検査では，彼は心をとり乱し，非常に錯乱していた．彼は十分に注意を向けることができず，新しい題材を学習することができなかった．彼はニューオーリンズに来ていることを思い出せなかったが，その会合に出席する予定になっていることは知っていた．1日後，彼の精神機能は基本的には正常であった．ただし，健忘の事件の当日とその前日に関しては記憶がなかった．

これまでのところで論じた状態のすべては，辺縁系構造に局在する両側性病変により生じたものであった．*両側性の病変が重大な記憶障害を呈するために必要なことは真実であるが，一側性の病変により特異的な記憶機能を多少喪失することもある．*一側性の優位側頭葉切除患者は言語性学習の比較的低下を示し，一方，一側性の劣位側頭葉切除患者は視覚性記憶の低下を呈する[21]．この障害の鑑別パターンは，一側性皮質下病変においてもみられる[32]．

特異的な辺縁系損傷以外にも種々の要因が新しい題材の貯蔵や再生を妨げることがあり，これらのいくつかは前の項で論じたが，ここで付け加えて述べる価値がある．不注意は，どんな患者でも，新しい題材を正確に貯蔵することを妨げる．有効な記憶の貯蔵には，短期的記録と貯蔵のための情報に対する綿密

な注意を必要とするので，不注意な患者の記憶テストの結果は注意深く解釈されねばならない．失語患者も，言語性学習課題に関しては，どんなものでも著しく不利である．言語性の題材を正しく理解したり復唱したりできなければ，その題材を用いて記憶能力を判断することは意味がない．失語患者では，非言語性の記憶課題が記憶を有効に判定するために必要である．記憶テスト成績と知能は直接関連するので，記憶テストの結果を解釈するさいには，患者の病前の知能水準を考慮する必要がある．テストにさいして基礎的な感覚能力（すなわち，聴覚と視覚）の障害がときに見過ごされるが，それぞれの特異的様式で記憶がテストされるためには感覚系が十分でなければならないことは明らかである．

ある種の内服薬でも実際の記憶障害を生じることがよく知られている．向精神薬，β遮断薬（例：プロプラノロール），抗痙攣薬，プレドニン，その他数多くの内服薬や毒物（例：アルコールや街頭薬・麻薬）で気づかれてきた．

患者の情動状態も，有意に新たな学習能力を障害することがある．非常に不安な患者は，不注意と惑乱により誤りをおかすであろう．抑うつ患者は，呈示された題材を覚え込むのに必要な努力を奮い起こすことができないので，記憶テストではわるい成績を示す．

抑うつ患者は，陽性の，あるいは楽しい出来事や観念よりも，陰気な，あるいは悲しいことを，より確実に思い出す傾向もある[5]．明らかなうつ病では，動機づけや学習の低下が純粋に心理的機序よりもより多くかかわる．大うつ病（定型うつ病）で想定される基盤にある生化学的障害が，いろいろなレベルでニューロンの機能にわるい作用を及ぼすことは確実である[11]．

記憶テストに関する成績不良は，うつ病を認知症（痴呆）と誤診することになる要因として，単独のものではおそらく最も重要である[24]．したがって，精神運動退行および記憶障害を有する患者では，評価の過程を通じて，うつ病の診断について考慮し，注意深く追求する必要がある．

3) 遠隔記憶

記憶が数年間にわたって個人の蓄えとして保持されてきた時，それは遠隔，

すなわち古い記憶と考えることができる．*古い記憶は，しかるべき連合皮質（例：言語性素材のための言語皮質）に蓄えられる．* 近時記憶とは対照的に，*遠隔記憶は貯蔵からの再生に辺縁系を必要としない．* コルサコフ症候群あるいは両側側頭葉切除の患者は，数年前に起こった個人的な出来事や歴史的事件（遠隔記憶）を正確に述べることができる．しかしながら，その日の朝食に何を食べたか（近時記憶）は思い出すことができない[28]．明らかにこれまでには説明されていない機序が存在して，それにより記憶は最終的には十分に確立されたものとなり，皮質下辺縁系の構造の助けがなくとも想起されうるようになるのである．これらの遠隔記憶は，皮質性貯蔵領域そのものに対する損傷によってのみ失われうる．*この遠隔，すなわち，古い記憶の喪失は，萎縮性認知症（痴呆）の患者（アルツハイマー病，ピック病），あるいは皮質の領域を広範囲に損傷するものであれば，いかなる疾患でも認められる．*認知症（痴呆）患者の記憶障害は複雑であり，そうした患者は基礎的な感覚性連合皮質（例：言語性記憶のための言語皮質）の萎縮のための短期記憶が困難であり，マイネルトの基底核と海馬系細胞の変性のため最近の記憶の獲得が妨げられており，さらには広範囲の皮質性萎縮のために遠隔記憶の欠損がある．

4）機能性記憶障害

記憶障害のすべてが器質性要因によるとは限らないので，記憶の機能性障害についての知識が重要である．記憶の遂行が不安や抑うつにより二次的に妨害されうることは，すでに述べた．しかしながら，*記憶障害が中心症状であるような精神科的状態がいくつかある．第一に，かつ最も一般的なものは解離状態で，今日では心因性健忘と呼ばれるものである．* これは，本や映画で通俗化されてきた古典的健忘症である．このような患者は自分自身に関する記憶を完全に喪失し，新天地に旅をしていたり（遁走，心理的遁走状態，あるいは解離性健忘），あるいは数分間，数時間ないし数日間，日常的な正常生活を遂行していながら，後になって，この期間に起きたことをまったく何ひとつ思い出せないことに気づくようになる（解離状態，あるいは部分的健忘）．解離ないし遁走（亡失）状態に陥っている間は，患者は一過性全健忘の患者のような錯乱

した振る舞いを示すことはなく，器質性健忘の患者とも違って，新しい題材を学習することはできる．*テストで新しい題材を学習しえない器質性健忘を，"記憶消滅"を体験した心因性健忘から鑑別することは困難でないはずである*．4個の無関連語課題か，関連対語を用いる短いテストで十分なはずである．

そのほかにも，奇妙な仮性記憶障害としてガンサー症候群，すなわち近似的な回答を示す症候群がある．これらの患者は，すべての質問に対して型のとおり近似的な回答を示す．たとえば，今日は火曜日（本当は水曜日），今月は3月（本当は4月）とか2+2は5というようなものである．患者の答えはいつでも正解に近いものであるので，質問事項に関する知識について答えで示しているよりはもっと多くをもっていることは明らかである．近似回答が最も特徴的症状ではあるが，ガンサーの原著にある患者は全例で意識が混濁し，幻覚があり，身体的転換症状を示していた[12]．このまれな症候群は囚人で記載されたのが最初であるが，囚人のなかにのみ認められるものではない．原則的に，子どもではみられない．その病因は不明であるが，統合失調症ないし脳疾患を基礎に有する患者に認められることがある．その精神症状の所見の本質と矛盾は，ヒステリーか仮病の特徴的成分であることを強く示唆する．ほとんどの患者は，法的に，発狂したり，禁治産者であったり，認知障害があるようにみえた方が都合のよい動機づけとなる理由を多少なりとも有している．

ときに見せかけの記憶喪失は，仮病における意識的で動機づけのある症状である．そのほかに，偽りの神経症状か精神科的症状を伴うことが多いが，単独で認められることもある．われわれがみてきた患者は通常，仮病であるための非常に特異的で十分に理解できる理由を有する（われわれの経験では，禁治産者の理由で訴訟を免れるためか，軽度の頭部損傷で補償を得るためである）．診察時には，これらの患者は近似回答か，非常に奇怪な答を示すことが多い．その記憶障害は，すべての記憶テストでは出来がわるいのに，先週末に行われたフットボールの点数を思い出すといったように常に矛盾している．また，遠隔記憶喪失に関してまだら状に訴えると同時に，自分自身の名は思い出せないと訴える．

4 まとめ

　一般に，記憶は階層性過程であり，情報はまず基本的感覚性皮質領域で登録記銘され，次いで新たな学習を生じるために辺縁系を介する過程を経なければならない．最後に，その題材は，しかるべき連合皮質で永続的に確保される．この時点で，辺縁系性の再生は想起過程ではもはや必要とされない．即時想起系は，一次性感覚ないし運動皮質の損傷により，あるいは注意の障害により障害される．学習は，海馬ないし視床の背内側核に対する損傷により妨げられる．昔の古い遠隔記憶は，辺縁系損傷には抵抗性であるが，広範囲の皮質性損傷が生じると失われる．記憶の種々の側面を注意深くテストすることにより，臨床的および解剖学的診断の両方を導くことのできることが多い．

●参考文献

1. Benson, DF and Geschwind, N: Shrinking retrograde amnesia. J Neurol Neurosurg Psychiatry 30:539, 1967.
2. Benton, A and Spreen, O: Visual memory test performance in mentally deficient and brain-damaged patients. American Journal of Mental Deficiency 68:630, 1964.
3. Bisiach, E and Faglioni, P: Recognition of random shapes by patients with unilateral lesions as a function of complexity, association value, and delay. Cortex 10:101, 1974.
4. Black, FW and Strub, RL: Digit repetition performance in patients with focal brain damage. Cortex 14:12, 1978.
5. Bremner, JD, et al: Deficits in short-term memory in posttraumatic stress disorder. Am J Psychiatry 150:1015–1019, 1993.
6. Breslow, R, Kocsis, J, and Belkin, B: Contribution of the depressive perspective to memory function in depression. Am J Psychiatry 138:227, 1981.
7. DeJong, R, Itabashi, HI, and Olson, J: Memory loss due to hippocampal lesions. Arch Neurol 20:339, 1969.
8. DeJong, R: The hippocampus and its role in memory. J Neurol Sci 19:73, 1973.
9. DeRenzi, E: Nonverbal memory and hemispheric side of lesion. Neuropsychologia 6:181, 1968.
10. Duffy, CJ: Implicit memory: Knowledge without awareness. Neurology 49:1200–1202, 1997.
11. Folstein, MF and McHugh, PP: Dementia syndrome of depression. In Katzman, R, Terry, RD, and Beck, KL (eds): Alzheimer's Disease: Senile Dementia and Related Disorders. Vol 7, Aging. Raven Press, New York, 1978, pp 87–94.
12. Ganser, SJM: A peculiar hysterical state. In Hirsch, SR and Shepherd, M (eds): Themes and Variations in European Psychiatry: An Anthology. J Wright, Bristol, U.K. 1974, pp 67–77.
13. Geschwind, N, Quadfasel, F, and Segarra, J: Isolation of the speech area. Neuropsychologia 67:327, 1968.
14. Heathfield, K, Croft, P, and Swash, M: The syndrome of transient global amnesia. Brain 96:729, 1973.
15. Hodges, JR and Warlow, CP: Syndromes of transient amnesia. J Neurol Neurosurg Psychiatry

53:834, 1990.
16. Kopelman, MD: The Korsakoff syndrome. Br J Psychiatry 166:154–173, 1995.
17. Lewinsohn, P, et al: A comparison between frontal and nonfrontal right and left hemisphere brain-damaged patients. J Comp Physiol Psychol 81:248, 1972.
18. Logan, W and Sherman, DG: Transient global amnesia. Stroke 14:1005, 1983.
19. Markowitsch, J, et al: Retrograde amnesia after traumatic injury of the frontotemporal cortex. J Neurol Neurosurg Psychiatry 56:988–992, 1993.
20. Mathew, N and Meyer, J: Pathogenesis and natural history of transient global amnesia. Stroke 5:303, 1974.
21. Milner, B: Intellectual functions of the temporal lobes. Psychol Bull 51:42, 1954.
22. Natelson, BH, et al: Temporal orientation and education: A direct relationship in normal people. Arch Neurol 36:444, 1979.
23. Neisser, U: Cognitive Psychology. Appleton-Century-Crofts, New York, 1967.
24. Nott, P and Fleminger, J: Presenile dementia: The difficulties of early diagnosis. Acta Psychiatr Scand 51:210, 1975.
25. Parkin, AJ: Residual learning capability in organic amnesia. Cortex 18:417, 1982.
26. Scoville, W and Milner, B: Loss of recent memory after bilateral hippocampal lesions. J Neurol Neurosurg Psychiatry 20:11, 1957.
27. Seeck, M, et al: Neurophysiological correlates of implicit face memory in intracranial visual evoked potentials. Neurology 49:1312–1316, 1997.
28. Selzer, B and Benson, DF: The temporal pattern of retrograde amnesia in Korsakoff's disease. Neurology 24:527, 1974.
29. Simpson, N, Black, FW, and Strub, RL: Memory assessment using the Strub-Black mental status exam and the Wechsler memory scale. J Clin Psychol 42:147, 1986.
30. Smith, A: The Serial Sevens Subtraction Test. Arch Neurol 17:78, 1967.
31. Speedie, LJ and Heilman, KM: Amnestic disturbances following infarction of the left dorsomedial nucleus of the thalamus. Neuropsychologia 20:597, 1982.
32. Speedie, LJ and Heilman, KM: Anterograde memory deficits for visuospatial material after infarction of the right thalamus. Neuropsychologia 40:183, 1983.
33. Squire, LR and Butters, N (eds): Neuropsychology of Memory. The Guilford Press, New York, 1984.
34. Squire, LR and Moore, RY: Dorsal thalamic lesion in a noted case of human memory dysfunction. Ann Neurol 6:503, 1979.
35. Strub, R and Gardner, H: The repetition defect in conduction aphasia: Amnestic or linguistic? Brain Lang 1:241, 1975.
36. Victor, M, Adams, R, and Collins, G: The Wernicke-Korsakoff Syndrome and Related Neurologic Disorders due to Alcoholism and Malnutrition, ed 2. FA Davis, Philadelphia, 1989.
37. Warrington, EK and Weiskrantz, L: Amnesia: A disconnection syndrome. Neuropsychologia 20:233, 1982.
38. Ween, JE, Verfaellie, M, and Alexander, MP: Verbal memory function in mild aphasia. Neurology 47:795–801, 1996.
39. Wilson, R, et al: Primary memory and secondary memory in dementia of the Alzheimer type. J Clin Neuropsychol 5:337, 1983.
40. Zola, S: Amnesia: Neuroanatomic and clinical aspects. In Feinberg, TE and Farah, MJ (eds): Behavioral Neurology and Neuropsychology. McGraw-Hill, New York 1997, pp 447–462.

第7章

構成能力

　構成能力（構成行為あるいは視覚構成能力）は，二次元または三次元の図形あるいは形態を描いたり組み立てたりする能力である．鉛筆で紙に線描画を写すこと，マッチ棒によるパターンを再現すること，積み木図案を再構成することは，すべて構成能力のテストとしてルーチンに施行されるものの例である．こうした*構成課題は，器質性脳疾患の検出にきわめて有用であるので，すべての高次脳機能検査に含まれるべきである．この高次の非言語性認識機能である構成能力は，非常に複雑な知覚運動能力であり，後頭，頭頂および前頭葉機能の統合を要するものである*．構成課題を実行するために必要な皮質領域は広範囲なので，初期の，あるいは軽微な脳損傷でも検査の遂行成績を障害することがよくある．患者によっては，単純な線描画を模写しようとしてできないことが，器質性脳疾患を示唆する唯一の他覚的徴候であったりする．

　重要であって，臨床的有用性も証明されているのに，ベッドサイドや診察室での高次脳機能の検査のなかに構成課題の含まれないことがよくある．このことはひとつには，実際に構成障害を訴える患者はきわめて少ないためである．そうした能力を必要とする職業は建築家とか技術者であるが，彼らは設計図の作成，青写真の読み，あるいは設計図を実際の建設に移すといった時に困難に気づくかもしれないが，ほとんどの患者は時計を描いたり積み木デザインを模倣したりするように命じられて，それらができないことに気づきびっくりするだけである．構成課題は，その実施にはわずか数分を要するのみで，きわめて重要な資料をもたらすことができることから，すべての医師にそれらを使用するように奨励している．

　われわれは"構成能力 constructional ability"という用語を，もっと古典

的用語である"構成行為 constructional praxis"よりも，認識機能に関する全般的な領域を論ずるために用いる．"行為"は，厳密な意味では，複雑な学習された運動の遂行に用いられる運動統合に関するものである．線描画あるいは積み木図案の再生には，手の巧緻動作のための機構以上のものを含む．このような再生には，正確な視覚性認知と，動作的な心像にその認知を統合すること，そして動作的な心像を，構成を生み出すために必要な最終的運動パターンに移すことが必要とされる．患者は，その形態を認識したり名を言ったりする必要はなく，正確な概念またはゲシュタルトを示すだけでよい．角度と辺の関係，部分の全体への統合，紙面のうえでの見当識および三次元性は，正確な運動統合が遂行できるならば，すべて正しく判断されるはずである．もちろん，最終段階には十分な四肢の筋力と協調性を必要とする．

　これらの課題のいずれかを正確に実行することができないことを記述するために，われわれは構成失行よりむしろ構成障害という用語を使用する．前の文節で述べたように，行為の障害（失行）は単に，構成課題に含まれる学習された動作の遂行における崩壊をいうにすぎない[10]．"失行"という用語は視覚性認知の成分を除外するので，その過程の神経心理学的複雑さを正しく記述していない．

❶ 評　価

　すべての巧緻性運動活動と同様に，初期の体験と反復練習が紙と鉛筆によるデザインを再生したり積み木構成を完成したりする能力に影響する．したがって，社会性喪失や教育歴の欠如は構成の成績に決定的影響を有する．構成テストを高次脳機能検査の一部として利用する臨床家は，知的低下，乏しい教育背景，あるいはその両者の病歴を有する患者の実行結果を解釈するさいには注意深くある必要がある．しかし，適切な解釈の下で，描画やその他の構成テストを使用することはこうした患者で有用なことが多い．

1) 構成能力テストの選択

　構成能力は，いろいろな方法でテストすることができる．同一患者でも，異なったテストを施行すると成績の水準に相違が認められることもある．使用されてもよいテスト材料の範囲を示すために，Warrington[25]は，つぎにあげる6個の基本型を列挙した．これらにより，構成障害の徴候を引き出すことができる．

- 二次元積み木図案
- 紙と鉛筆による幾何学的図形の再現
- 自発描画
- スティック構図の再現
- 三次元積み木の構成
- 空間分析課題で，2か所以上の重なり合った図形に共通する部分を黒く塗るように求める．

　脳病変のある患者は，使用されたテストの型およびその病変の本態と大きさと局在に依存して，構成障害の頻度，重症度および性質に差を示す[1,3,22]．個々の患者の構成障害の臨床検査では，理想的には，構成能力の多少とも異なった側面を引き出すために，いくつかのテストを含めるべきである．しかし，命じて描かせることと描画の再生が最も施行しやすく解釈しやすいテストである．

　この本で解説されるテストの使用には，患者の視力が十分で（客観的に検査して 20/100），紙，鉛筆，積み木を有効に使うために十分な運動能力を有することが前提である．運動ないし感覚機構のいずれに欠陥があっても成績を低下させるが，このような障害は，これらのテストにより判定されるはずの統合にかかわる高次皮質機能の崩壊を反映するものではない．

　記憶の成分を含む構成テストがいくつか入手可能である[4,11,21]．記憶成分を含むことは構成テストの感受性を増大させる一方，そのテスト結果を解釈するさいには重大な問題も生じる．記憶からの描写の障害は，記憶ないし構成障害，あるいはその両者の組み合わせによることがある．記憶は相当に重要な項目であるので，独立して特別にテストされる必要があると思う．本書を通じて強調してきたように，*高次脳機能検査の各側面の第一の目標は，それぞれの認*

知機能をできるだけ分離して判定することである．視覚性記憶のテストに関する記述と入手可能性に関するさらに詳しい情報については，**付録1**を参照してもらいたい．

構成能力に関する以下の簡易テストは，ベッドサイドや診察室でのテストに含まれる．これらのテストが選ばれた理由は，施行と解釈が容易であり，器具や特殊な装置に関する必要性は限られており，知能がさまざまな患者で，汎発性および局所性脳病変の検出に有効なことが確認されているからである[24]．

（1）再生描画

再生描画は，構成能力を判定するさいにまず第一に施行することが勧められる．それは見かけが単純で親しみやすいからである．

指　示：図7-1に示した絵は，正常者では的確に再生され，脳疾患の影響に関して非常に感度のよいものである．これらは，次第に難しくなるよう順番が組まれていて，すべての患者にこの順序で施行されるべきである．二次元および三次元描画は両方とも使用される．それは，これら2つのいくぶん異なった課題において量的および質的な成績の差に気づかれることが多いからである．検者は，標準的な，あらかじめ描かれた図形のセット（おそらくこれが最上である．というのは，課題図が各施行についてまったく同一のものであり，ベッドサイドで急いで描かれた例題よりはがいして質的に優れているからである）を使用してもよいし，または1枚の白紙の左側に課題図を描いてもよい．2色鉛筆やフェルト先のペンを用いると役立つことが多いが，それは患者の描いたものと急いで検者が描いたものとが混乱する可能性を減らすためである．著しく注意散乱している，あるいは保続的である患者には，各図案ごとに別々の用紙を必要とすることが多い．罫線のあるプログレスノート形式や依頼用紙，およびその他の手軽だが認知面で紛らわしい紙を使用してはならない．ある描画で苦労してやっていると患者は欲求不満になるが，その場合，検者がもっと励まして最初からやり直すか，つぎの絵に進ませるようにさせる．

各項目を示すたびに，「見たとおり正確に，この絵を描いてみせてください」と言う（図7-1を参照）．

採　点：このテストに関する患者の成績の的確度を定量化するさい，検者の

① 垂直菱形（vertical diamond）

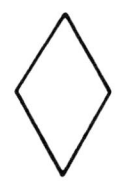

② 二次元十字形（two-dimensional cross）

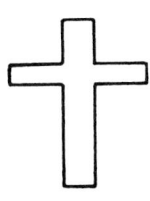

③ 三次元立方体（three-dimensional block）

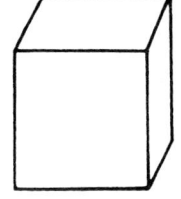

④ 三次元パイプ（three-dimensional pipe）

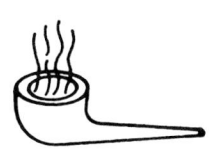

⑤ 三角内三角（triangle within a triangle）

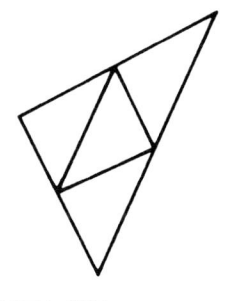

図 7-1　再生描画テストのためのテスト項目

役に立つよう他覚的な採点法が用意されていて[18]，各描画の相対的な質が評価される．

0—不可	再生がそれと認められないか，基本的な図案ゲシュタルトの著しい歪み．	
1—可	二次元描画の中等度の歪みないし回転，または三次元図案に関して中等度の歪みか回転を伴い，すべての三次元性を喪失しているもの．	
2—良	二次元図案に関しては，わずかな歪みか回転を有するが正しく統合されており，三次元図案に関しては，ある程度の三次元性特徴を有するが完璧な再生とはとてもみなすことのできないもの．	
3—優	二次元および三次元描画の再生が完全（またはほぼ完全）なもの．	

図 7-2 に描かれている通り，90度以上の回転徴候を呈する，保続，あるいは"密着"を呈する患者の描画は0点とする．

非選択的な脳損傷患者と通常の知能指数低下者（IQ＜80）に関するこれらの図案の標準化では，それぞれの図案について2群間の成績に高い有意差（$p<0.0001$）の存在することが示されている．いずれかの図案で0点をとる場合に，その患者が正しく脳損傷と分類される可能性は100％であり，誤って分類される（偽陽性）可能性は0％であった．1点をとる場合には脳損傷の可能性は80％であった[24]．

医師は，すぐにこのテストになじみ，経験に基づいて自分自身の採点基準をつくり出すようになるが，われわれの臨床例のなかから，不可，可，良，優の描画再生の例を図 7-3〜図 7-7 に示したので，各図案を評価するさいの補助としてもらいたい．

(2) 口頭命令による描画

指　示：患者は，口頭指示により，つぎの絵をそれぞれ描くよう求められる．テストを始めるにあたって，つぎのように言う．「さて，この紙にいくつかの簡単な絵を描いてほしいのですが，よろしいですね．それぞれの絵は，できるだけありのままに描いてください．時計の絵を描いて，それに時刻の数字

例1 回転

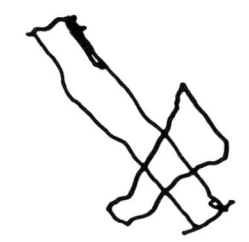

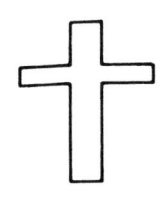

例2 保続

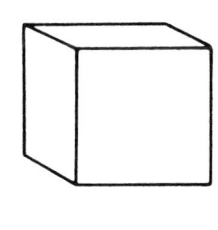

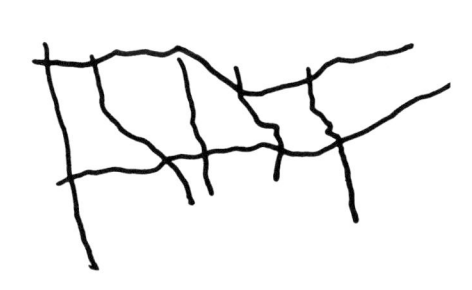

例3 "密着"

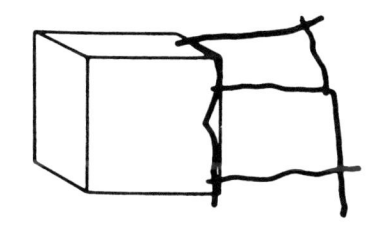

図 7-2 特異的なタイプの誤りを示す患者の描画の例

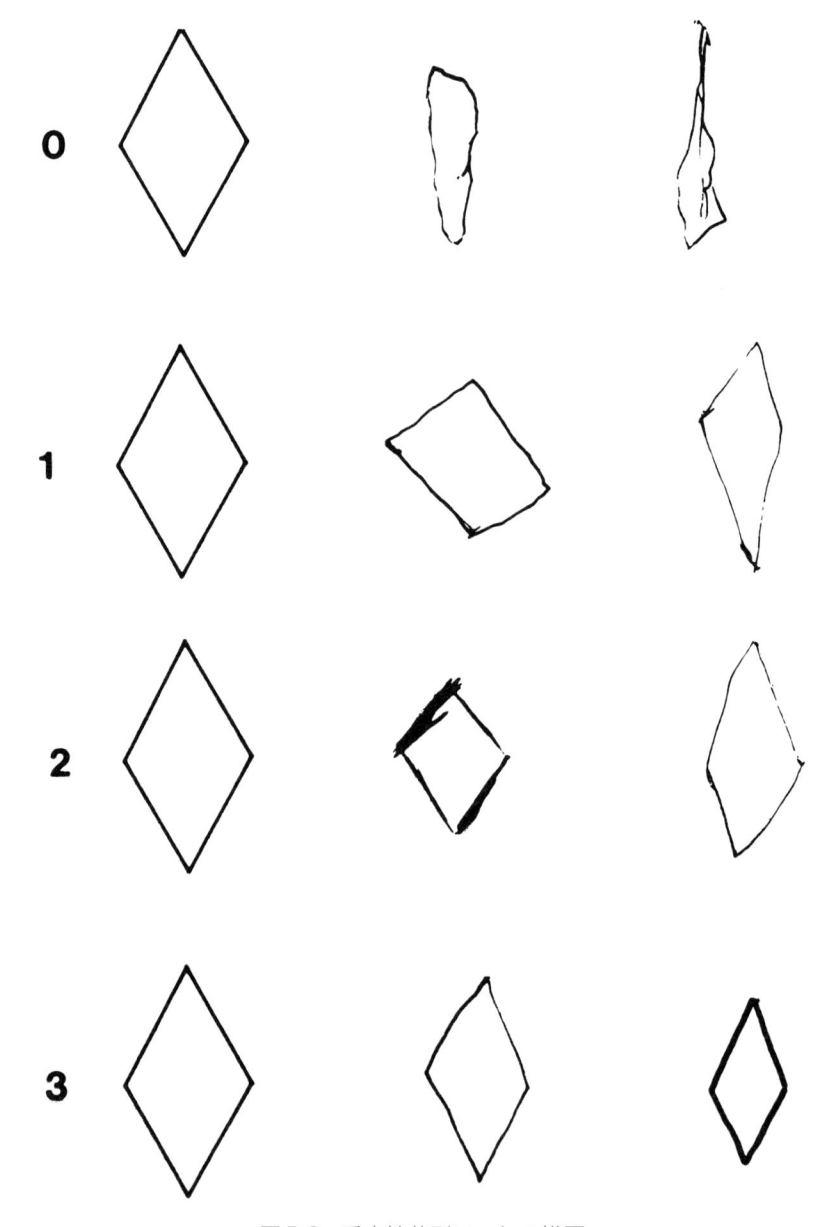

図 7-3 垂直性菱形テストの描写
0点（不可）から3点（優）まで

第 7 章　構成能力　　125

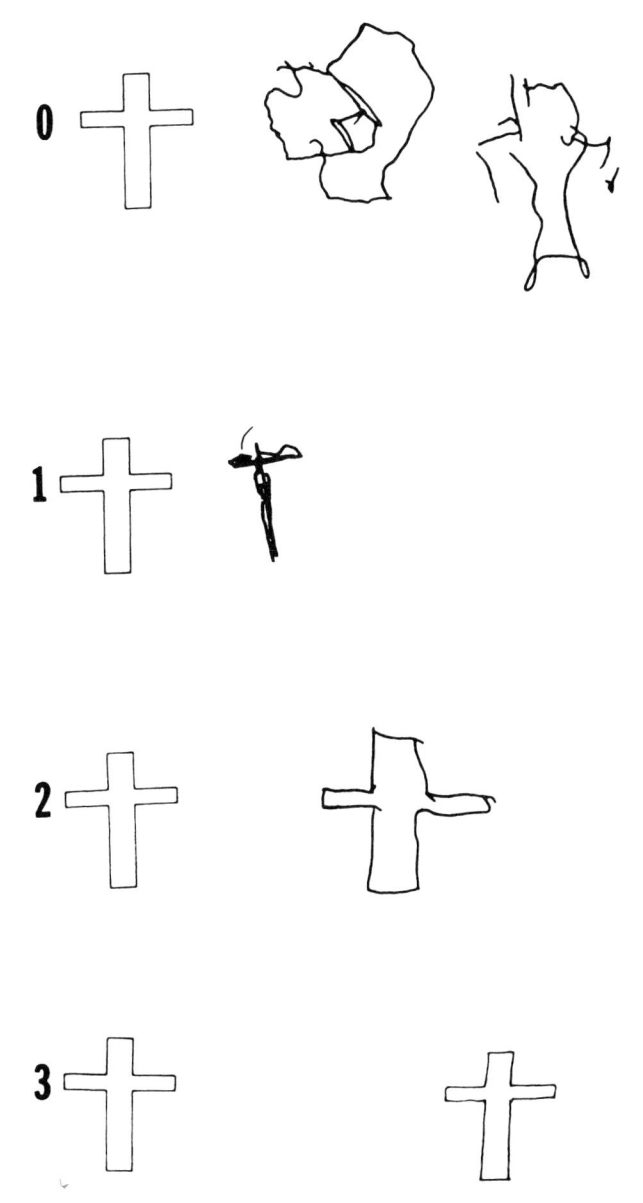

図 7-4　二次元十字形テストの描写
0 点（不可）から 3 点（優）まで

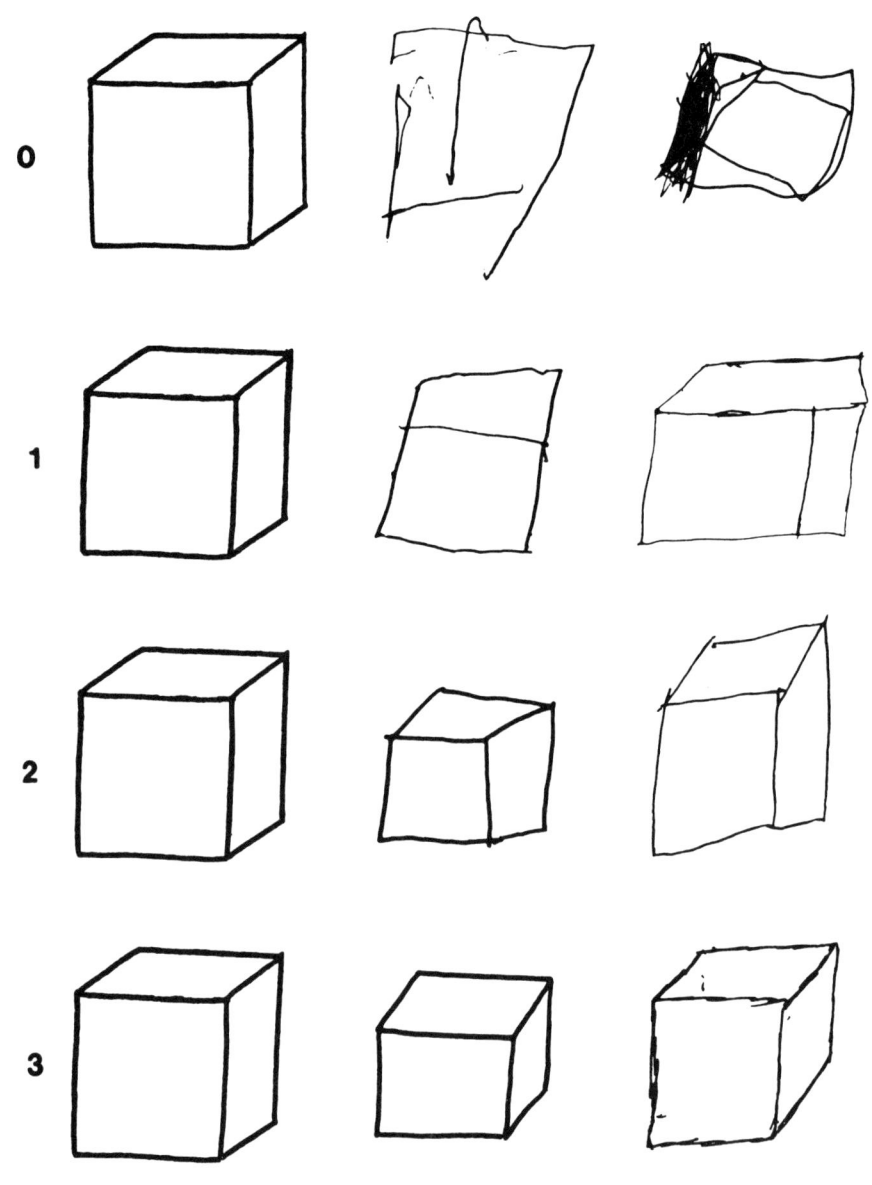

図 7-5 三次元立方体テストの描写
0点（不可）から3点（優）まで

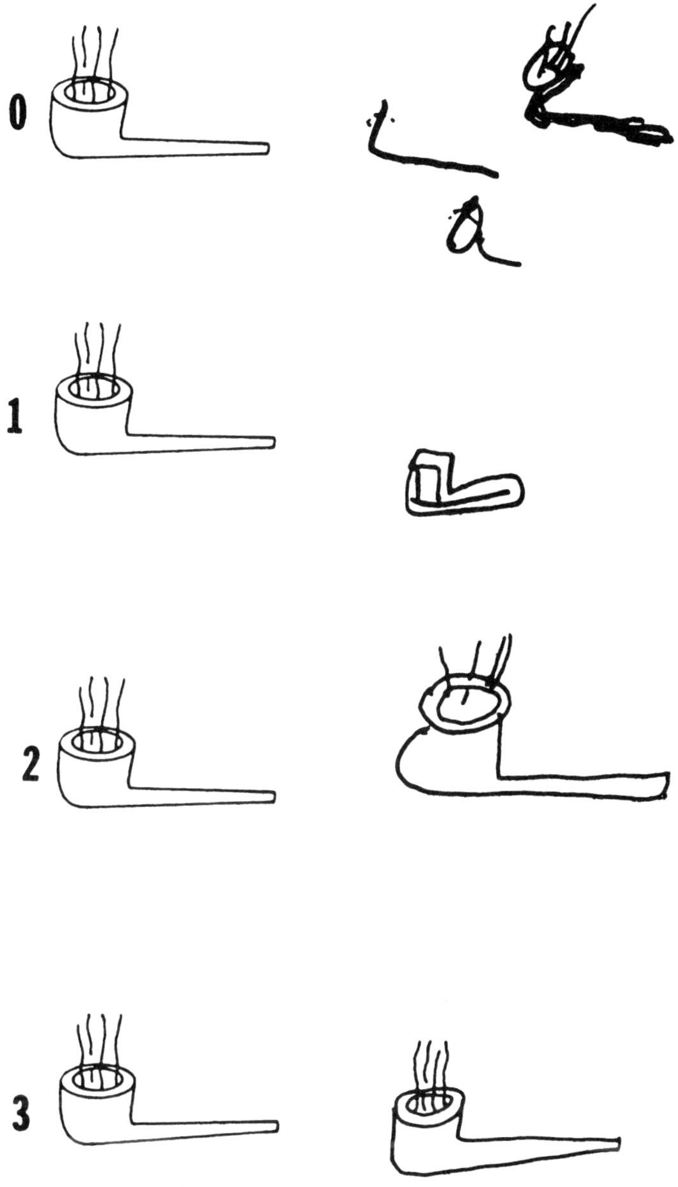

第 7 章　構成能力　　127

図 7-6　三次元パイプテストの描写
0 点（不可）から 3 点（優）まで

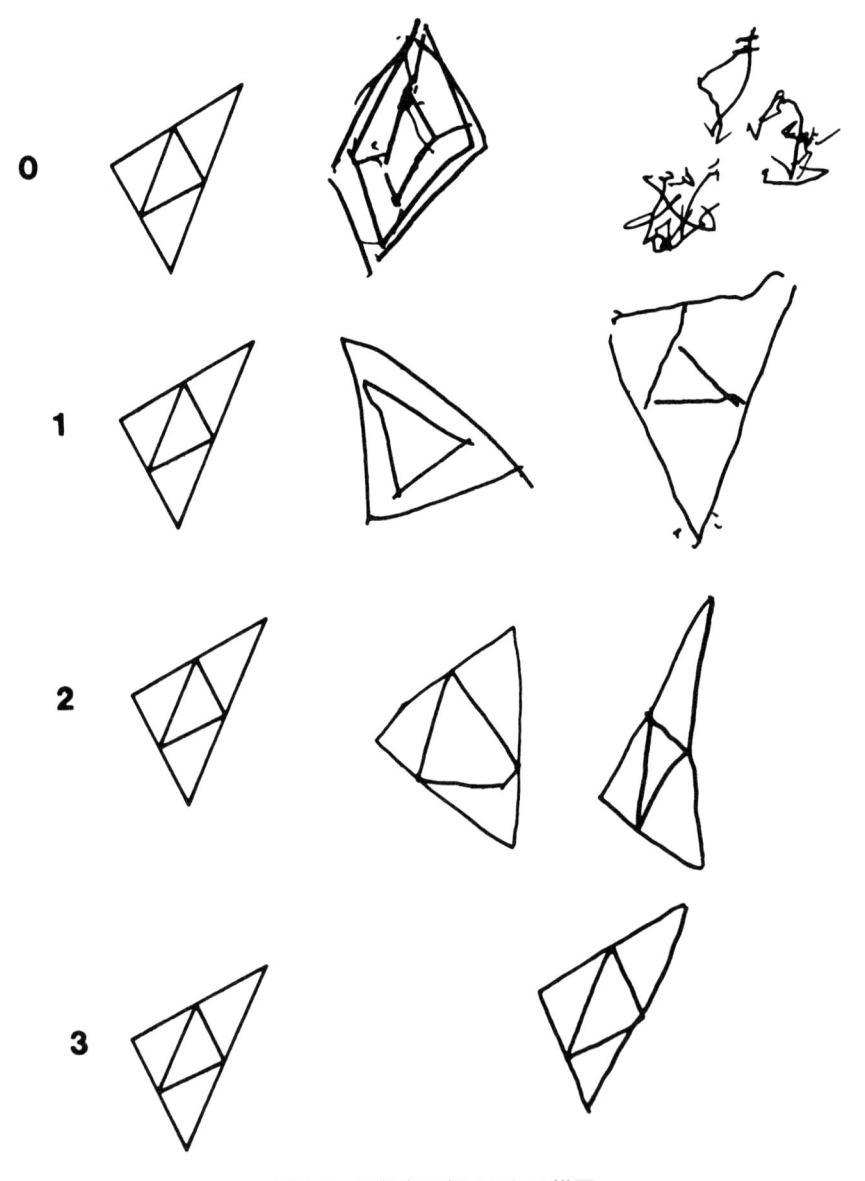

図7-7 三角内三角テストの描写
0点(不可)から3点(優)まで

と針をつけてください．それから鉢植えのひなぎく，そして2つの面と屋根がみえるような視角からみた家を描いてください」．

採　点：描画再生で使用されたのと同様の簡単な採点法があり，このテストの成績を検者が定量化するさいの手助けとして用いるとよい．

0―不可	それと認められないような描写か，基本的ゲシュタルトの著しい歪み．
1―可	描写のいずれかに中等度の歪みまたは回転のあるもの，あるいは家の絵では三次元性を喪失しているもの（時計はほぼ円形をしていること，または1から12までの数字を含まねばならない．ひなぎくは鉢植えの花として認められるもの，家は家らしくみえるものでなければならない）．
2―良	すべての絵に関して正しく統合されていて，わずかに軽度の歪みを有するもの（家は三次元性の特徴がある程度あって，家の基本的要素がなければならない．時計は，つぎの要素，すなわち円形であること，1から12までの数字を含むこと，または数字は対称的に配置されていること，のなかから2つを含まねばならない．ひなぎくは，おおよそ正確な形，すなわち真ん中が丸くて，そのまわりに花弁があるようでなければならない）．
3―優	その項目の表現が完全（または，ほぼ完全）で，すべての成分，配置および視角（遠近法）が的確であるもの（家と鉢植えは明らかに三次元的でなければならない）．

不可，可，良，優の描画の代表的臨床例を**図 7-8～図 7-10**に示してあるので，検者はそれぞれの絵の採点に役立ててもらいたい．

時計のテストでは，興味深い誤謬のみられることがよくある．純粋の構成能力に関するものだけでなく，時間の概念化と時計の針の位置に対するその抽象的関係に関するものである．初期の認知症（痴呆）患者の多くは時計を描き数字を正しく記すことができるが，時計の針を2：30に合わせるように命じると，じっくりと考えたうえで，1針を2に，他を3に，さらに0を加えたり，3針（ひとつは12，ひとつは3，ひとつは6に）を記したり，2から6へ直線を引いたりする（**図 7-11**）．FreedmanとKaplanは[8,14]，時計の描画について

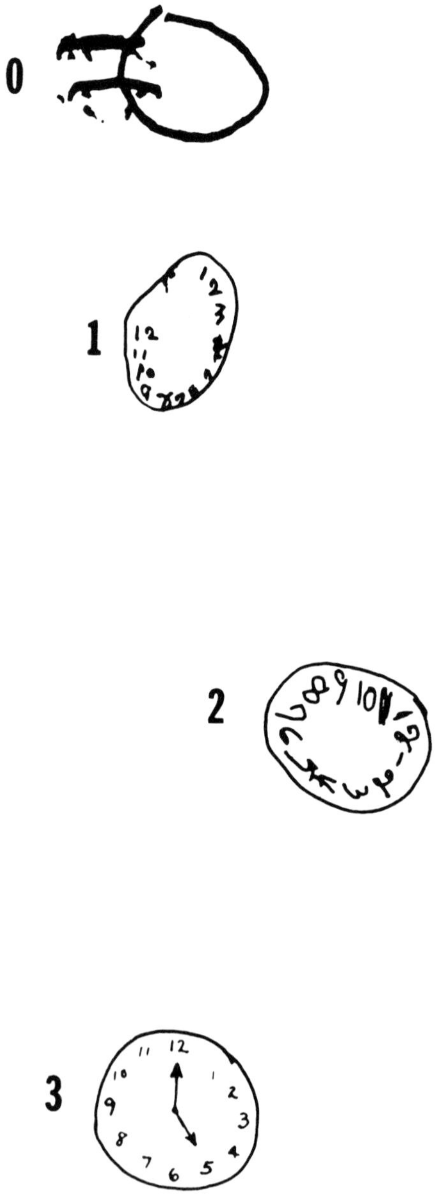

図 7-8　口頭命令による描画テスト（時計）の描写
0点（不可）から3点（優）まで

第 7 章　構成能力　　131

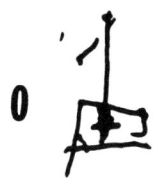

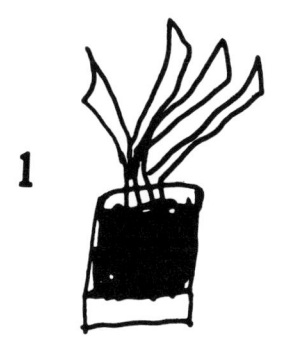

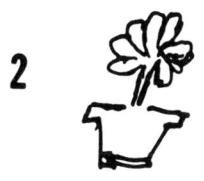

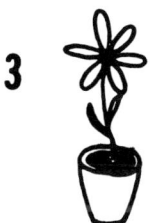

図 7-9　口頭命令による描画テスト（鉢植え）の描写
0 点（不可）から 3 点（優）まで

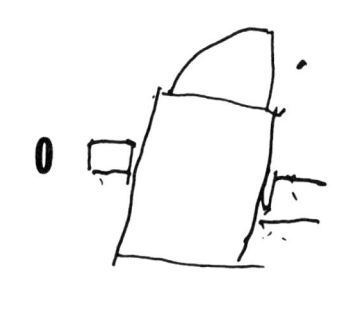

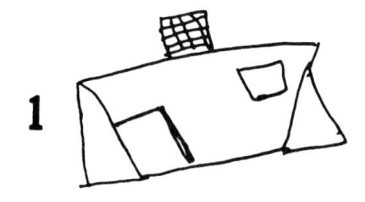

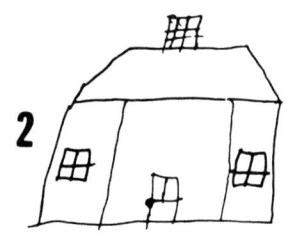

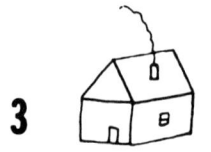

図 7-10　口頭命令による描画テスト（遠近法による家）の描写
0点（不可）から3点（優）まで

すべての数字を記した時計を描きなさい.

時計の針を2：30に合わせなさい.

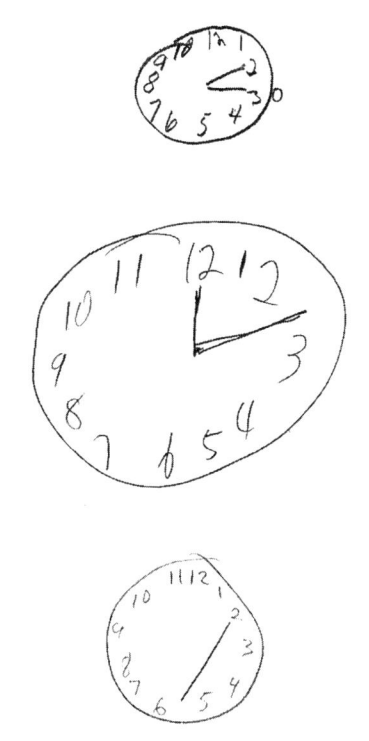

図7-11 時計の時刻描き込み課題でみられる一般的な誤り

詳しく研究し，患者が一側性無視を有する場合に生じる可能性がある誤りを同定するために，1針を時計面の左側に，もう1針を右側にあるように時間（例：11：10または10：20）を合わせるよう患者に命じるとよいことを示唆している．彼らの研究では，70歳以上の患者は時計のセットで誤謬の頻度が漸増した．

（3）積み木図案

つぎのテストは大切であり，しばしば優れた臨床的資料を提供するが，紙と

鉛筆以外の道具を必要とするので補助的なものと考えられる．

指　示：このテストを利用するために必要なものは，4個の多色立方体（ウェクスラー成人知能尺度改訂版〔WAIS-RまたはWAIS-III〕の販売元からか，数多くあるおもちゃ屋からKohs積み木のようなものが得られる）と4枚の課題図案で，これは厚手の白紙にカラーペンか色鉛筆であらかじめ描かれてあるとよい．課題図案は，積み木で完成される図案と近似した大きさで，正確に描かれていなくてはならない．**図7-12**にある図案は，順に難しくなるように並べられてある．すべての患者で1から始めて，順にすべての図案を施行する．4個の積み木を手に取って，つぎのように言う．「これらの積み木はみな同じです．いくつかの面は赤一色で，いくつかでは真っ白です．そしていくつかは半分赤で半分白です．これらの積み木を使って，この絵のように見える図案（または絵）をつくってください」．もし患者が図案1を正確に再生できないなら，その反応を失敗として採点し，正しい再生をやってみせる．順に各図案を続け，各施行後には必ず積み木をばらばらにしておく．

採　点：図案の完全な再生のみが正解とみなされる．回転（左右でも遠近でも）は図形と背景（色）の逆転と同様，不正解と採点する．正しく再生された図案ごとに1点が与えられる．正常者では，各図案の完全な再生が期待される．

よくみられる回転，逆転，"引き伸ばし"の誤りの例を**図7-13**に示す．

2) テスト成績の解釈

普通の人びとは単純な再生や命令による描画ではほとんど完璧な得点が得られるであろうが，加齢に伴い成績の低下が，ささやかだが有意に認められる（**表7-1**）．三次元立方体と家は，ほとんどの人にとって最も難しいものである．表7-1の成績を詳しくみると，正常者（とくに高齢者）でもかなりの重なり合いがあり，普通の高齢者と初期の認知症（痴呆）患者では重なり合いの目立つことがわかる．したがって，*微妙な構成障害の徴候は，慎重に解釈されるべき*ものである．

構成テストにおいて，いくつかの特異的な誤りが10歳以上の発達遅滞では

ない患者でみられるなら，通常は脳損傷をほぼ指示する病的なものとして考えられている．これらの誤りの主なものは，紙と鉛筆課題および積み木図案課題の両者にみられることがある．これらの病的徴候のなかで最も重要なものは，

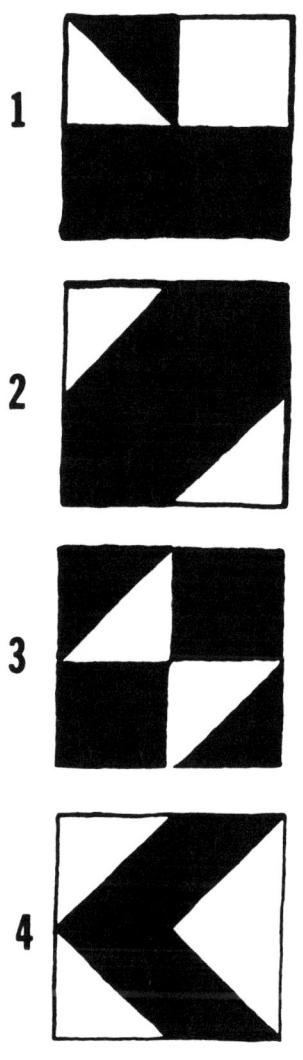

図 7-12　積み木図案テストのためのテスト項目

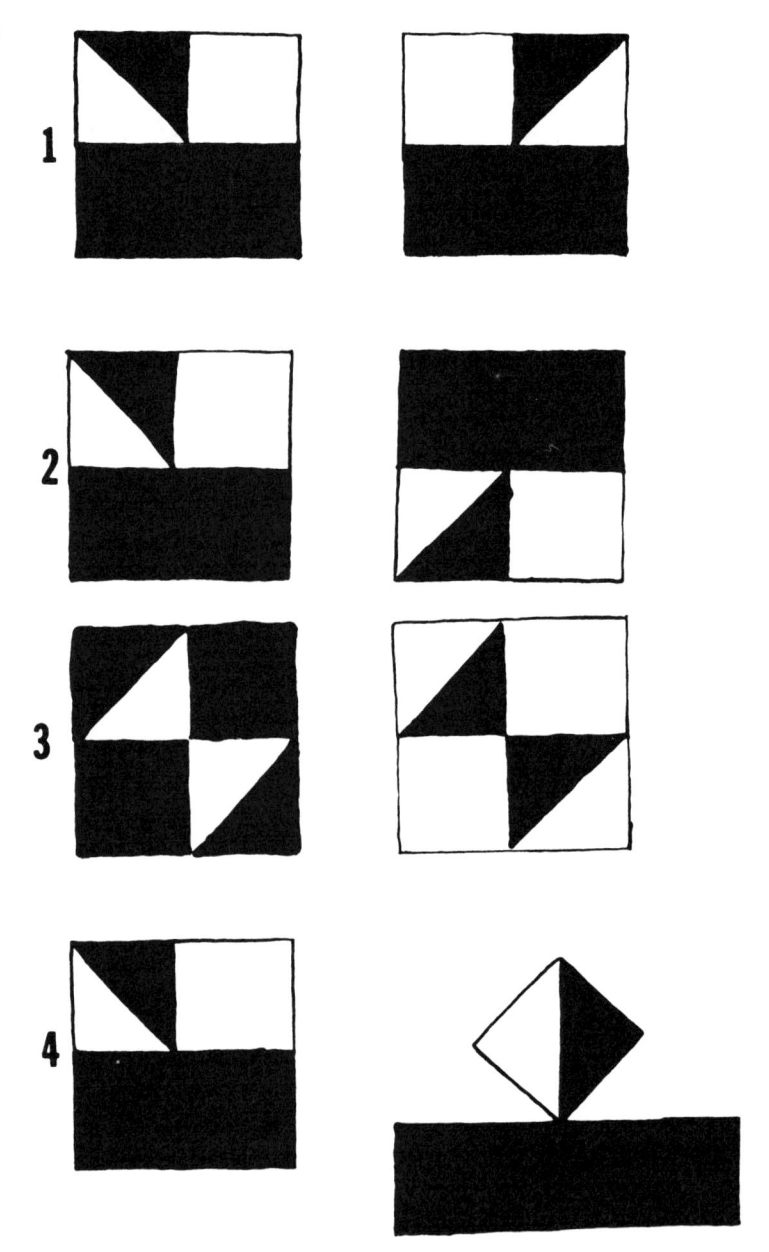

図7-13 積み木図案テストにおける一般的な誤りの例
(1) 左右回転, (2) 遠近回転, (3) 図形と背景の逆転, (4) "引き伸ばし"

表7-1 構成課題の成績*

年齢	菱形	十字架	立方体	パイプ	三角	時計	花	家
正常者（年齢群別）								
40〜49	2.8(0.4)	2.8(0.4)	2.3(0.7)	2.6(0.5)	2.9(0.4)	2.9(0.3)	2.6(0.6)	2.2(0.7)
50〜59	2.9(0.3)	2.8(0.4)	2.4(0.5)	2.6(0.5)	2.9(0.4)	3.0(0.2)	2.7(0.6)	2.5(0.5)
60〜69	2.7(0.5)	2.6(0.5)	2.1(1.0)	2.5(0.7)	2.7(0.5)	2.5(0.7)	2.5(0.7)	2.2(0.7)
70〜79	2.6(0.5)	2.2(0.5)	1.6(0.7)	2.1(0.7)	2.5(0.8)	2.3(0.7)	2.2(0.7)	2.1(0.7)
80〜89	2.8(0.4)	2.2(0.6)	1.9(1.0)	2.0(0.8)	2.5(0.5)	2.1(0.9)	1.9(0.9)	1.9(0.8)
アルツハイマー病患者（ステージと年齢別）								
I（年齢 71.3±7.8）	2.5(0.5)	2.2(0.9)	2.0(0.7)	2.2(0.5)	2.4(0.6)	2.7(0.5)	1.9(0.9)	1.8(0.9)
II（年齢 71.6±7.1）	2.4(0.7)	1.9(0.8)	1.6(0.9)	1.8(0.7)	2.0(0.9)	1.8(1.0)	1.5(0.8)	1.4(0.9)
III（年齢 71.5±8.9）	1.5(1.1)	1.2(1.0)	0.9(0.9)	0.9(0.8)	1.1(1.0)	0.6(0.9)	0.4(0.6)	0.5(0.8)

＊平均（標準偏差），0〜3点で採点

つぎにあげるものである．

1．45度以上の回転，あるいは全体の形または背景のなかでの，その部分の失見当識
2．保続，あるいは全体の形またはその一部分の反復
3．図案の断片化，あるいは図形の部分的省略
4．統合，あるいはそれぞれの部分を正しい角度ないし位置に置くことの著しい困難
5．置換，あるいは描かれた図形のすみに余計なものを付加

これらの誤りのいずれかでも生じた場合は，より詳細な評価を必要とするような脳機能障害に対する強い疑いを抱かなければならない．

2 解　剖

　頭頂葉は，構成課題の視覚運動統合にかかわる主要な皮質領域である．後頭葉の視覚受容領野と前頭葉の運動領野は，ここで示されたテストのすべてを完成するのに必要であるが，複雑な統合に関係するのは頭頂葉の連合皮質であ

る．構成の種々の側面に関する実際の局在が，頭頂葉内にあるということは確実になっていないが，視覚刺激は一次感覚領の17野から連続性に下頭頂小葉（39野と40野）の二次連合領に広がり，そこで視覚，聴覚および運動感覚性イメージがつなぎ合わされる[19]．視覚性パターンの運動感覚性分析が，連合領の最初の仕事である．つぎに，運動感覚性イメージは旁ローランド皮質において運動パターンに変換される．口頭命令による描画は，さらに聴覚系からの入力も必要とする．前運動領の前頭葉連合皮質は，これらの高度に巧緻な細かい運動課題において理論的には非常に重要であるようにみえる．しかし，実際には前頭葉に限局した病変を有する患者で構成障害を有するのは，ごくわずかな比率である[7]．頭頂葉は学習による巧緻動作にかかわる主要領域であるように思われるが，それ以上に前頭運動領域が，その課題の純粋な遂行上の本質にかかわっているようにみえる（学習された巧緻動作に関するさらに広範な考察は，第9章の失行に関する項にある）．

3 臨床的意味づけ

1）病変の局在

*発達遅滞ではない成人患者が，この章で概説したテストで構成障害を呈するなら，頭頂葉機能障害を強く疑う必要がある．*脳のどの部分に病変があっても構成行為の成績を低下させることがありうるが，前頭葉に限局する病巣を有する患者では，その頻度も障害の重症度も小さい．ほとんどの構成障害は，ローランド溝後方の皮質損傷を有する患者にみられる[7,15]．

一時期，右（劣位）頭頂葉は構成能力に関して実質的に優位であると考えられた．多くの研究が，左右半球病変を有する患者における構成障害の相対的頻度と重症度を対比しながら行われてきた．これらの研究は，いずれの側の頭頂葉病変でも構成機能は障害されることを明らかにした[20]．一般に，*右半球病変は左半球病変よりも高頻度に，かつより重度の障害を生じる*[3]．はっきりしていることは，構成能力が右半球に特有の機能ではないことである[12]．

左右の頭頂葉病変を有する患者で，興味深く，かつ臨床テストで有用な可能

性のある定性的な成績での微妙な差がいくつか気づかれてきた．積み木図案テストでは，右病変の患者は図案の基本的輪郭を脱落させたり，積み木を"引き伸ばし"たりすることがよくある（図7-13の例4を参照）[13]．これらの患者は，散乱した断片的な図を描きがちで，その紙面の上での空間の関係や見当識の喪失を示している．左半球病変の患者では，もっとつじつまの合った積み木図案を示し，外側の格好は維持されているものの，内側の詳細については正確さを欠く（図7-13の例3を参照）．彼らの描写は見本の単純化になりがちで，細部を欠くが，全体的空間関係は保たれている．2つの群の成績における明らかな差異は常にみられるとは限らないので，微妙な差を明らかにするために入念な採点表が工夫されてきた[5]．そうしたやり方は興味深いものではあるが，病室での医師にとっては，おそらく実際的意義はないであろう．右半球病変による構成障害の質は一定していて，半球内の病変の局在による差はないであろう[16]．定性的成績についてはきわめて注意深く判定しないと，構成テストのみを用いて個々の患者の病巣側を決定することは，一側性無視が存在しない限り通常不可能である．言語が正常な患者で構成能力が著しく障害されている場合は，右半球の機能障害が強く示唆される．

　頭頂葉に限定した病変を有する患者は，しばしば高次脳機能の検査で明らかな構成障害の徴候を示すが，標準的な神経学的検査では異常を示さない．したがって，*構成能力のテストで誤りが存在するなら，より完全な神経診断学的努力が行われなければならない．*

2）皮質疾患の同定

　*構成障害の最も劇的な例は，両側皮質性疾患，とくに大脳萎縮の患者に生じる．*アルツハイマー病（断然多く，最も一般的な認知症〈痴呆〉）の患者は，その疾患のごく早期に構成困難を呈することがある（表7-1参照）[23]．脳血管障害にみられる多発脳梗塞性認知症（痴呆）の患者も構成障害を呈するが，通常その他の異常な神経学所見がある．中毒性ないし代謝性要因による錯乱状態にある患者は，急性期に構成障害を示すことがよくある．これは構造的損傷ではなく，皮質の可逆性の生理学的障害によるものである．

認知症（痴呆）では構成障害の頻度がかなり高いので，あいまいな精神科的ないし神経学的訴えを呈する高年齢の患者では，こうした課題は非常によいスクリーニング検査である．

3) 成熟の評価

標準的描画やその他の構成能力テストは，脳疾患の検出に利用されるだけでなく，心理学者が子どもの認知運動発達（構成能力）の成熟段階および特殊な構成障害の存在を評価するさいにも広く使用される．視覚刺激を統合し組み立てたり図を再生したりする能力は，若年小児では暦年齢的および知的成熟の両者と密接に関連する[2,9,18]．構成の誤りには，部分の統合の不良，歪みまたは単純化，保続および回転が含まれ，発達初期（5～7歳）では普通にみられ，年齢とともに減少する傾向がある[6]．10歳から12歳までに単純な描画テストの成績での誤りが比較的なくなることがみこまれる[18]．測定された知能は，小児では構成テストの成績と比較的高い相関を示す傾向がある．一方，正常知能（すなわち，IQ 85以上）の成人に関しては，IQは構成能力には限られた影響しか及ぼさないようである[21]．重大な知能障害のある場合には子どもも成人も，ほとんどの構成テストで劣る成績を示しがちである[4]．正式の研究では，描画テストを用いて，知的障害があるが（例：IQ 70以下）社会的および職業的には独立した成人と，明らかな脳損傷を有する同程度の者とを鑑別するのは，不可能ではないにしても困難であることが示されている[24]．

4 まとめ

構成能力は，高度に発達した皮質性統合機能であり，基本的には頭頂葉で遂行される．描画や積み木組み合わせは，この機能を評価するために簡単に実施できるテストである．構成行為遂行の障害は通常，大脳半球後方部分の疾患を示唆するが，その他の皮質領域がかかわることもある．構成能力は脳の疾患で障害されることが非常に多いので，この機能をテストすることは，高次脳機能検査の一部として非常に重要で，かつとても有用なものである．

●参考文献

1. Arrigoni, G and DeRenzi, E: Constructional apraxia and hemispheric locus of lesions. Cortex 1:170, 1964.
2. Bender, L: A Visual Motor Gestalt Test and its Clinical use. American Orthopsychiatric Association, New York, 1983.
3. Benson, DF and Barton, M: Disturbances in constructional ability. Cortex 6:19, 1970.
4. Benton, A: Revised Visual Retention Test. The Psychological Corporation, New York, 1974.
5. Benton, AL: Visuoperceptive, visuospatial and visuoconstructive disorders. In Heilman, KM and Valenstein, E (eds): Clinical Neuropsychology, ed 3. Oxford University Press, New York, 1993, pp 165–213.
6. Black, FW: Reversal and rotation errors by normal and retarded readers. Percept Mot Skills 36:895, 1973.
7. Black, FW and Strub, RL: Constructional apraxia in patients with discrete missile wounds of the brain. Cortex 12:212, 1976.
8. Freedman, M, et al: Clock Drawing: A Neuropsychological Analysis. New York, Oxford University Press, 1994.
9. Frostig, M, Lefever, D, and Whittlesey, J: A developmental test of visual perception for evaluating normal and neurologically handicapped children. Percept Mot Skills 12:383, 1961.
10. Geschwind, N: The apraxias: Neural mechanisms of disorders of learned movement. Am Sci 63:188, 1975.
11. Graham, F and Kendall, B: Memory for Designs Test. Psychology Test Specialists, Missoula, MT, 1960.
12. Hecaen, H: Apraxias. In Filskov, SB and Boll, TJ (eds): Handbook of Clinical Neuropsychology. John Wiley & Sons, New York, 1981, pp 267–286.
13. Kaplan, E: Personal communication, 1973.
14. Kaplan, E: A process approach to neuropsychological assessment. In Bull, T and Bryant, BK (eds): Clinical Neuropsychology and Brain Function: Research Measurement and Practice. American Psychological Association, Washington, DC, 1988, pp 129–167.
15. Kertesz, A: Right hemisphere lesions in constructional apraxia and visuospatial deficit. In Kertesz, A (ed): Localization in Neuropsychology. Academic Press, New York, 1983, pp 455–570.
16. Kertesz, A and Dobrowski, S: Right hemisphere deficits, lesion size and location. J Clin Neuropsychol 3:283, 1981.
17. Kirk, A and Kertesz, A: Subcortical contributions to drawing. Brain Cognition 21:57–70, 1993.
18. Koppitz, E: The Bender Gestalt Test for Young Children. Grune & Stratton, New York, 1964.
19. Luria, A: The Working Brain. Basic Books, New York, 1973.
20. Mack, JL and Levine, RN: The basis of visual constructional disability in patients with unilateral cerebral lesions. Cortex 17:515, 1981.
21. Pascal, G and Suttell, B: The Bender Gestalt Test. Grune & Stratton, New York, 1951.
22. Piercy, M, Hecaen, H, and DeAjuriaguerra, J: Constructional apraxia associated with unilateral lesions: Left and right cases compared. Brain 83:232, 1960.
23. Sjorgen, T, Sjorgen, T, and Lindgren, AGH: Morbus Alzheimer and Morbus Pick: A genetic, clinical, and pathoanatomical study. Acta Psychiatr Scand (Suppl)82:1, 1952.
24. Strub, RL, Black, FW, and Leventhal, B: The clinical utility of reproduction drawings with low IQ patients. J Clin Psychiatry 40:386, 1979.
25. Warrington, E: Constructional apraxia. In Vinken, P and Bruyn, G (eds): Handbook of Clinical Neurology, Vol 4, Disorders of Speech, Perception and Symbolic Behavior. American Elsevier, Amsterdam, 1969, pp 67–83.

第8章

高次認知機能

　注意，言語および記憶は基礎的な過程であり，高次の知的能力の発達にとって建築素材としての用をする．これらの基礎的機能は，より複雑な認知機能を遂行するためには必要ではあるが，それだけでは十分でない．*高次認知機能は，十分に学習された題材の操作，抽象思考，問題解決，判断，算術演算などを含み，正式のテスト法によりただちに判定することができるような，人間の知的機能の最高水準のことである．*これらの複雑な神経心理学的機能は，より基礎的な過程の統合と相互作用に基づくものである．

　それらは知的発達の最も進んだ段階を代表することから，高次認知機能は神経疾患の影響によって高度におかされることがしばしばある．より基礎的な過程である注意や言語や記憶が障害される以前に，高次脳機能検査におけるこれらの機能の評価が皮質の損傷による初期の影響を明らかにすることもしばしばある．*自分の置かれた環境において有効に仕事をする能力は，ほとんどの部分がこれらの高次機能を遂行するさいの正確さにより決定される．*これらの領域における患者の成績を判定することにより，診断情報に関してのみでなく，社会的および職業的予後に関しても有益な情報が得られる．高次の認知機能は，病歴の聴取中に，患者とその関係者に仕事の成績，個人的な財産管理，問題解決能力，および全般的な判断での患者の正確さについて質問することにより，最初に評価される．

1 評　価

　高次認知機能を正式に評価する方法は多数存在する．ほとんどの知能テスト

と高次推理のテストは，主としてこれらの機能の判定に基づいている．一般に，高次認知機能はつぎの階層的グループに分類することができる．
 1．獲得された情報の蓄積ないし知識の貯蔵
 2．昔の知識の操作（例：計算または問題解決）
 3．社会的認識および判断
 4．抽象思考（例：格言の解釈または概念系列の完成）

基本的な獲得情報の貯蔵を判定する最も有効な方法は，語彙，常識および理解力についての単純な言語性テストである．このようなテストの特異的な例は，どんな基礎的知能テスト（例：ウェクスラー成人知能尺度―第3版〔WAIS-III〕の語彙，常識，絵画完成）でも認められることであろう．常識，教育および社会体験は，これらの課題の成績と密接に関連するので，いずれの評価の結果であっても，この背景情報に照らして解釈されなければならない．

昔の知識の操作はより能動的過程であり，常識の蓄積がおかされていないことと，この知識を新たな，あるいは不慣れな状況に応用する能力の両者を必要とする．社会的理解や計算能力に関する質問が，この機能の判定に使用されることもある．

抽象思考は，おそらく認知の最高水準であり，これは，格言，概念系列あるいは類推解釈を用いることにより即座に判定できることもある．

以下のテストは，当面する高次認知機能のスペクトルを評価するのに推奨される．

1）情報の蓄積

　指　示：このテストでの質問により，患者の知識の貯蔵，あるいは常識の蓄積に関する妥当な評価が得られる．それらは順に難しくなるように呈示してあるので，この順序で施行されなければならない．テストの終了まで，あるいは，患者が連続して3問失敗するまで質問を続ける．患者の反応が不明瞭であるなら，もっと十分に説明するよう命じる．必要なら検者は質問を反復してもよいが，質問の言い方を変えたり，患者になじみのない単語のつづりを言ったり，説明したりしてはならない．

テスト項目

質　問	正解としてよい応答
1. 1年は何週間ありますか	52
2. 人びとにはなぜ肺があるのですか	空気から血液に酸素を移すため，呼吸するため．
3. 1940年以来，合衆国の大統領だった人の名前を4人	適切であれば，いずれの大統領でも可．
4. デンマークはどこにありますか	スカンジナビア，北ヨーロッパ．
5. ニューヨークからロスアンゼルスまでの距離はどのくらいですか	2,300と3,000マイルの間であれば可．
6. 明るい色の衣類が暗い色の衣類よりも夏涼しいのはなぜですか	明るい色の衣類は太陽からの熱を反射する一方，暗い色の衣類は熱を吸収する．
7. スペインの首都はどこですか	マドリッド．
8. さびの原因はなんですか	酸化，すなわち金属と酸素と水分の化学反応．
9. オデッセイを書いたのは誰ですか	ホーマー（ホメロス）．
10. アクロポリスとはなんですか	ギリシアのアテネにあるパルテノン遺跡，またはアテネの丘の上にある古代都市．

採　点：患者の答えは正確であるか，正答と認められる応答にきわめて近似したものでなければならない．われわれの経験では，十分な教育的背景を有する平均的患者は，少なくとも6問は正しく答えるはずである（**表8-1**）．成績が十分でない場合は，常識の蓄積が障害されていることを示し，知能低下，社会的および教育体験の制限，あるいはかなりの認知症（痴呆）を示唆する．反対に，成績がより良好であれば，知能や教育が平均以上であることが示唆される．情報の蓄積は広い年齢群にわたって非常に安定している．しかし，80歳代においてのみ，この機能に関して小さいながら統計的に有意な低下が認められる．反対に，アルツハイマー病の患者では，それが軽症であったとしても，この課題で10点満点のうち平均3.5点しか得点できない．

表8-1　情報の蓄積テスト*

正常者		アルツハイマー病患者	
年齢群別	平均値（標準偏差）	ステージ別	平均値（標準偏差）
40〜49	6.7(2.5)	I	3.5(3.9)
50〜59	6.8(1.9)	II	2.0(2.9)
60〜69	6.5(2.0)	III	0.6(1.1)
70〜79	6.3(2.0)	IV	0(0)
80〜89	5.2(1.5)		

＊平均正答数（±標準偏差）

2) 計　算

指　示：計算は複合的な神経心理学的機能であり，多少とも明確な成分として数字感覚と操作がかかわる．計算に含まれるのは以下の成分である．

　　暗算表（例：加減乗除）
　　繰り上がり，繰り下がりといった基本的な演算概念
　　記号の認識（＋，－，×，÷）
　　筆算のための正確な空間配置[12]

　これらの計算の成分は個別に障害されることがあるので，別々に判定される．数字の基本的概念（書字および口頭）および数字の実際の操作では多くのテスト法がある．われわれは全般的な施行法が容易であることと臨床的妥当性から以下の項目を選択した．計算の評価では，患者に実際に計算させることが大切で，単に暗算表の暗唱をさせないことが大切である（例：4＋4＝8 または 3×5＝15）．これにより，数多くの異なったタイプの誤りを観察することができ，障害の性質を記述し，神経解剖学的解釈を提供するのにも重要な，付加的臨床資料を提供する．もちろん，計算の実行成績は教育体験と密接に関連する．患者には，つぎのように言う．「さて，これから算術問題をいくつかやってもらいます．いくつかは，あなたにはおなじみのものであり，そうでないものもあるでしょう．一つひとつ最善を尽くして試みてください」．

(1) 口頭での演算例

　それぞれの例題は，つぎの順序ではっきりと読む．「4と6とを足すといくつになりますか」．患者の応答を記録する．

1. 加　算	2. 減　算	3. 乗　算	4. 除　算
4＋6＝（10）	8－5＝（3）	2×8＝（16）	9÷3＝（3）
7＋9＝（16）	17－9＝（8）	9×7＝（63）	56÷8＝（7）

(2) 口頭での複雑な例題

　各例題はつぎの形式で，一度だけ読む．「8と13とを足すといくつになりますか」．応答には20秒間のみ許可する．その時間内に応答しないなら，たとえ最終的に正しい応答が得られても，失敗として採点される．患者の応答を記録

する．

1． 加　算　　　2． 減　算　　　3． 乗　算　　　4． 除　算

14＋17＝（31）　43−38＝（5）　21×5＝（105）　128÷8＝（16）

（3） 筆算による複雑な例題

つぎの筆記例題を患者に示し，それを答えるように命じる．患者が不注意で散乱性であるならば，例題ごとに1枚1枚のカードにして示したり，または患者が前の例題を終えたら新しい例題をそれぞれ書いたりするのが有用である．1枚の紙にいくつかの例題を書く場合は，幅広い間隔をあけなければならない．各例題に要する時間は妥当と思われる時間だけ認める．30秒以内でのその例題の正否を記録しておくべきである．位取りの問題を含めて患者の応答を記録する．

1． 加　算　　　2． 減　算　　　3． 乗　算　　　4． 除　算

$$\begin{array}{r}108\\+\ 79\end{array} \qquad \begin{array}{r}605\\-\ 86\end{array} \qquad \begin{array}{r}108\\\times\ 36\end{array} \qquad 43\overline{)559}$$

採　点：各応答は，正または誤として採点される．各計算の下位テストの実行成績を比較することにより，患者の計算能力の全体的水準と，正確さと障害の領域を明らかにすることが可能である（例：暗算表は保たれているが，口頭で呈示される複雑な例題はできない）．計算の個別的側面（例：割り算）に特有な誤りや，呈示のやり方（例：口頭で呈示される項目での成績は維持されていて，筆記例題では障害されている）に関する特異的な誤りには，とくに注意を要する．筆記例題での繰り上がりや位取りにかかわる誤りを記録しなければならない（**図 8-1**）．もし，客観的な計算力の測定が必要であるなら，検者は広域学力テスト第3版[11]のような標準的なアチーブメントテストを参考にすべきである．計算能力は全年齢群を通じて安定しているが，各群内には成績のバラツキがかなりみられる（**表 8-2**）．認知症（痴呆）初期の成績は，とくに高齢者ではあまり障害されていない．成績が劇的に悪化するのは，この病気のステージⅡとⅢにおいてである．

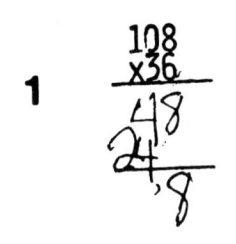

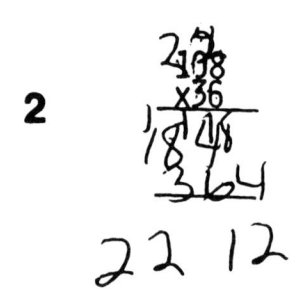

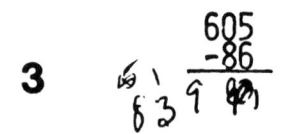

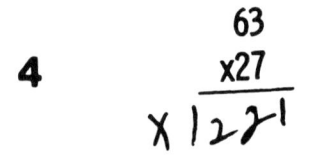

図8-1 計算の誤りの例 (1) 巨大な右半球病変と左側無視を有する患者．(2) 頭部外傷と右頭頂葉血腫を有する患者．他の計算の誤りと並んで位取り配列が拙劣なことに注意．(3) 2年間の大学教育を受けた患者であるが，現在，認知症（痴呆）早期の症状を呈している．(4) アルツハイマー病の患者．乗算の暗算表（九九）は良好だが，基本的な計算過程に著しい問題があることに注意．

表8-2 計算能力のテスト*

年齢群	口頭演算（暗算）	口頭での複雑演算	筆算
正常者（年齢群別）			
40～49	3.7(0.7)	2.9(1.3)	3.4(1.3)
50～59	3.7(0.6)	3.1(0.9)	3.2(1.1)
60～69	3.7(0.7)	3.2(0.8)	3.4(0.6)
70～79	3.4(1.0)	2.4(1.3)	2.8(1.3)
80～89	3.7(0.5)	2.9(1.4)	3.2(0.8)
アルツハイマー病患者（ステージ別）			
I	3.6(0.6)	2.9(1.3)	2.7(1.0)
II	3.1(1.0)	1.2(1.3)	1.9(1.2)
III	1.6(1.6)	0.3(0.8)	0.4(0.8)
IV	0(0)	0(0)	0(0)

＊平均正答数(±標準偏差)

3）格言の解釈

　格言を正確に説明するには，常識の蓄積が障害されていないこと，この知識を不慣れな場面に応用する能力，および抽象的に思考する能力を必要とする．

　指　示：以下の格言は，次第に難しくなる順序で呈示されている．患者には，つぎのように言う．「これから，あることわざを読みます．あなたは以前にそれを聞いたことがあるかもしれませんし，あるいはないかもしれません．そのことわざの意味することを，あなた自身の言葉で説明してください」．それぞれの格言を，書かれたとおりに読む．言い替えたり，別な言い方で格言を説明したりしてはならない．患者が2問連続して格言を答えられなくなるまで続ける．もし，最初の格言に対する患者の答えが具体的（非抽象的）なものである，あるいは，それを説明できなければ，検者は正しい解答を教えて，これに対してどのように答えたらよいかを説明しなければならない．

テスト項目

1. 覆水盆に返らず
2. ローマは一日にして成らず
3. 溺れる者はわらをもつかむ
4. 金のハンマーは鉄のとびらをも砕く
5. 過ぎたるはなお及ばざるがごとし

採　点：格言の解釈に関する基本的な採点基準は，格言を説明するさいに患者により示される抽象化の程度である．格言ごとに患者の応答の質を採点すると役に立つ．"抽象化"の採点は多少とも主観的なので，研究者によってはこのテストの信頼性さらには妥当性について疑問視してきた[1]．患者の教育または知能水準に基づき期待値を適切に補正するなら，格言の解釈は十分に信頼性があり妥当と思われる[14]．採点の手助けのため，格言ごとの抽象的（2点），半抽象的（1点），具体的（0点）のそれぞれ応答例を以下に示す．この項の総得点は10点である．

1. 覆水盆に返らず（こぼれたミルクを嘆くな）

- 0―具体的　「ミルクが床一面に広がった」
  「ミルクが床の上にこぼれていると使いものにならない」
- 1―半抽象的　「過ぎてしまったことだ．くよくよするな」
  「何か上手にいかなかったからといって泣くな」
- 2―抽象的　「一度済んでしまったことについて後悔するな」
  「手の届かぬことにとらわれるな」

2. ローマは一日にして成らず

- 0―具体的　「ローマの建設には長い時間かかった」
  「あなたは都市を一晩でつくることはできない」
- 1―半抽象的　「事を急ぎすぎるな」
  「忍耐強く，注意深くあらねばならない」
- 2―抽象的　「何事かなす価値があれば，それを注意深く行う価値がある」
  「物事を成就するには時間がかかる」

3. 溺れる者はわらをもつかむ

- 0―具体的　「水中にあるがままになっていてはならない」
  「彼は自分自身を助けようとしている」
- 1―半抽象的　「自己保存が重要である」
  「それは最後の手段である」
- 2―抽象的　「悩める者は，抜け出そうとして，何かを試みようとする」
  「本当に必死であるなら，どんなことでも試みようとする」

4. 金のハンマーは鉄のとびらをも砕く

- 0―具体的　「金は鉄を砕けない」
  「金は，とびらを砕くには軟らかすぎる」
- 1―半抽象的　「金は鉄よりも価値がある」
  「何か困難であればあるほど，それを手に入れるためにもっと働かねばならない」
- 2―抽象的　「欲するものが何であろうと金が解決できる」
  「徳はすべてを制する」
  「十分な知識さえあれば，どんなに困難な仕事もなし遂げられる」

5. 過ぎたるはなお及ばざるがごとし（熱い石炭は燃えてしまい，冷たい石炭は黒くなる）	
0―具体的	「熱い石炭はあなたをやけどさせるから，黒いままにしておきなさい」
	「熱い石炭は冷たいときは黒くなる」
1―半抽象的	「両方とも災難のもとになりうる」
	「焼けて赤くなるのも，汚れて黒ずむのも両方わるい」
2―抽象的	「何事も極端はわるいことがある」
	「よくみえることにもわるい側面があるかもしれない」

　具体的応答は，精神遅滞ないし無学な患者以外ではすべて病的である．平均的な患者は，少なくとも初めの3つの格言については抽象的解釈を示すはずであり，残りの格言については，わるくても半抽象的応答を示すはずである．しばしば，教育されていない患者は最初，具体的応答を示すことが多いが，その格言を説明するのに別な言い方はないかと特別に尋ねると，抽象的解釈を示すことができる．そのような手がかりによる応答は，半抽象的応答として採点されるべきである．格言解釈に関して総合得点が5点未満であるなら問題がある．具体的応答，あるいはいくつか抽象的応答を欠く場合は抽象化能力の障害が示唆される．

　格言の解釈の成績は全年齢を通じて安定している（**表 8-3**）．しかし，正常対象内での標準偏差が大きいことは，この課題での低得点を解釈するさいに検者は十分注意せねばならないことを意味している．格言になじみのあることは

表 8-3　言語性抽象化能力のテスト*

年齢群	格言	類似性
正常者（年齢群別）		
40〜49	5.1(1.5)	6.0(2.5)
50〜59	5.1(1.5)	5.9(1.9)
60〜69	4.4(2.2)	5.0(2.3)
70〜79	4.3(1.6)	4.5(2.0)
80〜89	5.6(1.3)	5.1(2.6)
アルツハイマー病患者（ステージ別）		
I	4.0(2.3)	4.9(2.1)
II	1.8(1.5)	2.8(2.1)
III	0.5(0.9)	0.9(1.4)
IV	0(0)	0(0)

*平均(±標準偏差)，各0〜2で採点

患者の抽象化能力の判定での付加要因である[5]．患者がこれまでの人生で聞いたことがある非常になじみの格言は，解釈するためにあまり言語推理を必要としないことがある．それが標準的場面で繰り返し適用されてきた単なる一片の助言にすぎないからである．アルツハイマー病初期の患者の平均得点は，正常者の平均よりやや劣るのみである．認知症（痴呆）が進行すると，成績は急速に低下する．一般に，教育歴がある者で格言の解釈の得点が2～3点であれば，器質性障害を表している．

4）類似性

言語による**類似性テスト**では，患者は明らかに異なった2つの対象物または場面の間の基本的な類似性について説明せねばならない．*言語性抽象化能力に関するこのテストは，関連性の分析，言語性概念の形成，および論理的思考を必要とする．*

　指　示：患者に，つぎのように言う．「これからいくつか対になったものを言います．それぞれの組み合わせは，ある面では似ています．それがどのように似ているか，同じであるかを話してください」．患者がその項目間の相違について語ったり，応答できなかったり，それらは異なっていると述べたりするならば，その項目には0点と採点し，正しい答えを示してからつぎの項目に移る．あとに続く項目では，何の手助けも与えない．以下のテスト項目は，順に難しくなるように提示されている．

テスト項目
　①かぶら―カリフラワー
　②自動車―飛行機
　③机―本箱
　④詩―小説
　⑤馬―りんご

　採　点：各項目の組み合わせに関する応答は，的確さに関して採点される．2点が与えられる場合は，何らかの抽象的類似性，あるいは，その対の両方の項目に高度に関連する一般的な分類を答えた場合に対してである．その対の両

方の項目に関連して特異的な性質を示す応答や，それ相当の類似性を構成する応答に対しては1点を与えるべきである．その対の一方だけの特異的な性質を反映する応答や，相違や，その項目の対に関係しない一般化，および応答できない時には0点を与える．2，1，0点とされる応答例を以下に示す．この項の合計得点は10点である．

1. かぶら―カリフラワー
    2点：野菜
    1点：食べ物；地に生育する；食べられる
    0点：店で買う；一方は根で，他方は地上に生育する
2. 自動車―飛行機
    2点：移動の手段
    1点：両方とも運転して，モーターがある
    0点：一方は空で，一方は道路にある
3. 机―本箱
    2点：家具のひとつ，事務用家具
    1点：家財道具，上に本を置く，同じ材料でできている
    0点：勉強するために机に向かい，本箱に本を入れる
4. 詩―小説
    2点：文学作品あるいは文学の一形態；芸術作品；創作的表現の様式
    1点：両方とも書く；物語を話す；考えを表現する
    0点：有名なもの；それらを学校で学ぶ；人びとはそれが好き
5. 馬―りんご
    2点：生物；神の創造物で，有機物
    1点：両方とも成長する；両方とも皮がある；両方とも食物
    0点：馬はりんごを食べる；一方は大きく，一方は小さい；私達はそれらを使用する

正常な教育的背景があり精神遅滞のない患者は，このテストで少なくとも5～6点は取れるはずである（表8-3参照）．具体的応答（0点）が2つ，あるいは合計点が4点未満である場合は，全般的知能の低下ないしは抽象化能力の障

害が示唆される．一般にこのテストの成績は，情報の蓄積テストや格言解釈テストの成績と合致するはずである．類似性と情報の蓄積テストの遂行能力が同等に障害されているならば，抽象思考の特異的な障害よりも，精神遅滞あるいは教育を受けていないことが示唆される．

5) 洞察と判断

　洞察と判断も脳の疾患により障害される高水準の行動機能である．これらの行動は異なっているが相互に関連する．*洞察*は自分自身か外的状況かのいずれかを理解する個人の能力である．*判断*は複雑な精神過程で，それにより人は意見を形成し，決断をし，最初に問題を分析した後に行動を計画したり応答したりし，選択肢を受け入れられる社会的行動と比較する．

　洞察は，記憶力低下などの自分の問題に気づいているかを患者に質問することで判定することができる．認知症（痴呆）患者の多くは自分に問題のある事実，他人をしばしば苛々させながらも患者にとっては救いになっている状況を認識していない．洞察の欠如，あるいは否認は大きな右半球病変を有する患者でもみられる．

　判断の質は正常者群で広くばらついているので，判断の判定はさらに困難である．したがって，検者が評価しようとしていることは患者の判断における*変化*である．基礎的な社会認識と問題解決は環境場面についての質問や周囲との関係を上手に処理するやり方（例：食料品店で煙や火を見たら，人はどうすべきですか？）について質問することで評価できることがある．社会的判断はより複雑な機能で，社会的場面に関する基礎知識，そうした場面で社会的に適切に応答することの知識，現実の社会的場面に直面した時に個人的に正しい応答を適用する能力を含む．社会的判断の本質が現実を基盤とすることから，抽象のテスト場面で妥当性を判定することは困難である．診察室や病院のベッドサイドのような限られた場面で質問されて，店で煙すなわち出火を見つけたら支配人に冷静に伝えると当然のように答えるものの，現実場面ではまったく別の行動をとる患者もある．したがって，患者の社会的判断に関して役立つ資料は，日々の出来事に携わるさいの患者の実際の行為を親しく見聞きしてきた家

族，あるいはその他の情報提供者からの病歴により，入手することが最上である．それに代わる可能性としては，やや面倒で非能率な手法であるが，即座に適切な社会的応答を必要とする実際の場面（とはいっても実験的場面ではあるが）に患者をおくことである．

2 解　剖

　高次認知機能は，まず第一に正常な大脳皮質に依存するが，皮質下病変も成績を低下させることがある．しかしながら，計算能力を除いてこれらの機能は，言語ないし構成能力にみられるような，十分に局在化してきたものではない．抽象思考，古い知識を操作する能力，および類似性認識機能は，おそらく皮質の広範囲の部位に対応するものであり，これらの高度な抽象機能を遂行するためには，皮質下構造も重要である．この広範囲な対応のため，脳のさまざまな部分に局在する病変がこれらの機能を障害する可能性がある．障害は広範囲の両側性疾患（例：認知症）において，とりわけ目立つ．

　これらの高次認知機能の多くは，脳の前方領域よりは後方に局在するように思われる．社会的判断は主な例外である．前頭病変の患者は認知機能が正常にもかかわらず，社会的判断は非常に劣ることがしばしばある．抽象概念の喪失は前頭葉切除の患者で記載され[14]，伝統的に広範な前頭葉機能障害の徴候と考えられてきたが，前頭葉損傷の患者では，注意や記憶の障害および保続があり，これらが観察された高次の認知障害の原因と考えた方がよい場合もある[10,15]．前頭葉病変と認知機能との相互作用に関する文献の総括的考察において，Teuber[16]は，そのような病変は一般に脳のより後方領域に局在する病変ほどには知能を障害しないと結論した．Black[2]も，認知機能に対する一側性の前頭葉および非前頭葉病変の影響が異なることを論述した．この研究はまた，高次認知機能は主として後方病変で障害されることも明らかにした．

　言語性推論と抽象化は主として優位半球の機能で，言語ときわめて密接な関連を有する．したがって，優位半球病変は，これらの高次言語操作を妨げることがよくある．

計算の遂行能力の障害は，両側性の脳病変でみられ，あるいは右または左側の一側性の脳病変でもみられることもある[7]．脳のいくぶんか異なる領域の病変は，別々のタイプの計算力障害を生じることがある（計算困難症，dyscalculia）[6]．右利き患者の左半球病変は，典型的には，劣位半球の対応部位の病変の場合より，より重度の計算障害を生じる[3]．数字は言葉に似ているので，すなわちある概念を表象する符号であることから，計算と言語障害に強力な関連のあることは驚きではない．数字に関する失読と失書，いわゆる失語性失算は軽度失語症の一般的な所見である[12]．しかし，患者によっては数字と記号（すなわち，＋，－，×，÷）については失読だが，単語に関しては失読ではない．このタイプの失算はゲルストマン症候群（第9章で記載）の重要な成分であり，優位半球頭頂葉病変によるものである．計算不能症（数字の複雑な操作の理解と実行ができない）は通常，左半球病変または両側性疾患（例：認知症）でみられる．局所的な前頭葉性，側頭葉性，頭頂葉性および後頭葉性の病変によるとみなされる特殊な計算障害が記述されている[9]．計算する能力の障害は，頭頂葉の局所病変により生じることが最も一般的である．頭頂葉性失算は，数字の意味や絶対値の概念（例：より大，または，より小）を理解する能力の喪失，および視覚的空間障害により，その頁の数字を正しく位取りできないことが特徴である．複雑な計算での位取りの誤りは，右頭頂葉病変を有する患者でみられる計算困難症における最も際立った徴候であることがしばしばある．皮質が絡んだ症例に加えて，純粋に皮質下病変（例：左尾状核を障害）のみの患者でも計算困難を示すことがある[4]．

3 臨床的意味づけ

　高次認知機能の障害は，その病因にかかわらず脳を広範囲に侵す疾患の患者でみられることが最も多い．これらの障害は，アルツハイマー病のような進行性脳疾患における荒廃の最初の徴候であることがしばしばある．優位半球頭頂葉の局所病変は，言語を介した機能の障害を生じることがあるので，抽象能力の喪失あるいは計算障害を呈する患者では，必ず鑑別診断のさいに考慮されな

ければならない．すでに述べたように，前頭葉病変の典型例では，知識の蓄積や抽象思考および問題解決に関しては，他のより基本的障害が同時に存在しないかぎり（例：保続あるいは失語症）妨げられることはない．反対に，社会的認識や社会的場面での判断は，巨大な前頭葉病変を有する患者でしばしば障害されることがある．

　重大な機能性疾患，とくに統合失調症では，抽象化能力の障害を生じることが多い．統合失調症の具象性は器質性脳疾患の患者のそれとは異なっていることが多いが，ときに，その障害が器質的な具象性と区別しがたいこともある．

　高次認知機能と一般的知能の間には密接な関連があるので，原因が何であれ，精神遅滞はこれらのテストの実行成績を低下させる．教育を受けていないことも，同様に標準以下の成績を生じ，診断的意義はない．情報の蓄積のテストは現在の知的機能の正しい評価をもたらし，この現在の知的機能は，この背景情報を供給する病歴からの資料と結びついていることもある．

4 まとめ

　高次認知機能は，患者の論理的能力および問題解決能力の手段である．これらの機能は，しばしば脳疾患の初期に障害されるので，他の領域（例：言語あるいは構成能力）での成績が比較的維持されている患者では，脳の病気を検出するのに有効な手段となる．障害はいずれも，患者が自分の環境内で有効に機能できないことを反映したものが多い．したがって，これらの機能の評価は，社会的および職業的予後を正しく判定するために役立つであろう．

●参考文献

1. Anderson, NC: Reliability and validity of proverb interpretation to assess mental status. Comp Psychiatry 18:465-472, 1977.
2. Black, W: Cognitive deficits in patients with unilateral war-related frontal lobe lesions. J Clin Psychol 32:366, 1976.
3. Boller, F and Grafman, J: Acalculia: Historical development and current significance. Brain Cognition 2:205, 1983.
4. Corbett, AJ, McCusker, EA, and Davidson, OR: Acalculia following a dominant hemisphere subcortical infarct. Arch Neurol 43:964-966, 1986.
5. Cunningham, DM, Ridley, SE, and Campbell, A: Relationship between proverb familiarity

and proverb interpretation: Implications for clinical practice. Psychol Rep 60:895–898, 1987.
6. Ferro, JM and Botello, MAS: Alexia for arithmetical signs. A cause of disturbed calculations. Cortex 16:175, 1980.
7. Critchley, M: The Parietal Lobes. Edward Arnold, London, 1953.
8. Grafman, J and Rickard, T: Acalculia. In Feinberg, TE and Farah, MJ (eds): Behavioral Neurology and Neuropsychology. McGraw-Hill, New York, 1997, pp 219–226.
9. Grewel, F: Acalculias. In Vinken, P and Bruyn, G (eds): Handbook of Clinical Neurology, Vol 4, Disorders of Speech, Perception, and Symbolic Behavior. American Elsevier, New York, 1969, pp 181–194.
10. Hécaen, H and Albert, M: Disorders of mental functioning related to frontal lobe pathology. In Benson, DF and Blumer, D (eds): Psychiatric Aspects of Neurologic Disease. Grune & Stratton, New York, 1975, pp 137–149.
11. Kahn, HJ (ed): Cognitive and Neuropsychological Aspects of Calculation Disorders. Brain Cognition 17:97, 1991 (special issue).
12. Levin, HS, Goldstein, FC, and Spiers, PA: Acalculia. In Heilman, KM and Valenstein, E (eds): Clinical Neuropsychology, ed 3. Oxford University Press, New York, 1993, pp 91–120.
13. Reich, JN: Proverbs and the modern mental status exam. Comp Psychiatry 22:528–531, 1981.
14. Rylander, G: Mental Changes After Excision of Cerebral Tissue. Ejnar Munksgaards Forlag, Copenhagen, 1943.
15. Stuss, DT and Benson, DF: Neuropsychological studies of the frontal lobes. Psychol Monogr 95:1, 1984.
16. Teuber, HL: The riddle of frontal lobe function in man. In Warren, J and Akert, K (eds): The Frontal Granular Cortex and Behavior. McGraw-Hill, New York, 1964, pp 410–444.
17. Wilkinson, GS: Wide Range Achievement Test-3 Administration Manual. Wide Range, Inc., Wilmington, DE, 1993.

第9章

関連認知機能

　特異的な認知機能の障害がいくつかあり，神経学者や神経心理学者によって非常に興味をもたれてきた．ほとんどは高次の運動および感覚過程と関連するもので，たとえば失行は高次運動障害の例であり，視覚失認は高次知覚障害である．長年，これらの機能は失語症と並んで高次皮質機能として分類されていた．しかし，より洗練された画像手技（すなわち，コンピュータ断層撮影［CT］および磁気共鳴画像［MRI］）の出現に伴い，皮質下病変もこうした機能を障害しうることが示されてきた．これらの障害を理解することは大脳の局在に関して臨床家の役に立つ．加えて，神経行動学者はこれらの障害を理解することに多大な研究興味をもっている．各障害は比較的分離しているので，用語，評価および臨床的解釈を含めて，各障害に関する十分な考察を示すこととする．

1 失　行

　失行は学習された巧緻な連続的運動動作の後天的障害であり，筋力，協調性，感覚，あるいは理解または注意の欠如といった要素的障害では説明できない[28]．動作を遂行するために必要とされる運動支配の，選択と構成の障害である[3]．失行は低次の運動障害ではなく，**運動企図の障害**であり，巧緻動作または学習された動作に先行する統合段階の障害である．ここでの考察は後天性失行に集中するが，失行の発達性病型についても記載されてきた[22]．異なるタイプの失行は，実行された課題の複雑さや性質に基づいて示されることが多い．
　皮質病変の反対側の四肢における拙劣さ，あるいは不随意性把握反射で特徴

づけられる運動障害は肢運動失行と呼ばれる[15]．この障害を有する患者は，基本的運動コントロールが困難で，異常反射が顕著であることから，その運動は真の失行に関する古典的な必要条件を満たしていない．

1) 観念運動失行

*観念運動失行は，最も一般的にみられる失行のタイプである．*この型の失行を有する患者は，すでに学習した運動動作を正確に遂行することができない．障害は，頬顔面，上肢ないし下肢，または体幹筋肉にみられることが多い．「どうやってマッチを吹き消すかやってみせてください」とか「ストローで飲んでください」というような命令を遂行できない場合，**頬顔面失行**と呼ばれる．硬貨をはじいたり，敬礼したり，ボールをけったりするように，手足を意のままに動かすことが困難なことを**四肢失行**と呼ぶ．「おじぎしなさい」，「野球のバットを振りなさい」とか「ボクサーのように身構えなさい」のような課題で体幹を命令通りに動かすことが困難な場合は，**全身運動の失行**と呼ばれる．

(1) 評　価

これらの観念運動課題を遂行するさいの困難さには階層性がある．最も困難な水準は，患者が口頭での言語性命令（例：「どうやって硬貨をはじくかみせてください」）に対して動作を遂行することを要求されることである．この動作は，硬貨なしに，また検者からの非言語性手がかりも与えられずに，それらしくみせなければならない．患者がこの水準ではできないなら，検者がその動作をやってみせ，患者にそれを模倣するよう命じる．ほとんどの失行患者は，命令に従って動作をそれらしく見せるより模倣の方が容易である．なおもできないなら，その患者には実物を与えて，再び指示された通りに行うよう命じる．実物の使用は，通常，失行患者にとっては最も容易な課題であり，言語性命令や模倣ではできない患者の多くが，実物を用いる具体的課題を成功させるであろう．対象物の存在は，患者に付加的な視覚性および固有感覚性の手がかりを与え，動作遂行を促通する．行為を評価するために，可能性のある命令は無数に存在する．以下のテストにより，失行性運動を引き出すことがよくあ

る．

頬顔面の命令

命　　令	誤　り
「やり方を示してください」	
1．「マッチを吹き消す」	短く呼気をコントロールすることが困難．「フーッ」と口で言う．吸う．的確な口の格好を維持できない．
2．「舌を出す」	舌を突き出すことができない．舌が口の中では動くが，前歯に押しつけがちで出せない．
3．「ストローで飲む」	口をすぼめておくことができない．ストローから吸う代わりに吹く．乱雑な口を動かす動作．

　頬顔面行為のテストでは，患者は自分の手に品物（マッチとかストロー）を持っているように振る舞うことで，自分自身の手がかりとすることがよくある．この自己手がかりは動作遂行を促通するので，患者の手をそっと押さえたりすることにより阻止すべきである．

四肢の命令

命　　令	誤　り
「やり方を示してください」	
1．「敬礼」	手を頭の上にあげる．手を振る．手の位置が不的確．
2．「歯ブラシを使う」	正しい握りを示さない．口をあけられない．著しく口を外れる．指を用いて歯をつつく．歯ブラシの柄に相当するだけの距離をおかない．歯ブラシとして指を用いる．
3．「硬貨をはじく」	手を開いて硬貨を空中に投げるのに似せた動作．あたかもドアのとってを回すように手を回内外する．母指で指をはじかずに腕を曲げる．
4．「ハンマーでくぎを打つ」	手を水平に前後に動かす．拳で強くたたく．
5．「髪をとかす」	くしの歯として指を使用する．髪をさする．不確かな手の動作．

命　令	誤　り
6.「指をならす」	軽くたたく動作で指を伸展．指で母指を軽くたたく．指と母指を擦り離すが力が不十分．
7.「ボールをける」	足踏みをする．床に沿って足を突き出す．横への足の動作．
8.「タバコをもみ消す」	足踏みする．足で床をける．

　観念運動失行は通常，両側性の現象であるが（すなわち，左右両側の四肢にみられる），ときに観念運動失行が一側性にみられる．したがって，命令は左右四肢の間で交互に替えて行われなければならない．同一命令を両手で続けて行わせることをしてはならない．視覚性自己手がかりにより第二試行では実行成績が改善することがあるからである．

全身の命令

命　令	誤　り
「やり方を示してください」	
1.「ボクサーのように身構える」	不格好な腕の位置．手を並べる．
2.「野球バットを振る」	両手をいっしょに並べて握ることが困難．たたき切る動作．
3.「おじぎをする*」	何らかの不適切な体幹の動作．

（*訳注：第3版以降では，男性のおじぎ"bow"と，女性のおじぎ"curtsy"を区別して表現している）

(2) 臨床的意味づけ

　口頭言語性命令により巧緻動作を遂行する能力は，優位半球の言語機能と密接に関連する．　十分な言語性理解が意味のある行為のテストの前提となるので，脳の領域A（図9-1）が無傷でなければならない．一度命令が理解されると，その情報はそれに連なる縁上回に広がり（図9-1参照，領域B），そこで言葉（例：「硬貨をはじく」）は後ローランド頭頂皮質にある運動感覚の記憶と連合する．古典的モデルでは，これらの運動の感覚性記憶は，その後，経路Cに沿って前運動領（D）に伝達され，そこで運動パターンの記憶が誘発される．それから，前運動領は運動帯（E）にある錐体ニューロンを実際の動作を実行するよう仕向ける．しかしながら，最近の研究はこの古典的モデルが修正され

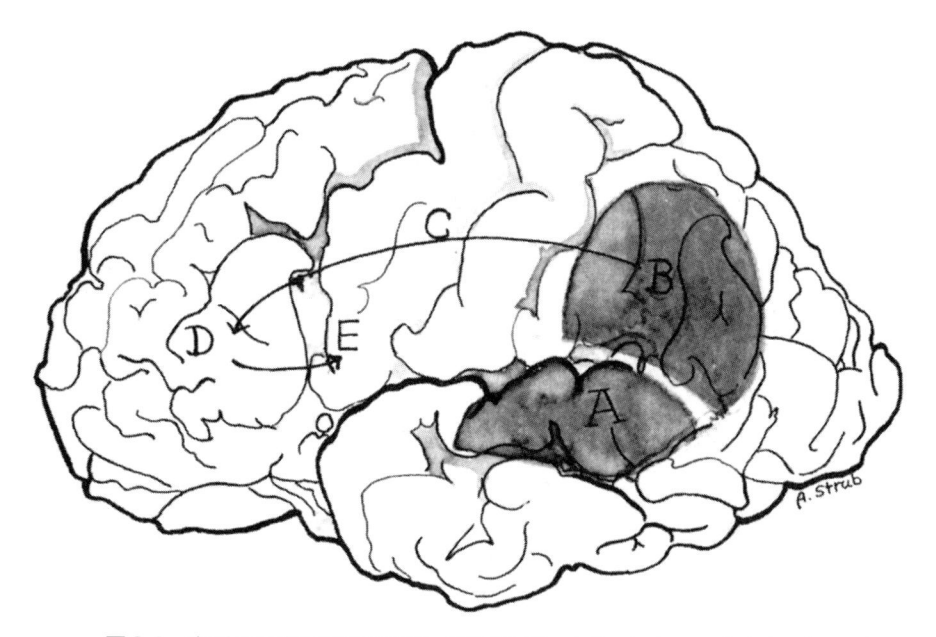

図 9-1 右手の行為に関する経路（左運動領によりコントロールされる）

るべきであることを示している[36,53]．頭頂領域からの情報は前頭葉内側の補足運動領（図示なし）に運ばれてから，外側皮質の運動皮質（DとE）に行く．これらの経路に沿ってどこかに病変があれば，観念運動失行を生じる．皮質下構造も巧緻動作を導く役割があるので，たとえば視床病変が重度の失行を生じた症例が記載されている[41]．優位半球に病変のある患者の多くは，失語性でもある．したがって，理解力の障害が運動実行の成績を低下させていないことをはっきりさせるために，行為 praxis のテストは非常に注意深く行われなければならない．上述の左半球の領域にある病変は両側性四肢（頬顔面を除く）の失行を生じる可能性がある[53]．

上述の文節は，右手での行為に関する経路の概要である（左運動領によりコントロールされる）．失行患者は，左手にも失行がある．**図 9-2** は，左手を支配する右運動領に対する命令が，左前運動領（D_1）から右前運動領（D_2）へ，

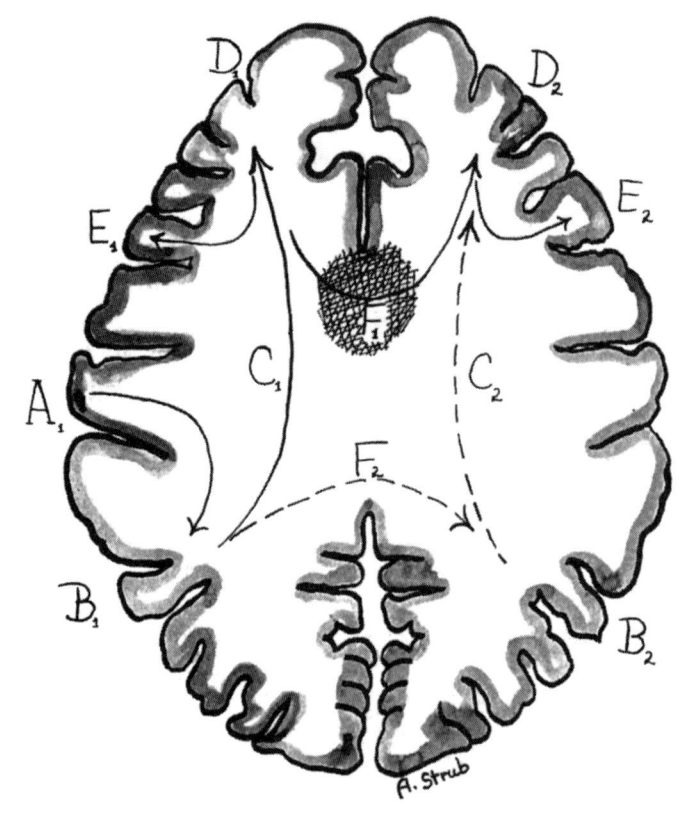

図 9-2　前方脳梁病変での行為に関する経路

脳梁前部線維（F_1）を通って伝達されることを図示してある．この経路の何らかの遮断は左手の失行を生じさせるであろう[27,28,54]．これは，しばしば"交感性行為困難 sympathetic dyspraxia" と呼ばれ[26]，右片麻痺を伴うブローカ失語症患者の健常の左手で容易に認めることができる．脳梁前部病変（F_1）は左手の孤立性失行を生じさせることがある．この場合，右手の運動および行為の機能は維持されている[30]．後部脳梁経路（F_2〜C_2）は，理論的には行為の情報を右前運動領（D_2）に伝達できるものであろうが，明らかではない．

右半球の病変では，患者が命令に従って動作を遂行すべき場合は，いずれの手にも重大な失行を生じることはまれである[14,19]．しかし，右半球病変の患者によっては検者を模倣するように命じられて動作を遂行しがたいことがある[3]．このような場合には，右半球の強力な視覚系が，その動作に関する患者の認知を妨げる．

この解剖モデルは，臨床的，病理学的に確かめられてきており，言語に関する優位半球は，学習による巧緻動作に関しても優位であることを堅固なものとする[28]．この優位性は，ほとんどの人びとが書いたり投げたり道具を使用するような活動動作で，利き手志向の強いことから明らかである．優位半球の病変は両手の失行を生じるので，優位半球は劣位半球に由来する動作に対して絶え間なく指導的役割を果たしていることが明らかである．言語と行為の間の密接な関係があるために，多くの失語症患者は頬顔面筋の失行を呈する．患者によっては失行が発語運動に限られていることがあり，この状態を**発語失行**と呼ぶ．

すべての失行患者が，実行成績に関して同じ程度や型の低下を呈するわけではない．ある患者は，命令に対してはまったくできなくとも，模倣では完璧になし遂げることがある（命令の理解は十分であるとしても）．そのような患者は離断症候群の一型であり，言語性入力が文字どおり運動領から離断されている．しかし視覚性入力は即座に運動領に中継されるので，患者は難なく模倣できる．しかしながら，命令ではできない失行患者のほとんどは，模倣も困難である．患者によっては観念運動失行が相当に重度のため，言語性命令や模倣，そして実物を使用してもできないことがある．左の側頭頭頂領域に病変のある患者では，簡単な品物を使用してみせることがきわめて困難にみえても，その動作を完璧にまねてみせることがある．この実物を使用することの困難は，重度の観念運動失行であるよりも観念失行であり，真の失行であるよりは記憶障害（品物の使用に関する）により生じることが提唱されている[18]．命令や模倣により運動を実行することができない広範な優位半球病変の患者は，しばしば食器などの品物をかなり上手に使用してみせることがある．実行成績には運動の有効性や構成に多少の問題があるが十分であり[23,46]，右半球は基本的な道具

の使用に関して十分な運動エングラムを有すると解釈される.

全身の命令は，明らかな四肢失行が存在しても正確に遂行されることがある．重度の聴覚性理解の障害を有する患者でも正確に実行できることがしばしばある．患者によっては全身の命令にかかわる実行成績が比較的維持されるという理由は不明であるが，これらの軸性運動動作がより広範囲に広がっている錐体外路系の制御下にあるという事実によるものかもしれない[28]．しかし，原則的に，観念運動四肢失行の患者は失行性の軸性運動障害も呈する[44]．

2）観念失行

古典的観念失行は，観念運動失行にみられるよりも，高次の複雑な運動企図の障害である．それは，手紙を折り畳んで，封筒に入れ，封をして切手をはるといった，*一連の関連するが別々に分離した段階にかかわる課題の実行の崩壊*をいう．患者は，しばしば，それぞれ個々の段階の課題を独立に実行することはできる（例：紙を折り畳む）．しかし，その部分を統合して一連のものとして正確に完成することはできない．患者は，その課題を完成するにはどうとりかかったらよいか，という全体的な概念を喪失してしまったようにみえる．研究者によっては，観念失行を実物を取り扱うさいに，何らかの困難を示すことと定義している[17,20]．われわれは，単純な四肢の命令において品物を使用するさいの困難（例：硬貨の実物をはじくことができない）は，重度の観念運動四肢失行を意味するものであって，観念失行ではないと思う．しかし，患者によっては，さまざまな理由から品物とその適切な使用に関する概念の両者とも喪失する．これらの人々は"概念失行"を呈しているといわれる[43]．

（1）評 価

観念失行を明らかにするためには，いくつか簡単な課題が使用される．

課 題	誤 り
1. 手紙を折り畳み，封筒に入れ，封をし，宛名を書いて，封筒に切手をはる	紙を折り畳むことができずに紙を回す．的確に折り畳まない．切手あるいは封筒のなめる面が違う．封筒に紙を入れられない．

2.	ろうそく立てにろうそくを立て，マッチを箱から出して，ろうそくに火をつけ，マッチを吹き消す	ろうそく立てに芯を逆にしてろうそくを立てる．ろうそく立てに立てられない．マッチ箱を開けたり閉めたりできない．マッチでろうそくを擦る．マッチの反対側を擦る．ろうそくでマッチ箱を擦る．マッチでなくてろうそくを吹き消す．
3.	歯みがき粉の箱のふたを開けて，歯ブラシ立てから歯ブラシを取り，歯みがき粉をブラシに塗る	歯みがき粉の箱のふたをはずしてブラシにふたをのせる．歯ブラシの柄に歯みがき粉を塗る．歯ブラシに歯みがき粉をつけたまま歯ブラシ立てに戻す．

　これらのどの課題でも，患者は通常，一連の動作の部分部分は確実に遂行できる（例：マッチをすったり，歯をみがいたり）．しかし，その個々の動作をつなぎ合わせて，ひとつのまとまりに仕立てることができない．

(2) 臨床的意味づけ

　観念失行は，通常，両側性の脳疾患の患者にみられる複合障害である．何らかの広範な皮質の疾患，とりわけ頭頂葉を障害するものでは，観念失行を生じることがある．患者は特異的な課題（例：ろうそくに火をつける）はできないが，その障害が数多くの認知障害の結果であることは，患者の実行をよくみれば明らかである．多くの患者は観念運動失行の要素を有し，ほとんどすべての者が，ある程度の構成障害と空間失見当識を有する．記憶と聴覚的理解も低下していることがある．

　観念失行の患者の実行成績でひとつ興味深い要素は，品物の使用を認識することがまるでできないことである．使用する品物を認識できないことは物体失認あるいは一種の概念失行と呼ばれてきており，ろうそくに火をつけようとしてマッチ箱にろうそくを擦りつける患者の例がある．一連の順序を整える能力も障害され，複雑な段階に富む課題は部分部分が分離して混乱した群と化し，まったく論理的な連続的関連性を失ったものとなる．正式なテスト場面におけるあいまいさと不適合も，混乱のもととなっている．医師が歯ブラシと歯みがき粉を持ち出して，患者にやさしく差し出しても，患者は，いったい何をする

よう求められているのか，まるで正しく理解することがない．

　神経心理学的には，観念失行は多くの重大な認知障害の集約である．臨床的には，患者は自分の身のまわりのものを有効に取り扱うことができなくなる．患者は，肉を料理したり，ベッドを整えたり，たばこに火をつけたり，テレビのチャンネル変換機を使用したり，あるいは，われわれのだれもが当たり前のこととしている数多くの日常的活動のいずれかをしたりすることができない．*観念失行は，通常は単独でみられる所見ではなく，一般的には認知症（痴呆），とくにアルツハイマー病の患者でみられる広範囲の知的荒廃を伴う．*

2 皮質下認知障害

　近年，大脳半球の皮質下構造（例：視床，被殻，淡蒼球，中隔核）を一次性に障害する疾患で生じる高次脳機能の変化に多大な関心が払われるようになった．*皮質下構造を一次性に障害する疾患には，局所性梗塞，外傷，ハンチントン病，進行性核上性麻痺，さらに最近のものとして後天性免疫不全症候群（AIDS）が含まれる．* 高次脳機能の変化はAIDS患者では明確な病状であることから，特異的テストバッテリーがこの皮質下認知症（痴呆）を診断するために開発されてきた[45]．他の認知症から鑑別される皮質下認知症の主な特徴は精神運動緩徐である．精神運動速度に関するさまざまなテストが使用可能だが，迅速で信頼性のあるテストはアルファベットの大文字を書くように患者に命じることである．正常者はこのテストを21秒未満で実行できるはずである[45]．

3 左右失見当識

　左右の見当識は，伝統的に，自分自身およびその周囲（例：検者の身体に関して）について右と左を区別する能力と定義されている． この能力は，基本的には空間見当識に関する能力である[9]．言語性の標識である"右"と"左"を身体のそれぞれのそばに当てはめることは，左右見当識のテストとしてよく

用いられる[32]. しかし，これは言語性課題であり，必ずしも空間感覚をテストしていない．左右失見当識は，本質的には発達上のものであることもあり，あるいは局所的ないし広範囲の脳病変の結果であることもある．この障害は興味深いものであり，また，ゲルストマン症候群（この章で，のちに論じられる）を生じるような他の障害と結びつくこともあるが，独立してみられる時には臨床的有用性は限定される．

(1) 評　価

つぎにあげる概要は，順に難しくなるようになっているので，左右失見当識のテストに利用するとよい．

テスト項目

1. 自分自身の同定
    A. あなたの右足をみせてください．
    B. あなたの左手をみせてください．
2. 自分自身に関する交差性の命令
    A. 右手で左の肩に触れてください．
    B. 左手で右の耳に触れてください．
3. 検者に関する同定（検者は患者と対面して）
    A. 私の左ひざを指してください．
    B. 私の右ひじを指してください．
4. 検者に関する交差性の命令（検者は患者と対面して）
    A. あなたの右手で私の左目を指してください．
    B. あなたの左手で私の左足を指してください．

ほとんどの正常者は，すべての項目を難なく正しくなし遂げるであろう．しかし，正常者群では有意な比率（男性の9％，女性の17％以上）で，左右テストで困難を呈する[4,6]．

(2) 臨床的意味づけ

左右失見当識が存在する場合，患者が，以前はそのような課題を正しく遂行できたか否かを確認することが重要である．すでに述べたように，左右失見当識は，本質的には発達上のものであったり，全般的な知的能力の低下に伴うも

のであったりすることがある.

　失語症患者は，一次性の言語障害のために左右の指示を誤ることがある．失名詞は，"右"と"左"の標識を利用するさいの混乱の原因になりうる．聴覚性保持の障害は，複雑な命令に対する実行を妨げる．

　これまでのところ，臨床的および神経病理学的症例研究は，左右失見当識と何らかの限定された脳病変との間の関連を明らかにしてはいない[24]．*後天的な左右見当識の障害が存在するならば，その病変は一般的に優位半球の頭頂側頭-後頭領域に局在する*[34]．われわれの臨床経験では，左右失見当識が劣位半球に限局する病変に伴うことはまれである．これは，Critchleyの総説でも検証されている[9]．

4 手指失認

　手指失認は，自分自身や他人の指を個々に認識したり，呼称したり，指さしたりすることができないことである[25]．この障害は，人差し指，中指，薬指についてみると，最も容易に認められるようである[8]．手指失認は，左右の見当識の場合と同じように，本質的には発達上のものであったり，広範ないし局所的脳疾患のいずれかの結果であったりする場合がある．大脳病変の局在診断に関する有用性は，比較的限定されている．

(1) 評　価

　この機能の評価は非常に手広くなりうるが，実際的な目的では短いスクリーニングで十分なはずである．患者は十分な聴覚性理解を有し，指の名称（親指，示指あるいは人差し指，中指，薬指，小指）を知っているか，または覚えることができなくてはならない．

テスト項目

1. 非言語性手指認識

　　指　示：
　　患者は目を閉じていて，その指のひとつに触れる．次いで開眼させ，検者の手の同じ指を指さすように命じる．

2. 検者の手について指の名を同定する
   指　示：
   検者の手は，さまざまな肢位をとらなければならない（例：患者と対面して，手のひらを下にしてテーブルに置く．手のひらを患者に向けて空中に垂直に保持する．および，手のひらを検者に向けて空中で水平に保持する）．検者は「私の中指を指してください」という，など．
3. 自分自身および検者の指の言語性同定（呼称）を行う
   指　示：
   患者および検者の手は，上述のように種々の肢位に置かれる．検者は患者の示指を指して，「この指は何指ですか」と言う，など．

(2) 臨床的意味づけ

手指失認のある患者は通常，優位半球の病変を有する[37]．*左利き患者あるいは左利きの著しい家族歴を有する患者では，いずれの半球の病変でも手指失認を呈することがある．頭頂-後頭病変が手指失認の原因として最も多い*[42]．*右-左のテストと同じように，失語症は言語で導かれる成績には負の作用を及ぼすであろう．この話題に関するより包括的な総説については文献9と37を参照してもらいたい．*

5 ゲルストマン症候群

　ゲルストマン症候群は，古典的であるが，なおかつ議論が尽くない神経学的症候群である．それは4つの主要な成分，手指失認，左右失見当識，書字困難および計算障害からなる．しかし，この障害を有する患者のほとんどは，さらにほかにも神経心理学的障害が加わっていて，主として構成障害か軽度の失語症を呈する．この症候群は局在診断の価値を有する．すなわち4つすべての要素を呈する場合は，優位頭頂葉，または両側頭頂葉の損傷が示唆される[47,50,51]．この症候群に関してさらなる情報に関しては，文献6と12と51を参照してもらいたい．

6 視覚失認

　視覚失認は，まれな後天性の神経学的症候群で，患者は視覚的に呈示された品物あるいは品物の絵を認識することができない．視力は十分であり，精神活動は清明で失語症はない[52]．

　文献的に記載されてきた，視覚失認の2大カテゴリーがある．第一のタイプでは，品物の現実的視覚認知がゆがんでいて，認識が不可能なまでになる．そのような患者は，品物を見せられた時に，品物の名称が言えなかったり，使い方を話したりすることができない．しかし，手に持たせると，ただちに名称を言い，使い方をやってみせることができる．運動感覚性の手がかりが認識に十分な情報を提供する．視覚失認の存在を評価するためには，視覚的に呈示した日常的品物を言語性に同定するよう患者に命じる．もし，患者が品物を認識できなければ，その品物を手に取って扱ってみることを許す．そこで，患者が品物をただちに同定するなら，その障害は視覚体系にある．そのような患者は視覚連合皮質に両側性の損傷（18野と19野）を有すると考えられてきた．PET（positron emission tomography）を使用した最近の研究では両側性に側頭-後頭皮質の損傷が証明されている[31]．このタイプの視覚失認（**統覚性視覚失認**）は，一酸化炭素中毒による無酸素性脳症の患者[5]やアルツハイマー病の患者で報告されている．

　視覚失認の第二のタイプは，**連合性視覚失認**と呼ばれるものである．このタイプの失認患者は，視覚知覚は十分に維持されているが，視覚皮質が言語野，あるいは視覚性記憶貯蔵から離断されている．したがって，品物を認識して使い方を示すことはできるが，その物の名を言うことができない．品物の名を言うことのできない場合，そのような患者は，その使い方を説明することもできない[49]．この障害に関する正確な神経心理学的欠陥はいまだ明らかでない．それが離断症候群であるのか，軽微な知覚障害と特異的な視覚記憶障害の加わった症候群であるのかは，解明されていない．この障害の評価は視覚失認の第一のタイプと同様であるが，視知覚（視覚認知）が十分に維持されていることは

明らかにされなければならない．このことは，簡単な視覚性の照合課題により可能である．連合性視覚失認を生じる病変は，両側性で下側頭後頭結合およびその周囲の白質を含むもの[2]か，左後頭葉と後部脳梁を破壊する梗塞[38]であろう．これは，失書を伴わない失読を生じる病変と同じである．事実，連合性視覚失認を有するほとんどの患者は失読性でもある．さらに詳しく読みたい方は，文献1と2と4と10と38を参照してもらいたい．

さらに2つ，ここで述べておくべき視覚失認のタイプがあるが，多くは論じないこととする．相貌失認はまれな失認であるが，患者は見慣れた顔を認識できない．そのような例では失認が著しいので，患者の身近な家族であっても認識されない．しかし，その人の声を聴けば，誰だかわかるであろう．相貌失認を生じる機序は，おそらく，明確な視覚的弁別の障害と，人間の顔の分離したカテゴリーに関する記憶の欠如との組み合わせであろう．この障害の責任病巣は通常，両側性の後頭側頭領域にある．その病変の一方は通常，右の下側頭後頭領域にある[39]．さらに詳しい考察に関しては，文献7と13と16と21と39を参照してもらいたい．

色彩失認は，後天性の皮質病変により色彩を認識できないことである．色彩失認には2つのタイプが記載されてきた．言語野からの視覚性入力の離断により生じる特異的な色彩の呼称障害がある．この色彩失名詞は，失読失書の症候群に伴う[29]．この型では，一次性言語野に対する損傷はなく，失語症のその他の徴候もない．

第二の，そしてより一般的な色彩認識の障害は，実質的には，両側下側頭後頭病変により生じる色彩知覚の障害である．これらは，相貌失認を生じる病変と同一であり，このタイプの色彩失認を伴う患者のほとんどは相貌失認を同時に伴う[40]．この話題について，より詳しく読みたい方は，文献11と17を参照してもらいたい．

7 立体失認

立体認識は，触れるだけで対象物の大きさや形を識別し，何であるかを同定

する能力である．通常は基本的な神経学的診察のさいに，患者の手にいくつかの日常的品物（例：硬貨，鍵，紙用クリップなど）を置いて，それが何であるかを言わせることによりテストする．患者は目を閉じていて，一度に1個ずつの品物を与えられてテストされる．患者はその品物を自由に手で操作してよい．右手，左手とも片手で，それぞれテストする[9,33]．

この課題では，品物を同定するために，空間的特徴，重さ，手ざわりを統合する能力が必要とされる．患者の手に一次性感覚障害があれば，その品物を同定できなくとも立体失認のせいにすることはできない．

古典的な立体失認，すなわち触覚性認識の障害（触覚失認）は，通常，立体失認を呈する手と反対側の頭頂葉の前方部分に病変を有することが示唆される[48]．右でも左でも一側性病変により，両側性に障害を生じることが報告されている[9]．左手の一側性立体失認はまれな型ではあるが，脳梁前方に病変を有する患者で報告されている[30]．

8 地誌的失見当識

地誌的失見当識は，見慣れた環境で自分の方角をみつけ，地図または床平面図で場所を定位し，さらに新しい環境で自分の方角をみつける能力を含む複合能力である．重大な地誌的失見当識は，正常な生活を営む患者の能力を妨げることになる．そのような患者はひとりで自宅から外出し旅行することができないし，自宅のなかでも失見当識に陥ることがある．

(1) 評　価

家族から得られる病歴

地誌的見当識の評価では，正式のテスト場面以外で，見慣れた環境と見知らぬ環境とにおいて行動する患者の能力に関する病歴情報を得ることが重要である．そのような情報は患者自身からよりも，家族の一員から得られるものが最上である．

1. 患者は，仕事中とか，近所または自宅のなかで迷子になることがあるか．

2. あまり行ったことのない所へ旅行して迷子になったことがあるか（例：この1年間行ったことのなかったレストランのあり場所がわからない）．
3. 新しい環境で見当識をつけるのにたいへん苦労するか．

地図上の場所を定位する

地図の場所探しは抽象的課題であるが，地誌的見当識の障害をただちに検出できる．十分な病歴情報が得られない時にも有用であり，微妙な一側性注意障害を明らかにすることもあるのでとくに有用である[8]．

指　示：患者に合衆国の地図を描かせる．もし，それと判別できる絵を表すことができなければ，医師が描くか，適当な白地図を提供する．白地図上に，つぎの都市の位置を示すように患者に命ずる．

　　デンバー
　　ニューヨーク
　　サンフランシスコ
　　ニューオーリンズ
　　シカゴ

採　点：患者の実行成績を点検するさいには，つぎの因子を考慮する必要がある．
(1) 海岸線の都市は海岸に位置しているか．
(2) その都市は正しい州にあるか．
(3) すべての都市が地図の半側にあるか（東側ないし西側）．
(4) すべての都市の位置を定めようとしているか．

病院内で自分自身を定位する能力

病院内で自分自身の位置を定位する患者の能力に関する情報は，看護師の報告から得られることもあり，自分のベッドや病室や浴室をみつける患者の能力を観察することによって得られることもある．たとえば，われわれは最近，交通性水頭症と軽度の認知症（痴呆）を有する患者をみたが，その患者は再診にくるのは5回目であったにもかかわらず，診察室ではなく，確信して物置部屋に入って行った．

（2） 臨床的意味づけ

　地誌的失見当識は，臨床的には頭頂葉疾患に伴うとされてきたが[9]，優れた臨床解剖学的研究の報告は数えるほどもない．入手できる研究のなかでは，右半球病変で地誌的困難を生じることが最も多い[35]．しかし，別の研究では，この左右差の所見を支持することができず，右および左半球病変の患者では，それぞれ地誌的失見当識の頻度はほぼ等しいと報告している[8]．

　臨床的に有用な一致した所見は，*一側性病変を有する患者は地図上で，その病変の存在する側に都市を定位する傾向があることである*（例：左頭頂葉病変を有する患者は，白地図上で西海岸寄りに都市をおく傾向がある）．これは反対側視野の無視の結果のように思われる[8]．*より強い全般的な地誌的失見当識は，広範な皮質の疾患を有する患者によくみられる所見であり，認知症（痴呆）性疾患の初期徴候であることもある*．

　地誌的見当識はおそらく，単一の皮質機能ではなくて，より基礎的認知過程の組み合わせで，視覚性記憶，左右見当識，視知覚および空間無視を含む．白地図に都市の場所を示すような地誌的見当識の正式のテストに対する実行成績は，全般的知能および社会的体験（教育）の両者と密接に関連する．*地誌的知識の全般的欠如は地図のテストでの成績不良の最も一般的な原因であり*，驚いたことには，われわれの正常対象（平均して）は，指定された5都市のうち，たった半分しか正しく位置を示さなかった．明らかに，教育水準（と質）および社会経験と実体験は，地誌的見当識の判定で考慮する必要のある高度に重要な要因である．

　患者が有効に機能する能力に対して，臨床的に有意な地誌的失見当識が与える破滅的作用を過小評価してはならない．そのような患者の典型例では，働くことができず，見知らぬ土地ではたちまち迷子になってしまい，隣近所や自宅のようなかなり慣れ親しんだ場面においてさえ結局のところ見当識困難を呈する．

9 まとめ

失行,左右失見当識,視覚および手指失認,立体失認,地誌的失見当識に関する大脳皮質機能は興味深いものであり,脳の局在性病変と臨床的には対応することもある.

●参考文献

1. Albert, ML, Reches, A, and Silverberg, R: Associative visual agnosia without alexia. Neurology 25:322, 1975.
2. Alexander, MF and Albert, ML: The anatomical basis of visual agnosia. In Kertesz, A (ed): Localization in Neuropsychology. Academic Press, New York, 1983, pp 393–415.
3. Barbieri, C and DeRenzi, E: The executive and ideational components of apraxia. Cortex 24:535, 1988.
4. Bender, M and Feldman, M: The so-called "visual agnosias." Brain 95:173, 1972.
5. Benson, DF and Greenberg, J: Visual form agnosia. Arch Neurol 20:82, 1969.
6. Benton, A: The fiction of the Gerstmann syndrome. J Neurol Neurosurg Psychiatry 24:176, 1961.
7. Benton, A and Van Allen, M: Prosopagnosia and facial discrimination. J Neurol Sci 15:167, 1972.
8. Benton, A, Levin, H, and Van Allen, M: Geographic orientation in patients with unilateral cerebral disease. Neuropsychologia 12:183, 1974.
9. Critchley, M: The Parietal Lobes. Hafner, New York, 1966.
10. Critchley, M: The problem of visual agnosia. J Neurol Sci 1:274, 1964.
11. Critchley, M: Acquired anomalies of colour perception of central origin. Brain 88:711, 1965.
12. Critchley, M: The enigma of Gerstmann's syndrome. Brain 89:183, 1966.
13. Damasio, AR, Damasio, H, and Van Hoesen, GW: Prosopagnosia: Anatomic basis and behavioral mechanisms. Neurology 32:331, 1982.
14. DeAjuriaguerra, J, Hécaen, H, and Angelerques, R: Les apraxies: Variétés cliniques et lateralisation lésionnelle. Rev Neurol 102:566, 1960.
15. Denny-Brown, D: The nature of apraxia. J Nerv Ment Dis 126:9, 1958.
16. DeRenzi, E: Prosopagnosia. In Feinberg, TE and Farah, MN: Behavioral Neurology and Neuropsychology. McGraw-Hill, New York, 1997, pp 245–255.
17. DeRenzi, E, et al: Impairment in associating colour to form, concomitant with aphasia. Brain 95:293, 1972.
18. DeRenzi, E and Lucchelli, F: Ideational apraxia. Brain 111:1173, 1988.
19. DeRenzi, E, Motti, F, and Nichelli, P: Imitating gestures: A quantitative approach to ideomotor apraxia. Arch Neurol 37:6, 1980.
20. DeRenzi, E, Pieczuro, A, and Vignolo, L: Ideational apraxia: A quantitative study. Neuropsychologia 6:41, 1968.
21. DeRenzi, E and Spinnler, H: Facial recognition in brain damaged patients. Neurology 16:145, 1966.
22. Dewey, D: What is developmental dyspraxia? Brain Cogn 29:254–274,1995.
23. Foundas, AL, et al: Ecological implications of limb apraxia: Evidence from mealtime behaviors. Journal of the International Neurophysiological Society 1:62–66, 1995.
24. Frederiks, J: Disorders of the body schema. In Vinken, P and Bruyn, G (eds): Handbook of Clinical Neurology, Vol 4, Disorders of Speech, Perception and Symbolic Behavior. American

Elsevier, New York, 1969, pp 207–240.
25. Gerstmann, J: Some notes on the Gerstmann-syndrome. Neurology 7:866, 1957.
26. Geschwind, N: Sympathetic dyspraxia. Trans Am Neurol Assoc 88:219, 1963.
27. Geschwind, N: Disconnection syndromes in animals and man, Part II. Brain 88:585, 1965.
28. Geschwind, N: The apraxias: Neural mechanisms of disorders of learned movement. Am Sci 63:188, 1975.
29. Geschwind, N and Fusillo, M: Color-naming defects in association with alexia. Arch Neurol 15:137, 1966.
30. Geschwind, N and Kaplan, E: A human cerebral deconnection syndrome. Neurology 12:675, 1962.
31. Grossman, M, Galetta, S, Ding X-S, et al: Clinical and positron emission tomography studies of visual apperceptive agnosia. Neuropsych Neuropsychol Behav Neurol 9:70–77, 1996.
32. Goodglass, H and Kaplan, E: The Assessment of Aphasia and Related Disorders, ed 2. Lea & Febiger, Philadelphia, 1983.
33. Hécaen, H and Albert, ML: Human Neuropsychology. John Wiley & Sons, 1978, pp 297–303.
34. Hécaen, H and DeAjuriaguerra, J: Méconnaissances et Hallucinations Corporelles. Masson et Cie., Paris, 1952.
35. Hécaen, H and Angelerques, R: La Cécité Psychique. Masson et Cie., Paris, 1963.
36. Heilman, KM, and Rothi, LJG. Apraxia. In Heilman, KM and Valenstein, E (eds). Clinical Neuropsychology, ed 3. Oxford University Press, New York, 1993, pp 141–163.
37. Kinsbourne, M and Warrington, E: A study of finger agnosia. Brain 85:47, 1962.
38. Lhermitte, F and Beauvois, M: A visual-speech disconnection syndrome. Brain 96:695, 1973.
39. Meadows, J: The anatomical basis of prosopagnosia. J Neurol Neurosurg Psychiatry 37:489, 1974.
40. Meadows, J: Disturbed perception of colours associated with localized cerebral lesions. Brain 97:615, 1974.
41. Nadeau, SE, Roeltgen, DP, Sevush, S, et al: Apraxia due to a pathologically documented thalamic infarction. Neurology 44:2133–2137, 1994.
42. Nielsen, J: Gerstmann syndrome: Finger agnosia, agraphia, confusion of right and left, and acalculia. Arch Neurol Psychiatry 39:536, 1983.
43. Ochipa, C, Rothi, LJG, Heilman, KM: Conceptual apraxia in Alzheimer's disease. Brain 115:1061–1071, 1992.
44. Poeck, K, Lehmkuhl, G, and Willmes, K: Axial movements in ideomotor apraxia. J Neurol Neurosurg Psychiatry 45:1125, 1982.
45. Power, C, Selnes, OA, Grim, JA. HIV dementia scale: A rapid screening test. J AIDS Hum Retrovir 8:273–278, 1995.
46. Rapcsak, SZ, Ochipa, C, Beeson, PM, et al: Praxis and the right hemisphere. Brain Cogn 23:181-202, 1993.
47. Roeltgen, DP, Sevush, S, and Heilman, KM: Pure Gerstmann's syndrome from a focal lesion. Arch Neurol 40:46, 1983.
48. Roland, PE: Focal increase of cerebral blood flow during stereognostic testing in man. Arch Neurol 33:543, 1976.
49. Rubens, A and Benson, DF: Associative visual agnosia. Arch Neurol 24:305, 1971.
50. Strub, RL and Geschwind, N: Gerstmann syndrome without aphasia. Cortex 10:378, 1974.
51. Strub, RL and Geschwind, N: Localization in Gerstmann syndrome. In Kertesz, A (ed): Localization in Neuropsychology. Academic Press, New York, 1983, pp 295–321.
52. Warrington, EK: Agnosia: The impairment of object recognition. In Frederiks, JAM (ed): Handbook of Clinical Neurology, Vol 1(45), Clinical Neuropsychology. Elsevier Science, Amsterdam, 1985, pp 333–349.
53. Watson, RT, et al: Apraxia and the supplementary area. Arch Neurol 43:787, 1986.
54. Watson, RT and Heilman, KM: Callosal apraxia. Brain 106:391, 1983.
55. Wolf, SM: Difficulties in right-left discrimination in a normal population. Arch Neurol 29:128, 1973.

第10章

検査のまとめ

　この本を通じて，体系的で完全な高次脳機能検査を実行することの重要性を強調してきた．精神機能のすべての側面を徹底的に評価する必要が常にあるわけではないが，どの患者でも検査されなければならないある決定的機能が存在する．これらには，
- 意識の水準
- 外見と情動の状態
- 注意
- 表出性および受容性言語
- 記憶
- 構成能力
- 抽象的論理

が含まれる．これらの領域を評価するために適当な項目は，**付録2**に示した合成高次脳機能検査のなかで星印をつけてある．

　熟練した臨床医は個々の患者の臨床的問題に応じて高次脳機能検査法を取捨選択できるが，さらに慣れると，適切なスクリーニング検査を15～30分で完了することができる．行動学的訴えの病歴があいまいな患者，あるいは情動の症状が目立つ場合は，さらに広範囲の検査を必要とすることもある．

　*体系的な高次脳機能検査により臨床医は通常，器質的脳疾患の患者と，正常人および機能的障害によるものとを正しく鑑別することができる．*多くの場合，疾患のタイプや局在および程度を明らかにすることもできる．たとえば，失語症の特異的パターンの知識があれば，検者はその病変が優位半球内にあるものと考えてよいことが多い．その他の場合としては，実行成績のパターンによ

り，特異的な疾患概念が示唆される（例：アルツハイマー病）．

　この本の各章にある臨床的意味づけの項では，多くの神経行動学的症候群について説明することを心がけたのは，それらが認知障害の特異的領域と関連するからである．こうした例としては，急性錯乱状態（第2章），失語症と関連言語障害（第5章），健忘症（第6章），前頭葉症候群（第2章）がある．これらの臨床的意味づけの項は，神経行動の総括的総説やあるひとつの症候群に関する精力的な考察を意図したものではない．むしろ，成績と診断の間のかけ橋の提示である．これらの話題に関するきちんとした考察については文献1と3と8を参照してほしい．

　一般に，種々の領域における患者の機能水準に関する臨床成績を数多く得れば得るほど，最終診断はより正確なものとなるだろう．この本で論じた項目のすべてを含む検査（付録2で概要を示す）は，通常1時間以内に終了可能である．これらのデータのすべてが有意義であるが，多忙な医師は，日常的な基本診療のすべてにおいて，このために多くの時間を費やすことはできないであろう．ほとんどの臨床場面では，最初の目標は仮の診断をつけ，適切な診断のための評価を計画することである．したがって，臨床場面に応じて検査は取捨選択されるだろう．以下は，いくつかの特異的な臨床的神経行動学的症候群に関する考察である．認知症（痴呆）の問題が大きいことから，この状態の診断に高次脳機能検査法を用いることに関して特別に多量のスペースを割いている．

◼1 アルツハイマー病

　最も一般的な器質性脳疾患は，認知症（痴呆）である[4]．アルツハイマー病（アルツハイマー型老年認知症〈痴呆〉〔SDAT〕）は，これらの原因として最も多いもので，よく知られている[4,5,9]．有効な治療がまだ可能ではないにしても，この症候群の初期症状を認識することは，早期診断によりその患者および家族にとって重大な社会的および職業的困惑を防ぐことができるので重要である．この病気の初期症状は，*感情鈍麻，漠然とした主訴，言語の流暢性低下，記*

憶困難，構成障害，失計算（計算の障害），抽象的論理の障害である．病気が進行すると，失名詞，失行，失認，地誌的失見当識，判断における重大な欠陥が出現するのが典型例であり，疾患の初期段階でみられた障害が増悪する．荒廃期になると，すべての障害が加速され，行動は退行し，言語，記憶および思考過程は重篤に障害され，患者は全介助を必要とする．アルツハイマー病の診断は，進行した段階では通常難なくつけられるが，軽度だが重大な認知症（痴呆）が，家族だけでなく保健の専門職にも同様に気づかれず，誤解されたままになっていることがある．

認知症（痴呆）の疑われる患者の高次脳機能検査は短縮してもよいが，以下の必須項目は含めなければならない．

①**意識水準**：単純萎縮性認知症（痴呆）患者（アルツハイマー病および老年性アルツハイマー病）は完全に清明であるが，投薬，内科疾患，頭蓋内圧亢進を伴う局所性脳病変により，二次的に意識水準の低下を生じることがある．

②**行動観察**：これらは重要であるが，病歴と診察を通じて行われるので，診察時間を長引かせることはまれである．

③**言語**：自発言語と理解は，病歴聴取の間におよそ判定できるが，言語の流暢性と復唱と呼称は特別にテストしなければならない．呼称と喚語の誤りは，認知症（痴呆）患者でみられることがしばしばあるが，復唱に関しては，疾患の進行ないしは失語症を伴う左半球病変を合併していない限り，通常は障害されない．

④**記憶**：これは決定的な課題である．見当識を第一に検査しなければならない．できない場合，とくにそれが著しい場合には，新しいことの学習障害あるいは近時記憶障害が強く示唆される．つぎに，患者に正確な日時と場所を教え，それを覚えておくように命じる．それから数分間，最近のニュースに関する項目について尋ね，再びこの見当識の質問を尋ねる．2回目もできなければ，われわれの経験では患者は重大な記憶障害を有する．したがって，テストを追加することは，この初期の印象を支持するのみであり，追加すべき実質的な成績は得られないであろう．患者に見当識があり，あるいは見当識項目をただちに学習できるなら，この検査の記憶の項をすべて実施する．

表 10-1　認知症（痴呆）のための高次脳機能検査

患者情報
氏名：　　　　　　　　　　　　　日付：
病院または病歴番号：
年齢：　　　性別：　　　　診断：

1. 言語の流暢性
    60 秒間の動物名　　　　　　　　　　　　　動物数合計：＿＿＿＿＿
2. 理解力　　　　　　　　　　　　　　　　　　正解ならチェック印
    a. 天井を指さす　　　　　　　　　　　　　　　＿＿＿＿＿
    b. あなたの鼻と窓を指さす　　　　　　　　　　＿＿＿＿＿
    c. あなたの足とドアと天井を指さす　　　　　　＿＿＿＿＿
    d. 窓と下腿とドアと親指を指さす　　　　　　　＿＿＿＿＿
3. 呼称と喚語
    物品の一部：　　時計の竜頭（ねじ巻き）　　　＿＿＿＿＿
    　　　　　　　　上着の返しえり　　　　　　　＿＿＿＿＿
    　　　　　　　　時計のふたガラス　　　　　　＿＿＿＿＿
    　　　　　　　　靴底　　　　　　　　　　　　＿＿＿＿＿
    　　　　　　　　ベルトのバックル　　　　　　＿＿＿＿＿
4. 見当識
    a. 日　　　　　　　　　　　　　　　　　　　　＿＿＿＿＿
    b. 月　　　　　　　　　　　　　　　　　　　　＿＿＿＿＿
    c. 年　　　　　　　　　　　　　　　　　　　　＿＿＿＿＿
    d. 曜日　　　　　　　　　　　　　　　　　　　＿＿＿＿＿
5. 新たな学習能力
    4個の無関連語：　　　　　　　　　　　　　5分　　　10分
    a. 褐色（扇風機）（ぶどう）　　　　　　　＿＿＿　＿＿＿
    b. 正直（忠誠）（幸福）　　　　　　　　　＿＿＿　＿＿＿
    c. チューリップ（にんじん）（くつした）　＿＿＿　＿＿＿
    d. 点眼容器（足首）（歯ブラシ）　　　　　＿＿＿　＿＿＿
6. 即時想起のための口頭での物語
    ロジャー家の人々が/4人の子どもたちを/ワゴン車に/詰め込んで，/休暇で/出掛けたのは/7月のことだった．
    年に一度のことで/ガルフショアの/海岸へ/旅行をしていた．
    この年は/ニューオーリンズの/水族館で/特別に/1日/立ち寄っていた．
    長い1日のドライブののちに/モーテルに/着いたとき，/興奮していて/双子と/スーツケースを/前庭に/置き忘れてきたことに/気づいた．
    　　　　　　　　　　　　　　　　　　　　正答記憶数：＿＿＿＿＿
7. 視覚性記憶（隠された品物）
    品物　　　　　　　　　　　　　　　　　　　発見可
    a. 硬貨　　　　　　　　　　　　　　　　　　　＿＿＿＿＿
    b. ペン　　　　　　　　　　　　　　　　　　　＿＿＿＿＿
    c. 櫛　　　　　　　　　　　　　　　　　　　　＿＿＿＿＿
    d. 鍵　　　　　　　　　　　　　　　　　　　　＿＿＿＿＿
    e. フォーク　　　　　　　　　　　　　　　　　＿＿＿＿＿

8. 関連対語の学習

　　　　1　　　　　　　　　　　　　　2
　　a. 天気―箱　　　　　　　　　　a. 家―収入
　　b. 高い―低い　　　　　　　　　b. 天気―箱
　　c. 家―収入　　　　　　　　　　c. 本―ページ
　　d. 本―ページ　　　　　　　　　d. 高い―低い

　　　　1　　　　　　　　　　　　　　2
　　a. 家_____　　　　a. 高い_____
　　b. 高い_____　　　　b. 家_____
　　c. 天気_____　　　　c. 本_____
　　d. 本_____　　　　d. 天気_____

9. 構成能力

採点_____

鉢植えのひなぎく

採点_____

遠近法で描いた家

採点_____

10. 筆算による複雑計算

　　a. 加算　　　　　　　　108
　　　　　　　　　　　　 ＋ 79

　　b. 減算　　　　　　　　605
　　　　　　　　　　　　 － 86

　　c. 乗算　　　　　　　　108
　　　　　　　　　　　　 × 36

　　　　　d. 除算　　　　　　　43)559　　　　　　　　正答数＿＿＿＿＿

　11. 格言の解釈
　　　a. 覆水盆に返らず（こぼれたミルクを嘆くな）　　　　採点
　　　＿＿＿＿＿＿＿＿＿＿＿＿＿＿＿＿＿＿＿＿＿＿　　＿＿＿＿＿
　　　b. ローマは一日にしてならず
　　　＿＿＿＿＿＿＿＿＿＿＿＿＿＿＿＿＿＿＿＿＿＿　　＿＿＿＿＿
　　　c. 溺れる者はわらをもつかむ
　　　＿＿＿＿＿＿＿＿＿＿＿＿＿＿＿＿＿＿＿＿＿＿　　＿＿＿＿＿
　　　d. 金のハンマーは鉄の扉をも砕く
　　　＿＿＿＿＿＿＿＿＿＿＿＿＿＿＿＿＿＿＿＿＿＿　　＿＿＿＿＿
　　　e. 過ぎたるはなお及ばざるがごとし
　　　　（熱い石炭は焼け焦げ，冷たい石炭は黒ずむ）
　　　＿＿＿＿＿＿＿＿＿＿＿＿＿＿＿＿＿＿＿＿＿＿　　＿＿＿＿＿

　12. 類似性
　　　a. かぶら……………カリフラワー　　　　　　　　　　＿＿＿＿＿
　　　b. 自動車……………飛行機　　　　　　　　　　　　　＿＿＿＿＿
　　　c. 机…………………本箱　　　　　　　　　　　　　　＿＿＿＿＿
　　　d. 詩…………………小説　　　　　　　　　　　　　　＿＿＿＿＿
　　　e. 馬…………………りんご　　　　　　　　　　　　　＿＿＿＿＿

　⑤**描画**：これらは施行するのに数分を要するのみで，脳の疾患，とりわけ認知症（痴呆）の診断には貴重な方法である．

　⑥**抽象化機能**

　　(i) **計算**：これらは認知症（痴呆）患者の評価に非常に有用であるので，いくつかの例題が含まれるべきである．

　　(ii) **格言と類似性**：これらも有用なものであるから，それぞれいくつか質問するべきである．認知症（痴呆）患者は，非常に具体的な答え方を示す傾向がある．

　数百例のアルツハイマー病の症例について長年使用し，統計的分析を行った結果，**表10-1**に示す高次脳機能検査の短縮版が開発された．この項目は，認知症（痴呆）の診断における感受性に基づき選択された．これらの項目はアルツハイマー病に特異的ではないが，その対象者のなかでは異常になる可能性が

表10-2 高次脳機能採点表

患者：		採点
言語の流暢性―動物名（1点/動物名2個）	最大：10点	_____
言語理解（指さし）	4点	_____
呼称―物品の一部	5点	_____
記憶		
見当職：日	2点	
曜日	2点	6点 _____
月	1点	
年	1点	
無関連語		16点 _____
（各2点）　　　5分 _____		
10分 _____		
物語（1点＝思い出した項目1個（最大13点））	13点	_____
隠された品物（各1点）	5点	_____
関連対語学習	8点	_____
描画		
パイプ，ひなぎく，家	9点	_____
計算（筆算）	4点	_____
格言	10点	_____
類似性	10点	_____
	最大：100点	_____

表10-3 認知症（痴呆）に関する高次脳機能検査の合計点

正常者		アルツハイマー病患者	
年齢群別	平均値（標準偏差）	ステージ	平均値（標準偏差）
40～49	80.9(9.7)	I	57.2(9.1)
50～59	82.3(8.6)	II	37.0(7.8)
60～69	75.5(10.5)	III	13.4(8.1)
70～79	66.9(9.1)		
80～89	67.9(11.0)		

非常に高い（すなわち，高度感受性）．このテストの合計点は100点である（**表10-2**）．高齢者では偽陽性結果になる（すなわち，認知症（痴呆）でない対象者を認知症［痴呆］と診断する）可能性があるので，85歳で合計点が50～60点の範囲にある場合には注意深く解釈されねばならない（**表10-3**）．

2 急性錯乱状態

　精神症状が急速に悪化する病歴（数時間から2〜3日）は，通常は一次性認知症（痴呆）を示唆することはないが，せん妄（急性錯乱状態）を表すことが多い．第2章で論じたように，この状態は，その典型的な行動症状により容易に気づかれることが普通で，特異的な診断概念を代表している．さらに精力的に高次脳機能検査では通常，結果は異常であるが，診断に有用な情報がつけ加えられることはまれである．

3 優位半球病変

　優位半球に病変を有する患者は，言語機能の異常を示すことが多い．右利き患者では，失語，失読，失書の徴候はほとんど常に左半球の疾患を示唆する．ゲルストマン症候群，構成障害，言語性記憶困難，観念運動失行，計算困難，言語性論理の障害は，すべて左半球病変でみることができる所見である．これらの患者では，否認と無視がみられることは通常ない．左利き患者であっても，左半球の疾患で上述の所見を呈することはよくある．もっとも，これらの患者では上述の機能が両側性に存在することの頻度がより高い．

4 劣位半球病変

　劣位半球の病変を有する患者のほとんどは言語障害の徴候を呈することはないが，構成障害に関しては，優位半球病変を有する患者よりはるかに劇的である．こうした患者では否認と無視はかなり一般的なものであり，程度も重く，書字や計算では整列の乱れがみられ，非言語性の記憶障害が存在する．

5 AIDS 認知症（痴呆）

　AIDS 認知症（痴呆）では，最も一般的に障害される認知領域は注意，精神運動速度，近時記憶であるが，常に慎重であるためには構成課題，格言解釈および読書能力を判定することである．

6 テスト結果の記録，要約録，解釈

　どのような医学的検査でも同様だが，*特異的にテストすることと，各項目に対する患者の反応を記録することが非常に重要である．*これらの成績を記録する手助けとして，**付録 2** にあるような組み合わせの形式が使用されるべきである．検査の終わりには，臨床医はその成績を合成し，要約し，障害の中核領域を強調する必要がある．この要約により，障害パターンの同定と本質的所見の効果的な報告が可能になる．

　臨床医は，以下の 4 つの臨床的解釈に到達できるように成績を要約し，編成すべきである．

　①**障害の主要領域を記述する**：患者の教育歴と病前機能に基づいて，期待される水準と比較して，劣っている高次脳機能の領域を示す（例：言語性記憶，抽象化，あるいは構成能力）．これは，検査成績の編成に関する第一段階であり，これにより，成績は神経行動学的に解釈可能となる．

　②**仮の神経行動学的診断をつける**：障害の主要領域を示したことにより，臨床医は障害のパターンを分析し，特異的神経行動学的診断をつけることができる．すなわち，せん妄，認知症（痴呆），器質性健忘状態，失語症，劣位半球症候群などの診断である．高次脳機能所見の解釈は困難であるので，医学のすべての領域におけると同じく，器質性脳症候群（神経行動障害）を有する患者の臨床経験，およびこの領域におけるいっそうの勉強を必要とする．

　③**病変の仮の局在診断をつける**：この段階は実際的にも，学術的にも重要である．実際的意味としては，単独の局在病変を示唆する所見（例：他の障害を

伴わない流暢な失語症は，左側頭葉または側頭頭頂葉病変を示唆）は，急性錯乱状態あるいは認知症（痴呆）のような全般的な認知障害を同定する場合よりも，さらに異なった神経診断学的評価を必要とする．学術的には，臨床所見と，すでに知られている脳機能に関する知見とを相関させようとする試みはきわめて興味深いものである．

　④**仮の臨床診断をつける**：これは診断過程の最終段階である．特異的な医学的診断をつけるために，病歴および検査成績と医学的知識を対応させる必要がある．たとえば，徐々に認知の低下を呈する患者がいて，高次脳機能検査で，両側性脳疾患（認知症）を示唆するような多数の領域の障害を示すようであれば，仮に標準的な神経学的診察では正常であっても，アルツハイマー病である可能性が最も大となる．同様に，急性発症の失語症の高齢患者で，言語の理解が障害されていて流暢な錯語性の話し言葉を示す（ウェルニッケ失語）なら，左中大脳動脈後枝の閉塞が考えられる．

　全体の要約過程には，注意深い思考と十分な臨床的知識を必要とする．検者が検査法に熟練して器質性症候群になじんできたなら，この複雑な検査成績の分析過程と診断は容易なものとなる．

　どの患者の評価でも，最終段階では患者，家族および紹介医に対するテスト所見の連絡，さらに詳しい評価のための紹介（必要に応じて），適切な神経学的評価のための手配，さらに今後の患者マネジメントの計画が含まれる．

7 まとめ

　はしがきで述べたように，ベッドサイドで簡単に検査できる数多くの認知機能について，臨床家の理解に役立つことを意図してきた．脳疾患におけるこれらの機能と，その障害に関する十分な情報が与えられることによって，検者が患者にテストを施し，その障害を減少させることができるようになるよう努めた．これらの障害を理解すること，それに関する検査のやり方を理解すること，そして疾患に共通するパターンを知ることにより，検者は特異的診断をつけやすくなる．

この本を読み終わって，神経内科医，精神科医，心理士，あるいはその他の保健ケアの提供者も脳疾患を有する患者の総合的検査を処理することができ，診断のために検査成績を利用できるはずである．この高次脳機能検査は定性的なものであるが，検者が望むならば定量的でもありうる．いくつかのスクリーニングテスト（最も広く用いられているのは"mini-mental state"[1]）では単独の得点が与えられ，それが器質性疾患の存在と程度を同定することに利用される．総合的な定性的検査に比して，この定量的方法は，患者の全般的な認知機能に関して大まかな見積もりを提供しうるのみで，その内容と範囲と感受性に関しては限定されている．7分スクリーニングテスト[7]から，患者が単語内で文字をアルファベット順に並べ替えさせられるテスト"world"[6]まで，認知症（痴呆）を同定するためのスクリーニングテストは多数存在する．こうしたテストはすべて認知の水準を判定し，スクリーニングには有用でありうる．本書は教科書的道具として考案されていて，検者が豊富な認知機能とそのアセスメントを理解するための役に立つ．見当識，言語の流暢性，5個の隠された品物の想起などをテストするための個々の項目のいくつかを選ぶことにより，すぐれたスクリーニングテストとして役立つことが多いが，これらの短いテストから得られる情報は限られており，単独で切り離して頼りにすべきものではない．

●参考文献

1. Feinberg, TE and Farah, MJ: Behavioral Neurology and Neuropsychology. McGraw-Hill, New York, 1997.
2. Folstein, MF, Folstein, SE, and McHugh, PR: "Mini-Mental State": A practical method for grading the cognitive state of patients for the clinician. J Psychiatr Res 12:189, 1975.
3. Heilman, KM and Valenstein, E: Clinical Neuropsychology, ed 3. Oxford University Press, New York, 1993.
4. Katzman, R: The prevalence and malignancy of Alzheimer's disease. Arch Neurol 33:217, 1976.
5. Katzman, R and Karasu, T: Differential diagnosis of dementia. In Fields, W (ed): Neurological and Sensory Disorders in the Elderly. Stratton Intercontinental Medical Books, New York, 1975, pp 103-134.
6. Leopold, NA and Borson, AJ: An alphabetical 'WORLD': A new version of an old test. Neurology 49:1521-1524, 1997.
7. Solomon, PR, et al: A 7 minute neurocognitive screening battery highly sensitive to Alzheimer's disease. Arch Neurol 55:349-355, 1998.
8. Strub, RL and Black, FW: Neurobehavioral Disorders: A Clinical Approach. FA Davis, Phil-

adelphia, 1988.
9. Whitehouse, PJ (ed): Dementia. FA Davis, Philadelphia, 1992.

第11章

より詳しい評価のために

　高次脳機能検査を終えたのちに，多くの患者で，1つ以上の特異的な追加評価や相談依頼がただちに必要となる．この章では，器質性脳損傷や疾患を有する患者の評価とマネジメントにおける神経心理学者，言語病理学者，精神科医およびソーシャルワーカーの役割について簡単に述べることとする．そうした専門家の役割は重要であるが，簡単な紹介と推薦文献について提供する以上のことは，この本の意図を越えている．

1 神経心理学

　臨床神経心理学者は，博士号レベルで教育を受け，さらに1年間のインターン教育，または学位取得後特別研究員，ときにはその両者として働き，その間に標準心理テストや器質性脳疾患を有する患者を評価するための，専門的な神経心理学的技術の実習を受ける．文献1で神経心理学者のために推奨される研修に関するより詳しい情報が得られる．臨床神経心理学者は，主として脳機能障害に伴う行動（認知，運動，情動）の変化の同定，定量化および記述に従事する．その専門的教育からして，臨床神経心理学者の基本的な専門領域は，人間行動（正式のテストにおける応答に特異的であろうと，日常の一般的なものであろうと）と脳機能および機能障害との間の関連性にある．したがって神経心理学者は，いろいろ重要な臨床的問題に寄与できる．それには，鑑別診断，病変の側差と局在，行動および認知能力の基準の確立（それにより改善とか悪化とかを判定できるような），高齢者または認知症（痴呆）患者の基本的資質の決定，および個々の脳損傷患者のリハビリテーションのための治療方法の開

発が含まれる[7-9,17].

　神経心理学的評価は，高次脳機能が十分である（または不十分である）ことを反映する広範囲の認知行動，適応行動および情動的行動の，包括的で客観的な判定である．本質的には，神経心理学的評価は非常に広範囲の客観化された高次脳機能検査である．本書の高次脳機能検査は，種々の決定的領域を短時間でふるい分けるよう考案されている．一方，神経心理学的評価はより広範囲の能力を，より十分に深く，判定する．それは正常者の集団で，あるいは脳損傷患者の集団で標準化されてきたテストや評価法を一般に使用する点で，本書の高次脳機能検査とは異なる．標準化されたテストを使用することから，個々の患者の実行成績と標準化された正常集団のそれとを比較することが可能である．さらに種々の神経行動領域にまたがる同一患者の成績の正確度を比較することができる．ほとんどの神経心理学テストは，客観的で高度に定量化された性質を有するので，経時的な実行成績の微妙な変化を検出するのに役立つ（例：徐々に荒廃している認知症［痴呆］，あるいはてんかん脳外科手術後の特異的な認知機能の改善）．広範囲の行動が判定され，深く評価されるため，神経心理学的評価はこの高次脳機能検査では明らかにされない微妙な障害を検出できることが多い．

1）対　象

　神経心理学的評価に適した対象は，脳損傷が疑われるが，はっきりとは証明されない患者が含まれる．また，診断に関して，および十分に病変の証明されている場合の行動に対する影響の記述に関して，あるいは予後とリハビリテーションに関して，より詳しい情報を医師が必要とするような患者である．診察を依頼する場合は，どの例でも同じことだが，紹介医は解答を必要とする疑問が何であるかをできるだけ明瞭に述べなければならない（例：「この患者は認知症［痴呆］か，うつ病か」あるいは「この頭部外傷の影響は患者の職業的能力の妨げになるか」）．

　認知および行動の障害は，標準的な臨床神経学的検査では脳疾患の明確な身体所見をまったく欠くのに，生じることがある．これは，とりわけ進行性神経

疾患の初期，あるいは軽度の閉鎖性頭部外傷の症例で当てはまる．初期認知症（痴呆）の症例では，神経心理学的評価が，その他の神経診断学的手技と組み合わせて，しばしば適切な診断に役立つことがある．認知症（痴呆）とうつ病を鑑別する難題は，神経心理学的アセスメントで得られた資料によりただちに解決されることがよくある．神経心理学的評価は，脳機能障害の診断を示唆する資料を提供することもあり，そのことで，より広範囲で特異的な神経診断学的手技を実施して完成するための根拠として役立つ．

　神経心理学的評価は，老年医学でよくみられるような，神経学的および精神科的訴えの混在する患者で，器質的要素および機能的要素の相対的な影響を決定することもできる．

　明らかな脳病変を有し，リハビリテーションが計画される患者はいずれも，最初の総合評価の一部として完全な神経心理学的アセスメントを受けるべきである．このアセスメントは，認知機能，情動の状態，行動上および社会的適応に対する病変の影響に関する貴重な情報を提供する．客観的資料は，機能障害の特異的領域と残存能力の両者を明らかにする．この症状の強弱に関するあらましは，認知的，職業的および社会的リハビリテーションの情報を提供するさいには必須である．

　定期的に再評価を行うことにより，脳損傷後の回復速度と程度，あるいは特異的な薬物治療法実施の効果に関する信頼しうる客観的情報を提供できる．同様に，評価を反復することにより，進行性疾患の患者における荒廃化を判定したり，疑わしい症例において，そのような進行を鑑別したりすることができる．脳外科の術前術後のテストは，その患者の神経行動機能に対する手術効果を定量化するのに役立つ．

　何らかの外傷例，あるいは訴訟か補償のからむ脳損傷の疑いの場合には，神経心理学的評価で得られた客観的資料は，能力障害の有無，あるいは程度を証明したり記載したりするさいに大きな価値がある．そのような場合に，鑑定人として心理学者の証言を認容することに関しては，十分に法律上の優位性が存在する．法医学的神経心理学は急速に出現した副専門領域であり，さらなる研修と経験が必要とされる．これは，外傷性の後天性脳損傷の症例を取り扱う

臨床医や検事・弁護士にとって非常に役立つことが実証されている[6,8,24].

2) 神経心理学的評価の利点
以下は，神経心理学的評価の主要な臨床的役割のまとめである．
(1) カテゴリー分類
カテゴリー分類では，脳機能障害の有無，有意な情動障害の有無，あるいはその両者の有無に関する情報を提供する．器質性，機能性のいずれが一次性であるか，あるいは混合性障害であるのかの鑑別診断がなされる．器質性および機能性症候の両者の成分が有意に存在するならば，両者の相対的影響が論じられよう．
(2) 局　在
典型例では，神経心理学的テストバッテリーでの実行成績を分析して，脳機能障害が広範であるか巣性であるかを決定するための資料を提供することができる．さらに詳しい分析により，右ないし左半球病変の側差，および半球内の前方ないし後方領域病変の局在に関する資料を提供する．新しい神経診断学的手技（磁気共鳴画像〔MRI〕，ポジトロン放射断層撮影〔PET〕）の出現により，神経心理学的評価のこの伝統的要素は臨床的にあまり重要ではなくなってきている．しかし，理論的な興味と研究の興味は相変わらずもたれている．
(3) 記　述
神経心理学的評価は，広範囲の認知，適応，および行動の領域における患者の現在の機能水準に関する総合的な記述を提供することができる．これは多くの場合，神経心理学的相談依頼の最もよい利用法であろう．患者の障害と残存能力に関する総括的考察により現在の機能を記述し，現在の行動を説明し，器質性および機能性因子の相対的影響を決定し，かつ将来の変化を判断するための資料の基準を提供する．精神機能と社会的自立性に関する質問に対する回答も提供することが可能である．
(4) 予後と助言
神経疾患の本態と，神経心理学的評価のさいにみられる障害のパターンと程度に基づいて，期待される回復あるいは荒廃の可能性と程度を決定すること

が，多くの患者のために可能である．再評価は，その症例が進行するか回復するかといった，貴重な予後に関する記述をなすために大いに役立つ．精神科，言語病理学，作業療法および社会的サービスを含むさらに詳しい評価が，必要に応じてなされ，特異的な治療法ないし治療プログラムに役立つこともある．

(5) 神経心理学的評価の構成

神経心理学的評価の構成に関する意義のある総説を述べることは本書の趣旨の範囲を越えている．神経心理学的評価で使用される特異的なテストに関する補足的情報や，臨床神経心理学の分野に関する詳細については文献2，4，17，25を参照してもらいたい．

臨床神経心理学に関する文献の量は，この20年間に，ほとんど指数関数的に増大した．入手可能なものの量はあまりにも多いため，興味ある読者は，今日的かつ臨床的かかわりのある本を選ぶさいには，非常に選択に苦労するようになった．代表的な選択としては文献2，4，8，9，11，14，17を含めるとよさそうである．

2 言語病理学

神経疾患や損傷により，コミュニケーションに重大な困難を有する患者（例：失語，言語の失行，構音障害のある患者）は，言語病理学者により評価されるべきである． そのような患者がすべて治療の対象になるとは限らないであろうが，完全な言語評価を通じて，言語病理学者は言語治療の適応となる対象者を的確に決定でき，また治療の対象とはされない患者にはその他のサービスを提供できる．言語病理学者は，総合的リハビリテーションチームの重要な一員であり，このことは，大量の脳卒中や外傷患者をみる部門ではとくに強調される．

言語病理学者による評価により提供されるものには，患者のコミュニケーション能力と障害の記載，治療的介入による効果の可能性，および患者とのコミュニケーションのために代替的方法の展開を促進するように家族に助言指導するための計画がある．

1) 対　象

言語病理学者に患者を依頼する主な理由は，つぎのものである．

- 高次脳機能検査で器質的なコミュニケーション障害の可能性が示され，もっと完全な評価を必要とする
- 明らかなコミュニケーション障害が存在し，言語治療の必要性を確定するためのスクリーニング評価を必要とする
- 重大なコミュニケーション障害がみられ，患者の問題について家族に知らせ，家庭での意思伝達を最大限に効果的なものにするのを助けるために家族カウンセリングを必要とする．

神経患者の評価と治療で言語病理学者の重要な役割に関する補足的情報に関しては，文献 5, 10, 16, 20, 23 を参照してもらいたい．

3 精神科

器質性脳疾患を有する多くの患者は情動障害を随伴することがあり，その場合は精神科医の診察を必要とする．評価のために精神科医に紹介されるのが適当な患者には，以下のものを有する患者が含まれる．

- その神経疾患に先行する精神障害
- 神経学的な原因による情動障害（例：器質性気分障害）
- 脳疾患や外傷に対する情動性反応（例：適応障害）
- 認知症（痴呆）に合併する情動性因子
- 神経疾患のごとき症状を呈する機能性障害（例：転換障害性麻痺）[3]

情動性因子は，器質性疾患を有する患者のリハビリテーションや社会的再統合において重大であることが多い．したがって，リハビリテーションへの努力，あるいは家庭への適応を妨げるほど重度な情動障害を有する患者のマネジメントに役立てるために，精神科医または心理士に相談すべきである．

1) 対　象

精神病と脳疾患の頻度は比較的高いので，多くの患者で精神科的症状と神経

学的症状が共存することがある（例：統合失調症患者における脳腫瘍，あるいは躁うつ病を伴ったてんかん患者）．たとえば，われわれは長い精神病の病歴を有する37歳の女性を診たことがある．その患者はアルコール症でもあり，数年にわたって数回重大な頭部損傷を被ってきた．アルコール禁止後，彼女は数回大発作痙攣を生じ，神経内科病室へ入院した．発作後の錯乱が改善すると，彼女は著しい，妄想的で攻撃的な行動を示した．完全な病歴と医学的評価に従って，その患者は既存の統合失調症に急性の神経学的病態を重畳したものと診断された．基盤に精神病があることから，治療と長期的管理については精神科に相談依頼した．

　失語症のような最近発症した神経行動学的疾患に対して重大な情動的反応を示すことは，それまで情動面で安定した人にとってもまれでない．抑うつ反応，不安，パラノイア，および攻撃性は，すべて脳損傷に対する反応としてみられることがある．そのような情動的反応は，リハビリテーションの努力を著しく妨げることがしばしばあり，適切な評価と治療を必要とする．

　認知症（痴呆）患者は，知的変化および情動的変化が合併するので，特別な取り組みを要する．これらの変化はさまざまな難しい管理上の問題を生じ，それらは老年精神科医あるいは神経精神科医の手助けを得て最良の治療を受けられることがよくある．認知症（痴呆）の初期では，患者はかなりの洞察力を保持していることがある．この能力は自分の状態の深刻さを認識できるので，しばしば著しい抑うつを生じることになる．別の認知症（痴呆）患者では，自分の知的能力の荒廃に気づかない．そうした患者は自分の能力以上に自分を押し出すことがしばしばあり，そのために欲求不満や重篤な不安を生じる．不安または抑うつがあると，認知症（痴呆）患者の体験する精神的および社会的障害をすべて著しく悪化させることがある．精神科医は，向精神薬の使用，家族カウンセリング，および一般的患者管理を通じて大いに手助けすることができる．

　明らかな認知症（痴呆），重度の外傷性脳症，あるいはコルサコフ病のような慢性器質性精神症候群を有する多くの患者は，管理が問題となり，結局は慢性介護施設で長期的管理を必要とする．精神科医あるいは医療ソーシャルワー

カーに早期から依頼することは，そうした施設入所に関する行政上および法律上の詳細について，家族や一般医師の役に立つことができる．

初めは神経内科医に診察されることが多いが，治療のためには精神保健の専門家に依頼する必要のある患者群の最後は，類身体病（例：転換障害あるいは仮性認知症［痴呆］）である．こうした患者は神経疾患に酷似した症状（例：四肢の麻痺，言語の喪失，または感覚障害）を呈するが，完全な評価をすると，何ら器質性病因は明らかにされない．そうした機能性障害の治療は，多くの場合，向精神薬服用と合わせて心理療法である．

特異的な精神科的面接，評価および治療手技に関する知識は，すべての主要な教科書[13,28]で容易に入手できる．

4 ソーシャルワーク

神経疾患の患者とその家族を，急性期を経た病院場面で，あるいは長期的な経過観察やリハビリテーションにおいて診療する時には，ソーシャルワーカーがよりよい患者管理のための重要な力となる．こうした場面で，ソーシャルワークの投入に関する基本領域に含まれるものは，
- 病前の情報，心理社会的な情報，さらには家族の情報の収集と評価で，このことは患者を理解し，患者の機能的能力に対する神経疾患や外傷の影響を理解するために決定的なものになる
- 初期回復段階での患者管理と家族教育，および支援過程への参加
- 基本的な資料収集者として，資源の調査者として，リハビリテーションプログラムあるいは長期的なケア施設を検討し，依頼を実行する時の紹介や転科手続きの仲介者として役立つことである．

すべての患者と家族が，ソーシャルワーカーの総合的役割のすべての側面を必要とするとは限らないが，現実にはすべての患者が何らかの面での恩恵を受けることができる．神経患者およびその家族と取り組む家族療法の役割に関する概説にはJohnsonとMcCown[12]を参照し，神経行動障害を有する患者のマネジメントでのソーシャルワーカーのさまざまな役割に関する，より包括的な

手引書には Thyer と Wodarski[26] を参照してもらいたい．

5 認知リハビリテーション

　最近の10年間で，認知再訓練および神経リハビリテーションの領域は，若干の議論はあるものの，脳損傷患者の治療において際立った力となってきた．外傷性脳損傷や急性の神経学的出来事（例：脳卒中）による特別な神経行動学的障害から最大限の回復を引き出すために特異的治療（例：理学療法，言語治療，心理療法）を行うことは新しいことではない．しかし，総合的なリハビリテーションプログラムがそうした患者にただちに施行可能になったのは，わずかこの20年前後のことである．特異的な認知再訓練の方向づけの基盤にある理論的枠組みに関する議論，総合的プログラムの本質およびその実質的調達方法や利点，さらには認識のリハビリテーションプログラムの問題について触れることは，本書の趣旨の範囲を越えている．しかし，固定した神経障害や外傷性に生じた神経行動学的障害に苦しむ患者を取り扱う臨床家は，この急速に発展する領域が患者治療の手段として可能性のあることから，それになじんでおく必要がある．誰に紹介するか，いつ紹介するか，とくに，どこに紹介するかに関する決定は困難な問題であり，この領域の発達を十分に理解し，特別なプログラムの有効な側面と否定的な側面を知ることにより取り組む必要がある．この重要な領域の優れた入門書および評論的総説に関しては文献，15，19，21，22，27を参照するとよいだろう．

6 まとめ

　器質性脳疾患を有する患者の管理は，多職種のかかわる努力によってなされる．医師とその他の保健専門職に強く求められることは，関連する専門分野の同僚たちから提供される専門性と臨床的業務をよく知っておくことである．こうした努力により，患者をよりよく理解することができ，より総合的で有効な評価と治療を提供することができるようになる．

●参考文献

1. Adams, KM and Rourke, BP (eds): The TCN Guide to Professional Practice in Clinical Neuropsychology. Swets and Zeitlinger, Berwyn, PA, 1992.
2. Adams, RL, et al (eds): Neuropsychology for Clinical Practice. American Psychology Association, Washington, DC, 1997.
3. American Psychiatric Association: Diagnostic and Statistical Manual of Mental Disorders, ed 4 (DSM-IV). American Psychiatric Press, Washington, DC, 1994.
4. Anderson, RM: Practitioner's Guide to Clinical Neuropsychology. Plenum Press, New York, 1994.
5. Benson, DF and Ardila, A: Aphasia: A Clinical Perspective. Oxford University Press, New York, 1996.
6. Doerr, HO and Carlin, AS: Forensic Neuropsychology. Guilford Press, New York, 1991.
7. Feinberg, TE and Farah, MJ (eds): Behavioral Neurology and Neuropsychology. McGraw-Hill, New York, 1996.
8. Filskov, SB and Boll, TJ (eds): Handbook of Clinical Neuropsychology. Wiley-Interscience, New York, 1981.
9. Filskov, SB and Boll, TJ (eds): Handbook of Clinical Neuropsychology, Vol II. Wiley-Interscience, New York, 1986.
10. Goodglass, H and Kaplan, E: The Assessment of Aphasia and Related Disorders, ed 2. Lea & Febiger, Philadelphia, 1983.
11. Heilman, KM and Valenstein, E (eds): Clinical Neuropsychology, ed 3. Oxford University Press, New York, 1993.
12. Johnson, J and McCown, W: Family Therapy of Neurobehavioral Disorders: Integrating Neuropsychology and Family Therapy. Haworth Press, Binghamton, NY, 1997.
13. Kaplan, HI and Sadock, BJ: Comprehensive Textbook of Psychiatry, ed 6. Williams & Wilkins, Baltimore, 1995.
14. Kolb, B and Whishaw, IQ: Fundamentals of Human Neuropsychology, ed 4. WH Freeman, New York, 1995.
15. Kreutzer, JS and Wehman, P (eds): Cognitive Rehabilitation for Persons with Traumatic Brain Injury. Imaginart, Bisbee, AZ, 1996.
16. Lapoint, LL (ed): Aphasia and Related Neurogenic Language Disorders. Thieme Medical Publishers, New York, 1996.
17. Lezak, MD: Neuropsychologic Assessment, ed 3. Oxford University Press, New York, 1995.
18. McCaffrey, RJ, et al (eds): The Practice of Forensic Neuropsychology. Plenum Press, New York, 1997.
19. Meier, M, Benton, A, and Diller, L: Neuropsychologic Rehabilitation. Guilford Press, New York, 1987.
20. Plum, F (ed): Language, Communication, and the Brain. Raven Press, New York, 1988.
21. Prignatano, GP: Learning from our successes and failures: Reflections and comment on "Cognitive Rehabilitation: How it is and how it might be." Journal of the International Neuropsychologic Society 3:497, 1997.
22. Rosenthal, M, et al (eds): Rehabilitation of the Adult and Child with Traumatic Brain Injury, ed 2. FA Davis, Philadelphia, 1990.
23. Sarno, MT (ed): Acquired Aphasia, ed 2. Academic Press, New York, 1991.
24. Spordone, RJ: Neuropsychology for the Attorney. Paul Deutch Press, Orlando, 1991.
25. Spreen, O and Strauss, E: A Compendium of Neuropsychologist Tests, ed 2. Oxford University Press, New York, 1997.
26. Thyer, BA and Wodarski, JS (eds): Handbook of Empirical Social Work Practice. John Wiley and Sons, New York, 1998.
27. Wilson, BA: Cognitive rehabilitation: How it is and how it might be. Journal of the International Neuropsychologic Society 3:487, 1997.
28. Yudofsky, SC and Hales, RE (eds): Textbook of Neuropsychiatry. American Psychiatric Press, Washington, DC, 1997.

付録 1

標準的な神経心理学評価法

　この付録の基本的な目的は，医師とその他の専門家に心理テストに関して紹介することであり，これらは神経心理学的報告でよく出会うものであり，神経機能障害の患者のアセスメントで臨床的に有用であることが証明されている．これは神経心理学的手法に関する総括的解説を意図するものではなく，いずれか特定の方法について積極的に評価することを目指したものでもない．そうした詳しい情報については，文献 11，28，39，44 を参照してもらいたい．

1 固定したバッテリー対任意アセスメント手法

　神経心理学的アセスメントに関する基本的な根底をなす考え方に基づくアプローチは現時点では 2 つあり，固定したバッテリーによる方法と融通性のある任意のアセスメント手法である．固定したバッテリーの代表は標準的な一連の神経心理学的テストからなる．症状の訴えやアセスメントの経過中に得られた特異的所見にかかわらず，それぞれのテストがすべての患者に施行される．このアプローチは米国心理計測から心理学的および神経心理学的評価へと発展した．ほとんどの神経心理学者は，評価中に特別な問題が明らかになると，固定したバッテリーに追加のテストを増やして，より慎重に評価する．Halstead-Reitan 神経心理学バッテリーは固定したバッテリーの最も代表的なものであるが，その他のさまざまな計測を追加せずにこのアプローチのみを使用する心理士は現在ではほとんどいない．

　任意のアプローチは小規模の中核的なテストの組み合わせ（バッテリー）を使用して，患者の機能の概観を提供し，より明確な評価を必要とするような神

経心理学的機能の特別な領域を示唆する．したがって，これはかなり個別のアプローチであり，患者ごとにさまざまに施行されるテストの現実的な組み合わせにより，そこで生じた臨床的疑問の特別な状況に応じたものとなる．この"過程経過的"アセスメント手法は，臨床神経心理学のより伝統的で標準的な方法とは異なり，Luria の単一症例法や行動神経学により近いものである．神経心理学的道具としての Wechsler Adult Intelligence Scale-Revised（WAIS-RNI）[22] や Luria の手技の Christensen 版[6] はこの伝統的な考え方によるアプローチの代表である．現実には，熟練した神経心理学者は両方の根底にある考え方の要素を上手に使用して，個々のバッテリーのための特別なテストを選択し，患者評価の全般的なアプローチを行い，テスト結果の分析を行っている．

2 包括的な固定バッテリー

1) Halstead-Reitan バッテリー

このバッテリー（テストの組み合わせ）は，十分に標準化された一連のテストを含み，認識能力と適応能力をテストする．Halstead により初めて紹介され[15]，Reitan らにより改訂され，標準化がなされ，Reitan と Wolfson[35]，Russell ら[37] およびその他の人びと[18] により統計学的に確立された．このバッテリーに含まれる中核となるテストは，①カテゴリーテスト，②触覚実行テスト，③Seashore リズムテスト，④会話音声知覚テスト，⑤指-振動（指-タッピング）テストである．現在では，基礎的な Halstead-Reitan バッテリーと，このバッテリーに合わせて利用されることの多い多くの補足的テストのために年齢群別正常値が入手可能である[18]．このバッテリーの根本的限界はその長さであり，記憶や言語のような重要な神経行動学的領域に関する強調がわずかであり，患者，医師，および患者のケアにかかわるその他の人々にとって役立つ機能的に関連のある記載のための情報に，ただちに変換しうるようなテスト結果を欠くことである．その基本的目的は，脳機能障害の診断であって機能的能力障害の記述や描写ではない．このことは，解剖学的画像に関する MRI（磁気共鳴画像）や脳の生理学的機能評価のための PET（ポジトロン放射断層撮

影）の時代にあっては，いささか古めかしいように思われる．しかしながら，全般的な認知能力，言語および記憶に関するテストを追加して補強されることにより，このテストバッテリーは今でも神経機能障害を有する患者を同定する方法として最も人気のある標準化された方法のひとつである．このアセスメント手技に関するより詳細な情報については文献21と35を参照して欲しい．

2) Luria-Nebraska 神経心理学バッテリー（LNNB）

このバッテリーは[11]，Christensen-Luriaの素材から取捨選択された項目に関する標準化およびその正常値の提供を目指すものであり，その発行以来，神経心理学の文献でみると著しい臨床的人気と重大な批判の両方の源となってきた．これは基本的には任意のアプローチに適用可能な標準化された固定バッテリーの代表であり，したがって両方の方法の最良の特徴のいくつかと最悪の特徴のほとんどが合わさっている．このバッテリーは今でも入手可能で，臨床家によっては使用する者もあるが，もはや多くの臨床場面でも法医学的目的でも受け入れられることはない[27]．

3 固定および任意バッテリーでよく使用されるテスト

1) Luriaの神経心理学検査法

Christensen[6]はLuriaの素材と方法のいくつかをまとめて記載形式に編集し，脳機能と行動の関連についてのLuriaの明快な概念に対応する枠組みで，やり方の説明に関する手引きをつけた．このおかげで，熟練した臨床家はLuriaの実験的な手法を患者の検査に利用し，適合させることができる．これはおそらく任意アセスメントアプローチの第一流の見本である．このテストバッテリーには，数学的機能，聴覚—運動機構，運動感覚機能，高次視覚機能，受容性および表出性言語，読字と書字，計算力，記憶，知能的過程を判定する手技が含まれている．しかし，注意，覚識vigilance，視覚性記憶，非言語性抽象論理の領域には限界がある．その長所は，個々の症例のニーズに合わせて，容易に適応させられることである．しかし，正常者の成績を欠くことは，

テスト結果についての価値ある解釈に関して，きわめてよく習練して，高度に経験を有する検者のみに限定される．Christensen の素材と，とりわけ Luria のアプローチと手法を利用することは，評価目的での通常の精神測定に基づくアプローチの感覚では，便利な検査とは考えがたい．非常に興味深く，個々の患者に関する詳細な情報を得るためには有用なことも多いが，このアプローチに関心のある臨床家は Luria の哲学と仮説と手技に精通していて，患者ごとに詳細な単一症例実験的検査法を考案することに慣れていなくてはならない．

2) 全般的認知機能のテスト
Wechsler 成人知能尺度―第 3 版

Wechsler 成人知能尺度―第 3 版（WAIS-III）[47] は，成人 Wechsler 尺度の最新の改訂と再標準化版である．このテストは，16～89 歳までの患者に関して，知能の臨床的評価としては今でも標準的なものであり，全般的な知的機能（全得点 IQ），言語性と非言語性動作性（言語性および動作性 IQ），知覚-構成機構，作業記憶（注意），処理速度を定量化してデータを提供する．言語性尺度には，言語の介在する認知機能に関する 7 個の明確な下位テスト成績を含む．動作性尺度には，視覚-知覚分析，視覚構成機構，理解，および精神運動協調を必要とする 7 個の下位テストを含む．WAIS-III から得られるまとめの IQ は，正常平均を 100，標準偏差を 15 としている．

Edith Kaplan は神経心理学的道具（NI）としての WAIS-R を紹介し[22]，経過過程指向性任意（柔軟性）アセスメントアプローチと全般的認知機能の標準的な精神測定テストとの合成を代表するものとしている．標準的 WAIS-R を施行したのちに，このやり方により，補足的下位テストや，数多くの下位テストに関する患者の能力のパターンと様式をさらに評価するために代用できる多肢選択形式や，計算力における特殊な障害を評価するためのより総合的方法や，標準的な数字符号下位テストにかかわる視空間過程をよりよく描き出すための新しい符号複写課題が可能である．これにより基礎知能の根底にある，より特異的な認知過程の本態に関する分析が可能である．WAIS-RNI は標準的な知能テストで得られる定量的計測に加えて認知機能に関する定性的なアセス

メントの方法を提供する．

3) 病前知的機能の計測

個々の患者の神経心理学的所見の臨床的意義を解釈するには，部分的には病前の水準からの機能変化に依存する．学校の記録に一般的能力の集団テスト結果が含まれていることが多い（例：Otis-Lenon テスト，学校適性テスト，米国カレッジテスト［ACT］，など）．これらは，比較目的で役に立つ．学業成績の報告も，利用されることがあるが，その信頼性は乏しい傾向がある．神経心理学的評価の間に集められた人口統計情報やテストの資料から，病前の知的機能を推定する方法が多数考案されている．それには，Wechsler の語彙と常識課題に関する下位テスト，読解テストの成績（とくに，全国成人読解テスト）[38]，何らかのテストあるいはテストの組み合わせでの患者の最高レベルの機能に関する信頼性，人口統計情報に基づく統計的回帰式の展開を利用することが含まれる．病前知能を統計学的に予測するために人口統計あるいは精神測定の変数を利用することは，神経心理学的評価中にそのつど生じた成績を使用できる利点があり，現実的にすべての患者に応用できて，臨床的状態により低下することはない．Barona, Reynolds & Chastain[2]，Krull ら[26]，その他も含めて，病前 WAIS IQ を予測する回帰式を開発し，改良を加えた．この方法の妥当性と信頼性のレベルはまともである．

4) 注意と覚識のテスト
(1) 数字の復唱

WAIS-III にある複数の数字（あるいはその他一連の単数字）の順唱は，簡単に施行できて，短時間（約 10〜15 秒間）の患者の聴覚的注意持続能力を客観的に測定することができる．患者には口頭で，一連の無作為の数字を増やしながら 1 秒間に 1 個の速さで提示し（数字 2 個から始めて，2 回続けて失敗するまで増加させる），聞いたとおり正確に数字列を復唱するように命じる．

数字列の逆唱は非常に異なる精神過程を必要とするものであり，認知面で数字の順唱とは若干の違いがある．注意は，この課題にとって必要なもののひと

つであることは確かであるが，そうした成績の基本成分からはほど遠いものである．したがって，この課題は注意の計測には使用すべきではない．

（2）覚識に関する無作為文字"A"テスト

これは聴覚的注意に関して簡単に施行できるテストで，第4章で十分説明してある．

（3）文字と符号の抹消テスト

視覚的に提示された文字，数字，符号を抹消する課題は，いろいろな時間の長さで視覚的に提示された刺激に注意を維持する患者の能力を評価することができる．代表的なものには，無作為に提示された視覚刺激の配列があって，標的項目を決めて，それに印をつけたり，×印で消したりするようなものが含まれる（例：文字，数字，符号）．Mesulam[30]により提示された配列はとくに有用である．それは，その様式が検者にとって一側性無視や不注意も検出することを可能にするからである．

（4）定速聴覚連続加算テスト

定速聴覚連続加算テスト（PASAT）[31]は，能動的な言語性注意，情報処理，基礎的計算力に関する高度な内容と感受性のあるテストである．録音テープで一連の対になった無作為数字からなり，ひとつの数字につき1.2秒から2.4秒の範囲で，4種類の異なる速度で提示される．それぞれの数字の対を加算するように指示する（例："2-9(11)；5-3(8)；4-6(10)；7-8(15)…"）．得られた得点には，それぞれの速度での正答数の百分率，正答総数，および時には各試行での正しい応答あたりの平均時間が含まれる．最近，新しい年齢階級別正常値が公表され，このテストの臨床的有用性が拡大されている[36]．

5）言語機能のテスト

（1）Peabody絵画語彙テスト―第3版

Peabody絵画語彙テスト―第3版[9]は，容易に施行できる単語語彙の理解力テストである．正常値は，2歳半と90歳の間の年齢群について与えられている．このテストは2つの等価な204項目の単語リストからなり，難易度が難しくなる順に口頭で提示される．患者は4個の絵のどれが検者の話した単語を

表すかを指し示す（例：「"疲弊している"のはどこですか」）．Peabody テストの基本的使用目的は単語レベルでの会話言語に関する客観的テストとしてであり，二次的な重要な役割として，神経心理学的評価および言語理解を必要とするその他の計測において言語を介した要素に関する患者の有意な実行能力（あるいは不能）の可能性を早期に推定することを可能とすることがある．

（2）トークンテスト

トークンテストの短縮改訂版（文献 44 を参照）は，言語理解に関する上手に組み立てられたテストで，簡単に施行できる．このテストで，いろいろなタイプの文章，語義的関係，言語学的要素に応答する患者の能力を評価する．色のついたプラスチックのトークンを用いて，患者は一連の階層性に並べられた言語性命令に応答してトークンを手で操作する（例：「丸を示してください」から，「黄色い四角に触ってから青い三角をつまみあげてください」まで）．これは，失語患者や，認知症（痴呆），その他の神経学的症状，すなわち全般的知能の低水準により言語理解力障害のある患者の評価に有用である．

（3）Boston 呼称テスト

ボストン呼称テスト（BNT）[23]は，対面での視覚性呼称に関する客観的計測法である．患者に「ベッド」から「そろばん」まで，困難度が増大する順で並べられた一連の絵に描かれた品物の名前を言うように命じる．患者がその項目の名を自発的に言うことができなければ，まずカテゴリー性の手がかり（例：「それは食べ物です」），次いで，音韻性の手がかり（例：その標的単語の最初の音）を与える．仮の正常値は小児と正常成人と失語症成人患者用の手引書のなかにあり，さらに正常および臨床標本から得られた正常値が容易に入手可能である[43]．さまざまな神経症状で呼称障害の頻度が高いことから，BNT が非常に人気の高い検査法となったのは当然である．

（4）発語流暢性テスト

いくつかの標準化された発語流暢性テストが，現在入手可能である．われわれの経験で最も有効であったものが 2 つあり，それは多重言語性失語症検査-第 3 版（MAE-3）[4]から取り入れられた対照つき口頭単語関連テスト（FAS または CFL），およびボストン失語症診断検査（BDAE）[12]から取り入れられ

た動物呼称テストである．両者とも，限られたカテゴリー（例：``F''）と時間（60秒）の制約下に自発的に単語を話す患者の能力を客観的に測定する（例：「``F''で始まる単語を，思いつけるだけすべて言ってください」）．これらのテストは第5章で詳しく論じてある．これらの手技に関する最新の正常値はさまざまな年齢群に関して入手可能である[43]．

(5) 総合的失語バッテリー

失語症のあることがわかっている患者，あるいは有効な神経心理学的評価にとって不都合な臨床的に明らかな言語障害を有する患者を評価する時には，完全な失語バッテリーを施行する必要がある．施設によっては，これが言語病理学者の責任業務である．場合によっては，こうしたバッテリーが神経心理学者あるいは行動神経学者により施行される．また，ある場合には脳損傷患者を取り扱う臨床家は一般的に使用されるテスト法の内容と，その長所，短所についてなじんでおくべきである．以下は，かなり一般的なテストバッテリーのABC順のリストである．列挙したテストはそれぞれに面白く人気の高いものではあるが，われわれの好みでは，BDAEか，似たような西部失語症バッテリーがよい．

- BDAE[12]
- 日常生活におけるコミュニケーション能力（CADL）[19]
- MAE-3[4]
- 失語症のための神経感覚センター総合検査[43,44]
- 西部失語症バッテリー[24]

失語症患者のアセスメント過程に関する総説と特異的用具の詳細な説明については文献28と44を参照して欲しい．

6）記憶のテスト

(1) Wechsler 記憶尺度―第3版（WMS-III）

1987年に出版されたWechsler記憶尺度―改訂版（WMS-R）[45]と引き続く1997年の再構成と再標準化（WMS-III）[46]は，神経心理学者に記憶機能に関する重要で新しい総括的な検査法をもたらした．WMS-RとWMS-IIIは神

経心理学の実践で現在最もよく使用される記憶機能の総合的計測法であるが，その精神測定特性に関しては批判されるようになってきた．WMS-III は，一般的な記憶（実は，聴覚性および視覚性遅延想起からなる）の計測，および即時想起（聴覚性と視覚性），作業記憶（聴覚性と視覚性），聴覚性認識（遅延）の指標を含む．WMS-R と WMS-III は，かなりよく標準化されており，十分な正常値はテストの手引書に示されていて，さらに広域の年齢群に関する数多くの研究からも入手可能である．

(2) 記憶アセスメント尺度

記憶アセスメント尺度（MAS）[48] は，成人の記憶機能を評価するための総合的バッテリーである．12 の下位テストが含まれ，7 つの学習および想起課題に基づいており，短期記憶（言語性保持と視覚性保持），言語性記憶（単語リストの想起と論理的文節の即時想起），視覚性再生（視覚性図案の 15 秒後想起，および視覚性図案の即時視覚性再認識），および全般的な記憶に関する要約得点が得られる．このバッテリーは，言語処理過程の得点，侵入過誤の計測，および再認識記憶を得るための方法も含んでいる．MAS は精神測定的によく考案されていて，臨床的にも理論的にも興味深いが，このテストに関する臨床的研究データは，より広く普及している WMS-R や WMS-III に比べてかなり限定されている．

(3) Rey 聴覚言語性学習テスト；カリフォルニア聴覚言語性学習テスト

Rey 聴覚言語性学習テスト（RAVLT）[40] とカリフォルニア聴覚言語性学習テスト（CAVLT）[9] は，即時言語性記憶保持，言語学習，および即時と遅延想起に関して簡単に施行できるテストである．両方のテストでは，5 回の獲得試行のために単語リストを口頭で提示し，患者には各試行後に口頭で提示された単語をできるだけ多く想起するように求める．このテストで学習曲線（連続試行全体で想起される単語の増加数を推定する）が得られ，学習の戦術（一次性あるいは親近性効果），反動性と前駆性干渉，侵入過誤，錯乱または作話傾向を明らかにすることができる．獲得学習リストの即時想起後に干渉試行をおくことと短期遅延想起により，記憶保持得点が得られる．再認識記憶は遅延想起試行後に評価される．さらに時間をおいた試行（60 分，24 時間など）によ

り，かなりの長時間に渡る言語性保持を計測することもできる．

　CAVLT は，いくつかの異なる方法で符号化することのできる単語のリストを使用するといった利点がある．これにより検者は，符号化戦術，学習速度，その他の記憶過程成績，短期および長期遅延を測定して，学習と記憶をさらに分析することができる．公表された正常値と学習と想起過程を統計的に分析する方法については，RAVLT に関するものより CAVLT に関するものの方がよく洗練されている．いずれのテストも単独では記憶機能のすべての側面に対する十分なテストとは考えるべきでないが，両テストはともに，より総合的な記憶アセスメントを強化するために，あるいはスクリーニングのためには非常に有用である．

(4) Benton 視覚記銘テスト；図案の記憶テスト

　Benton 視覚記銘テスト（BVRT）[5,41] と図案の記憶テスト（MFD）[13] は，視覚性認知と分析，視覚性短期記憶および紙と鉛筆での構成能力を評価するよう工夫された計測法である．それぞれ，一連の等級別に単純な線画と複雑な線画を含み，患者は視覚的に分析してから複写する必要がある．両者とも記憶成分にかかわる．BVRT はさまざまな時間で刺激を提示することと，提示と再生の間の遅延時間を増大する試行を含むことで，認知的にはより複雑であるがより感受性のよい計測法となっている．両テストには明確な採点基準の手引きと適切な正常値がある．精神測定の特性と研究知見に関する長い歴史から，ほとんどの臨床家は BVRT の方を好む．

7) 抽象化および高次認知機能のテスト
(1) カテゴリーテスト

　Halstead-Reitan バッテリーテストのなかで，多くの人々はカテゴリーテスト[35] を脳の機能障害の影響に対する最も感受性の高いテストと考えている．このテストは複雑さの異なる 7 個の下位テストからなり，それぞれ異なる原則（例：大きさ，形態，色，位置）が根底にある．患者は，聴覚的あるいは言語性の再強化に基づいて分類行動を覚えるように求められ，さらに提示された分類戦略のために到達した基準に合ったカテゴリーの間で概念移行を行わなければれ

ばならない．統計的研究は，中等度レベルの複雑さをもつ課題について，言語的再強化により，抽象的論理と問題解決，概念的セットの移行，学習能力をカテゴリーテストが測定することを示唆している．カテゴリーテストの成績は年齢，教育，知能と相関し，こうした変数が考慮されていない時には解釈の問題を生じる．また，さまざまに注意や努力水準の影響により生じる問題もある．また，欲求不満やその他の情動的および行動要因による影響にも気づかれる．新しい，年齢に基づく正常値[18]は有用なことが証明されており，このテストを施行する時には利用すべきである．このテストの短縮形式と紙と鉛筆による変法が開発されている．われわれは小冊子カテゴリーテスト[7]が病院場面では持ち運びにかなり便利で，簡単に施行できて，有用で，妥当性と信頼性のある高次の概念化機能の計測法であることを認めた．

(2) Wisconsin カード分類テスト

Wisconsin カード分類テスト（WCST）[14]は，抽象能力，概念移行，および中等度に複雑な課題を利用しての"覚えるための学習"を評価するために考案されたもので，近年，施行および採点法に関して改定され，より精密な標準化研究が行われてきた[18]．WCST では，患者は色，形，あるいは数字の異なる一連の刺激カードを分類するように求められる．そのさいに，1つの赤い三角，2つの緑色の星，3つの黄色の十字，4つの青い丸を含む見本の配列に合致させる必要がある．検者は各試行後に患者の照合が正しいか誤っているかを話す．選ばれる「正しい」対応組み合わせは，連続的に—色—形—数—色—形—数である．このテストが臨床および研究面での新味が復活した理由は，①抽象化と問題解決を客観的に計測できる，②前頭葉の影響を鑑別する感受性のあることが意味づけられる（しかし，これはいつでも確実に認められるわけではない），③このテストで困難であることの特別な理由に関する情報が得られる（例：概念形成の障害，正しい組み合わせを保持できない，保続，あるいはいくつかの試行にそった学習の障害），である．カテゴリーテストと同様に，WCST の結果は患者の全般的知能，学歴背景，および情動的または行動的要因により障害される．したがって，個々の患者の結果に関する慎重な解釈が非常に大切である．

(3) Raven 累進マトリックス

Raven 累進マトリックス[32~34]は，視空間分析，空間概念形成および数式論理に関する一連のテストである．3個の難易度レベル，すなわち小児用および障害成人用の色彩つきマトリックスから，十分な機能を有する成人用の上級マトリックスまでの異なるテストが入手可能である．各テスト形式は，患者に一連の互換性のあるもののなかから絵の描かれたパターン，または最もよく合致するか課題図形を完成するパターンの断片を選ぶように求める．このマトリックスは視覚性パターン分析，照合，非言語性論理，一側性無視および認知様式の判定に有用である．さらに，"視知覚障害"の明らかにされている患者では，視覚性分析と運動統合成分との鑑別に，このマトリックスは有用な場合がある．

8) 感覚-知覚機能テスト
(1) Seashore リズムテスト

聴覚的知覚と統合に関するこのテストは，Halstead-Reitan バッテリーおよび数多くのその派生的テスト法の統合的成分で，患者には，テープレコーダーに記録した一対の音楽的な音が同じか異なるかを識別するように求める．Seashore リズムテストは，本来 Halstead-Reitan バッテリーにおいて右側頭葉機能を判定するために用いられるが，成績が不良な場合は，何かもっと本質的に異なるかび漫性の病変により生じていることも多い．さまざまな注意の水準と指示に従うことの困難はともに，テストの成績に負の影響を与え，ときにその結果を無効にするほどである．今では，大脳病変の局在における用途（あるいはその欠如）にもかかわらず，多くの神経心理学者は Seashore リズムテストが聴覚的注意のよいテストであると考えている．

(2) 言語音知覚テスト

Halstead-Reitan バッテリーにあるこの下位テストは，テープレコーダーのヘッドホンを通して聴かされた4つの意味のない言語様の音節（例："heep…heet…wheep…wheet"）のどれであるかを解答用紙に印すよう患者に命じる．テストには母音の音 "ee" に基づく60セットの音節を含み，それらの始めと

終わりは異なった子音を有する．注意の持続力を測定するのに有効であり，脳損傷，とくに左側頭葉病変の影響に対して感受性のあることが報告されてきたが，確たる研究ではこのテストは基本的には持続性注意の計測法であることが示唆される．その本来の目的でこのテストを使用したい検者は，このテストの高次レベルの成分を有効に解釈できるために検査の施行中十分な注意が維持され続けていたことを確認せねばならない．ここでも，行動と情動の問題がテスト成績に負の影響をもつ可能性があり，結果を無効なものとする．

（3）触覚知覚テスト

触覚抑制，触覚認識（立体認知），書字感覚（例：指先書字認識，手掌書字）の客観的テストがいろいろあり，一側性の頭頂葉機能を判定するため開発されてきた．客観的比較に関する正常成績を除くと，この計測法は標準的な神経学的検査や拡大高次脳機能検査のなかで導入された臨床テストに非常によく似ている．

（4）視知覚テスト

患者の視力と視覚認知の正確度を明らかにし，一側性無視あるいは不注意の可能性を除外することは重要なことである．この多くは，標準的な神経学検査と類似した臨床的方法を用いて実施される．無視，色彩映像，視覚認識，相貌認識，断片的な視覚刺激，図形と背景の識別のテストは，これらの機能を判定するために用いることのできる多くの標準化されたテストや手技の単なる例にすぎない．入手可能な計測法の総説については文献28と44を参照して欲しい．

9）構成能力のテスト
（1）Benderゲシュタルトテスト

Benderゲシュタルトテスト（原書ではBender視覚運動ゲシュタルト[3]）は，紙と鉛筆でできる構成能力に関する貴重な迅速スクリーニングテストである．患者は一連の単純なものと複雑な幾何学的線画を提示され，それぞれ再生する．患者の図案再生は統合の誤り，歪み，保続および回転に関して客観的に採点することができる[25]．残念ながら，このテストは「器質性」に関するスク

リーニング検査法として今でもかなり一般的に使用される．こうした使用は，脳と行動の関係に関する知識の現状では正当性を保証されたものではない．しかし，多くの総合的バッテリーの枠組みのなかで，構成能力の一型に関するテストとして，これを含めることは適当なことと思われる．

(2) Raven 累進マトリックス

これらのテストは，構成過程の成分である視空間分析の評価に有用である．

(3) Benton 視覚記銘テスト

この十分に標準化されたテストも，再生における構成能力（図案の模写）と短期想起による再生（記憶からの構成）の両方を評価するのに使用可能である．このテストの大きな長所は標準的な施行方法および採点基準，良好な正常値と研究データ，それと交互に等価の形式を利用できることである．

(4) Hooper 視覚編成テスト

Hooper 視覚編成テスト（HVOT）[20]は，視覚分析と編成に関する計測，およびばらばらの作品を合成して意味のあるゲシュタルトにする能力に関する計測法として，最近になって改めて神経心理学的評判が高まったものである．このテストは複雑さが増していく一連の線画を含み，それらはばらばらの細片に分断されている．患者はさまざまな部分を頭のなかで編成して，描かれた品物を同定するよう命じられる．HVOT は本質的に"構成"テストで，運動出力の成分を必要としない．患者の成績の絶対的なレベルに加えて，この HVOT は患者の知覚運動機能障害の根底にある，より特異的な本態を明らかにするために有用である．

10) 視覚運動シークエンスのテスト

(1) 線引きテスト

このテストは，Halstead-Reitan バッテリーに含まれ，視覚的探査，視覚性シークエンス，知覚性運動速度，交互の概念移行を有効に行う能力，および注意に関する検査法として人気の高いものである．このテストの形式 A では，患者に数字の 1 から 25 までを線でつないで描くように命じるのみである．形式 B は概念移行の要素を含み，交互に数字と文字をつなぐこと（例：1-A-2-

B-3-C-4……）を求める．このテストの解釈では速度と正確さの両方が考慮される．現在入手可能な研究によると，このテスト（とくに形式 B）はどの型の脳機能障害に対しても感受性があり，多少あいまいであるが，前頭葉病変の患者ではその他の部位に病変のある者より相対的に成績が不良であることも示唆している．

(2) 数字符号様式テスト

数字符号様式（DSM）テスト[42]は，本質的に一定時間内での符合コード化課題で，視覚性探索，視覚性追跡（注意），および精神運動速度を判定する．患者は1から9までの数字とさまざまな符号を結びつける印刷された手がかり（キー）を提示され，テスト形式は110個の空白な四角の配列を含み，それぞれ無作為の符合と対になっている．次いで，患者は90秒間以内に，正しい符号の下にできるだけ多くの数字を記入する．DSMテストも口頭で提示される成分を含み，筆記と口頭での答えに関して正確さと速度での比較が可能である．このテストは注意の持続と視覚性探索と視覚性シークエンスと学習能力とを必要とする．DSMテスト成績は，中枢神経系機能障害の影響に感受性があり，現実世界の機能と関係するように思われる[44]．

11) 運動の協調性と筋力に関するテスト
(1) 指-タッピングテスト

指たたき（タッピング）テストは，指動揺テストとしても知られ，上肢運動速度の測定によく用いられる．テストはいずれかの手の示指によるタッピング試行回数からなり，タッピングを記録する機械的な，あるいは電気的な装置を使用する．数多くの報告からは，正常者の平均値として，10秒間施行で利き手を用いて約55回のタップ，非利き手では約10％下回ることが示唆される．このテストは一般的に前方脳機能障害に関して，まずまずの感受性があり，より特異的には反対側運動野領域の病変に感受性がある．

(2) 針みぞペグボード

針みぞ（Grooved）ペグボード[29]は，操作の巧緻性と結びついた上肢速度に関する非常に便利な計測法である．患者は，とがったペグを一連の無作為に

掘られた針みぞ穴を含む板に迅速に差すことを求められる．始めは利き手のみを使用して，次に非利き手のみを使用して行う．細穴が無作為に配置されているので，このテストはほとんどのペグボードよりも複雑で，したがって感受性も大きい．より微細な運動障害を客観化し，脳卒中や外傷後の手の協調性改善を判定するためによい道具である．広範囲の標準化された正常値とさまざまな臨床例からの平均値とがテスト結果の解釈のめやすとして入手可能である．

（3）握力計（握力）

左右の握力を，数回（通常は5回）の施行で判定するために機械的な握力計を用いることにより，標準的な神経学検査の共通成分を正確に定量することができる．年齢や性に関する期待値と比較して両側性に筋力が低下している場合，および両手の筋力に不自然な解離がある場合には，とりわけ末梢性因子が除外されれば脳機能障害を意味することもある．

12）学業成績テスト
（1）広域学力テスト—第3版

広域学力テスト—第3版（WRAT-III）[49]は，いくぶんか簡潔である理由から，おそらく最もよく利用される学力の客観的スクリーニングテストである．これは読みかた認識（難易度で等級づけされた個々の単語を読むこと），書き取りでのつづり（幼稚園から高校までの範囲の単語を使用），計算力（単純に数を数えることから加減乗除と代数公式までの範囲）の成績を判定する．正常値により，個別患者の成績と正常群の5歳から75歳までの範囲での比較，および幼稚園から12年生までの教育レベルの範囲での比較が可能である[8]．

（2）Woodcock-Johnson 心理教育バッテリー—改訂版：学力テスト

Woodcock-Johnson 心理教育バッテリー—改訂版：学力テスト（WJ-R-Ach）[50]は，読み，数学，書字言語における基礎的領域および，基礎科学，社会勉強，人間性における学力を広域の年齢に関して測定する方法の代表である．神経心理学的研究では，3つの基礎的な領域に焦点が当てられることが普通である．このバッテリーの最大の利点は補足的な下位テストの編入であり，基礎的領域での特異的障害を評価することができる．WJ-R-Ach は精神計測

学的によく開発され，十分に標準化されている．したがって，一般的に使用される大半のスクリーニングテストよりも，さらに総合的な学術能力に関する測定を可能にし，一次性の学習障害あるいは後天的な学力不足の患者を評価するさいに有用である．

13) 人格テスト
(1) ミネソタ多相性人格票―2
　最新改訂版のミネソタ多相性人格票―2（MMPI-2）[53]は，精神科的および神経学的患者のいずれにおいても，情動所見に関する最も一般的に用いられる標準化されたテストであることに変わりがない．各患者の成績を正常者と比較することで，MMPI-2は心気症（身体関係），抑うつ，ヒステリー（対処能力の低下と情動ストレスを身体表出に転換する傾向），人格障害（あるいは，慢性病），興味に関する男性傾向―女性傾向，パラノイア，精神衰弱（不安と強迫観念），統合失調症（あるいは認知錯乱），軽躁病（興奮），および社会的内向性の領域における情動の状態を計測する．10個の基礎的臨床スケールに加えて，MMPI-2には15の新しい内容スケールがあり，患者の情動機能に関するもっと総括的な記述が可能である．

　今日のこの方法に対するわれわれの知識と経験では，MMPI-2は脳損傷患者よりは正常者および精神科患者の判定に適していると考えられる．しかし，脳損傷患者でMMPIを使用することに関連する文献は増大しつつあり，Lezak[28]やSpreenとStrauss[44]による総説は有用な入門書として役に立つ．閉鎖性頭部外傷により生じる情動変化の調査でMMPIを利用した最近の研究に関しては，Alganoら[1]の文献も参照するとよい．神経疾患の背景においてMMPI異常についての解釈の本質に関する論争があるにもかかわらず，神経疾患患者の情動機能を記載するためには最も有用であり続けている．精神障害の診断と統計マニュアル第4版（DSM-IV）に従って精神科的診断を確立するためよりも有用のようである．

(2) その他の人格検査用具
　不安，抑うつ，身体症状，より特異的な神経行動学的症状，痛みとその社

的派生，および社会適応に関する患者による自己申告式尺度がいろいろあり，筆記形式でか面接中かのいずれかで確実に応答できる患者に対して利用可能である．こうしたテストは，情動的および社会的健康度の主観的認知を判定するため，および研究目的で有用である．これらの方法に関するより多くの情報については，Lezak[28] および Spreen と Strauss[44] の文献を参照するとよい．

●参考文献

1. Algano, DP, et al: The MMPI and closed-head injury. Clin Neuropsychol. 6:134, 1992.
2. Barona, A, Reynolds, CR, and Chastain, R: A demographically based index of pre-morbid intelligence of the WAIS-R. J Consult Clin Psychol 52:885, 1984.
3. Bender, L: Bender Motor Gestalt Test. American Orthopsychiatric Association, New York, 1946.
4. Benton, AL, deS Hamsher, K, and Silven, AB: Multilingual Aphasia Examination, ed 3. AJA Associates, Iowa City, 1983.
5. Benton, AL, et al: Contributions to Neuropsychological Assessment: A Clinical Manual. Oxford University Press, New York, 1994.
6. Christensen, AL: Luria's Neuropsychological Investigation, ed 2. Western Psychological Services, Los Angeles, 1979.
7. DeFilippis, NA and McCampbell, MS: The Booklet Category Test. Psychological Assessment Resources, Odessa, FL, 1987.
8. Delise, DC, et al: California Verbal Learning Test. Psychological Corporation, San Antonio, 1987.
9. Dunn, LM and Dunn, LM: Peabody Picture Vocabulary Test, ed 3. American Guidance Service, Circle Pines, MN, 1997.
10. Golden, CJ, Purisch, AD, and Hammeke, TA: Luria Nebraska Neuropsychological Battery: Forms I and II. Western Psychological Services, Los Angeles, 1986.
11. Goldstein, G and Incagnoli, TM: Contemporary Approaches to Neuropsychological Assessment. Plenum Press, New York, 1998.
12. Goodglass, H and Kaplan, E: The Assessment of Aphasia and Related Disorders. Lea & Febiger, Philadelphia, 1983.
13. Graham, FK and Kendall, BS: Memory-for-Designs Test: Revised General Manual. Percept Mot Skills (Suppl 2-VIII)11:147, 1960.
14. Grant, DA and Berg, EA: Wisconsin Card Sorting Test. Psychologic Corporation, San Antonio, 1993.
15. Halstead, W: Brain and Intelligence: A Qualitative Study of the Frontal Lobes. University of Chicago Press, Chicago, 1947.
16. Hathaway, SR, et al: Minnesota Multiphasic Personality Inventory–2: Manual for Administration and Scoring. University of Minnesota Press, Minneapolis, 1989.
17. Heaton, RK: Wisconsin Card Sorting Test Manual. Psychological Assessment Resources, Odessa, FL, 1981.
18. Heaton, RK, Grant, I, and Matthews, CG: Comprehensive Norms for an Expanded Halstead-Reitan Battery. Psychological Assessment Resources, Odessa, FL, 1991.
19. Holland, AL: Communicative Abilities in Daily Living. University Park Press, Baltimore, 1980.
20. Hooper, HE: The Hooper Visual Organization Test. Western Psychological Services, Los Angeles, 1958.
21. Jarvis, PE and Barth, JT: The Halstead-Reitan Neuropsychological Battery: A Guide to Interpretation and Clinical Applications. Psychological Assessment Resources, Odessa, FL, 1994.

22. Kaplan, E: WAIS-R as a Neuropsychological Instrument. Psychological Corporation, San Antonio, 1991.
23. Kaplan, E, Goodglass, H, and Weintraub, S: Boston Naming Test. Lea & Febiger, Philadelphia, 1983.
24. Kertesz, A: Aphasia and Related Disorders: Taxonomy, Localization, and Recovery. Grune & Stratton, New York, 1982.
25. Koppitz, EM: The Bender Gestalt Test for Young Children. Grune & Stratton, New York, 1963.
26. Krull, KR, Scott, JG, and Sherer, M: Estimation of premorbid intelligence from combined performance and demographic variables. The Clinical Neuropsychologist 9:83, 1995.
27. Lees-Hailey, PR, et al: Forensic neuropsychological test usage: An empirical survey. Archives of Clinical Neuropsychology 11:45, 1995.
28. Lezak, MD: Neuropsychologic Assessment, ed 3. Oxford University Press, New York, 1995.
29. Matthews, CG and Klove, H: Instruction Manual for the Adult Neuropsychology Test Battery. University of Wisconsin Medical School, Madison, WI, 1964.
30. Mesulam, M-M: Principles of Behavioral Neurology: Tests of Directed Attention and Memory. FA Davis, Philadelphia, 1985.
31. Psychological Corporation: Paced Auditory Serial Addition Test. Psychological Corporation, San Antonio, 1994.
32. Raven, JC: Guide to the Standard Progressive Matrices. Psychological Corporation, San Antonio, 1977.
33. Raven, JC: Guide to Using the Coloured Progressive Matrices. Psychological Corporation, San Antonio, 1977.
34. Raven, JC: The Advanced Progressive Matrices. Psychological Corporation, San Antonio, 1977.
35. Reitan, RM and Wolfson, D: The Halstead-Reitan Neuropsychological Test Battery: Theory and Clinical Interpretation, ed 2. Neuropsychology Press, Tucson, AZ, 1993.
36. Roman, DD, et al: Extended norms for the Paced Serial Addition Test. The Clinical Neuropsychologist 5:33, 1991.
37. Russell, EW, Neuringer, C, and Goldstein, G: Assessment of Brain Damage: A Neuropsychological Key Approach. Wiley-Interscience, New York, 1970.
38. Ryan, JJ and Paolo, AM: A screening procedure for estimating premorbid intelligence in the elderly. Clin Neuropsychol 6:53, 1992.
39. Sbordone, RJ and Long, CJ (Eds): Ecological Validity of Neuropsychological Testing. GR Press/St Lucie Press, Delray Beach, FL, 1996.
40. Schmidt, M: Manual for the Rey Auditory Verbal Learning Test. Western Psychological Services, Los Angeles, 1997.
41. Sivan, AB: Benton Visual Retention Test, ed 5. Psychological Corporation, San Antonio, 1992.
42. Smith, A: Symbol Digit Modalities Test. Western Psychological Services, Los Angeles, 1991.
43. Spreen, O and Benton, AL: Neurosensory Center Comprehensive Examination for Aphasia. University of Victoria Neuropsychology Laboratory, Victoria, BC, 1977.
44. Spreen, O and Strauss, E: A Compendium of Neuropsychological Tests, ed 2. Oxford University Press, New York, 1998.
45. Wechsler, D: Wechsler Memory Scale—Revised (WMS-R). Psychological Corporation, San Antonio, 1987.
46. Wechsler, D: Wechsler Memory Scale—Third Edition (WMS-III). Psychological Corporation, San Antonio, 1997.
47. Wechsler, D: Wechsler Adult Intelligence Scale—Third Edition (WAIS-III). Psychological Corporation, San Antonio, 1997.
48. Williams, MJ: Memory Assessment Scales (MAS). Psychological Assessment Resources. Odessa, FL, 1991.
49. Wilkinson, GS: The Wide Range Achievement Test—Third Edition. Jastak Associates, Wilmington, DE, 1993.
50. Woodcock, RW and Mather, N: Woodcock-Johnson Tests of Achievement. DLM Teaching Resources, Allen, TX, 1989.

付録 2

高次脳機能検査法　記録票

患者情報

患者氏名：　　　　　　　　　　日付
住所：　　　　　　　　　　　　症例番号：

電話：　　　　　　　　　　　　病院番号：
誕生日：　　　　　　　　　　　出生地：
年齢：　　　　　　　　　　　　性別：
教育：
　最高レベル：　　　　　　　　修了年齢：
　賞罰：
利き手：
　患者：　　　　　　　　　　　家族：
職業：
診断：
　発症と特徴：

片麻痺：
　（丸印）　　　　なし　　　　回復　　　　右　　　　左
半盲：
　（丸印）　　　　なし　　　　回復　　　　右　　　　左
神経外科情報：

脳波（EEG）焦点：

MRI，CT スキャン，脳スキャン，血管撮影，など

（星印は全患者で使用される必要がある．）

*I. 行動観察

　　*A. 行動変化，記憶困難，奇異な行動，仕事の習慣変化，その他の病歴：

　　*B. 身体所見および外見：

　　*C. 情動の状態(例：錯乱，抑うつ，不安，不安定)：

　　 D. 前頭葉テストの結果(関連皮質機能を参照)：

　　*E. 否認ないし無視：

*II. 意識水準

　　*A. 程度：覚醒_____傾眠_____昏迷_____昏睡_____

　　*B. 患者を覚醒させるのに必要な刺激を記述し，患者の反応を記録する：

*III. 注意

　　*A. 検査，診察中の患者を観察：

　　*B. 数字の復唱：1個1秒の速さで数字を読む

項目	正答の場合チェック
3-7	_____
2-4-9	_____
8-5-2-7	_____
2-9-6-8-3	_____
5-7-1-9-4-6	_____
8-1-5-9-3-6-2	_____
3-9-8-2-5-1-4-7	_____
7-2-8-5-4-6-7-3-9	_____

C. 覚識 vigilance：1個1秒の速さで文字を読む．患者に"A"の文字が聴こえたらテーブルをたたくように命じる．

```
L T P E A O A I C T D A L A A
A N I A B F S A M R Z E O A D
P A K L A U C J T O E A B A A
Z Y D M U S A H E V A A R A T
```

 1．省略の誤り
 2．付加の誤り

D. 一側性不注意：

*IV. **言語**

 *A. 自発言語：
  *1．流暢性，構音，錯語の存在を含めて記述：
  2．発語流暢性：全単語数：＿＿＿＿＿＿＿
       全動物数：＿＿＿＿＿＿＿

 *B. 理　解：
  *1．指示命令に対する患者の反応：
   室内の物か身体の部分を1, 2, 3, さらに4個連続して指さすよう患者に命じる．
  *2．はい-いいえ式の質問に対する患者の反応：
   （例：「今日は雨ですか」または「Grantは今も大統領ですか」）

 *C. 復　唱：
  以下のそれぞれを復唱するように命じる：

項　目	正答の場合チェック
1．ボール ball	＿＿＿＿＿＿
2．助　け help	＿＿＿＿＿＿
3．飛行機 airplane	＿＿＿＿＿＿
4．病院 hospital	＿＿＿＿＿＿
5．ミシシッピ川 Mississippi river	＿＿＿＿＿＿

6. その幼い少年は帰宅した．　　　　　　　　　＿＿＿＿＿＿
   The little boy went home.
7. われわれは皆そろって向こう側へ渡って行った．＿＿＿＿＿＿
   We all went over there together.
8. その古い自動車は火曜日の朝には運転できそう　＿＿＿＿＿＿
   になかった．
   The old car wouldn't start on Tuesday morning.
9. 背の低い太った少年が陶磁器の花びんを落とし　＿＿＿＿＿＿
   た．
   The short fat boy dropped the china vase.
10. 一戦ごとに，ボクサーはチャンピオンのタイト　＿＿＿＿＿＿
    ルマッチに向かって準備した．
    Each fight readied the boxer for the champions
    hip bout.

*D. 呼称と喚語：
  以下の単純な色彩と物質の名を言うように患者に命じる：

  項　目　　　　　　　　　　　　　　　　**正答の場合チェック**
  1. 色
     a. 赤　　　　　　　　　　　　　　　　　＿＿＿＿＿＿
     b. 青　　　　　　　　　　　　　　　　　＿＿＿＿＿＿
     c. 黄　　　　　　　　　　　　　　　　　＿＿＿＿＿＿
     d. ピンク　　　　　　　　　　　　　　　＿＿＿＿＿＿
     e. 紫　　　　　　　　　　　　　　　　　＿＿＿＿＿＿
  2. 身体部位
     a. 目　　　　　　　　　　　　　　　　　＿＿＿＿＿＿
     b. 足　　　　　　　　　　　　　　　　　＿＿＿＿＿＿
     c. 黄　　　　　　　　　　　　　　　　　＿＿＿＿＿＿
     d. 母　指　　　　　　　　　　　　　　　＿＿＿＿＿＿
     e. 指関節　　　　　　　　　　　　　　　＿＿＿＿＿＿
  3. 衣類と室内
     a. ド　ア　　　　　　　　　　　　　　　＿＿＿＿＿＿
     b. 懐中時計　　　　　　　　　　　　　　＿＿＿＿＿＿
     c. 靴　　　　　　　　　　　　　　　　　＿＿＿＿＿＿
     d. シャツ　　　　　　　　　　　　　　　＿＿＿＿＿＿

   e. 天　井
  4. 物品の一部分
   a. 時計の竜頭（ねじ巻き）
   b. 上衣の返しえり
   c. 時計のふたガラス
   d. 靴　底
   e. ベルトのバックル

E. 読　み：
 正確さの水準（単語，文，文節）を既述し，誤りの型を記載する：

F. 書　字：
 正確さの水準を記述し，誤りの型を記載する：

G. つづり spelling：
 書き取りの成績を記述し，誤りを記録する：

*V. **記憶**
 以下の記憶課題の多くは言語性記憶を評価する．言語障害(失語症)のある患者では視覚性記憶テストが使用されるべきである．

*A. 即時想起(短期記憶)：
 第 III 項の数字復唱を参照．

*B. 見当識：

            正答の場合チェック

 *1. 人　物
  a. 名　前
  b. 年　齢
  c. 誕生日
 *2. 場　所
  a. 所　在（現在の）
  b. 市の所在
  c. 自宅の住所

*3. 時
    a. 日付け　　　　　　　　　　　　　　　_____
    b. 曜　日　　　　　　　　　　　　　　　_____
    c. 時　刻　　　　　　　　　　　　　　　_____
    d. 季　節　　　　　　　　　　　　　　　_____
    e. 検者と過ごしている時間の長さ　　　　_____

C. 遠隔記憶

　　　　　　　　　　　　　　正答あるいは適切な場合チェック

　*1. 個人的情報
    a. どこで生まれましたか　　　　　　　　_____
    b. 学校について　　　　　　　　　　　　_____
    c. 職業歴について　　　　　　　　　　　_____
    d. 家族について　　　　　　　　　　　　_____
　*2. 歴史的事実
    a. あなたが生まれてからの大統領を4人　_____
    b. 一番最近の戦争　　　　　　　　　　　_____

*D. 新たな学習能力：
   1. 4つの無関連語：「これから，あなたに覚えてもらいたい単語を4つ言います」と患者に話す．初めに呈示したのち，4個の単語を患者に復唱させてから，あとでその単語を思い出してもらいますと話す．検査を続けながら，5分，10分，30分の間隔で，その単語を思い出すように命じる．そのさいに単語を自発的に思い出すことができなければ，カテゴリーの手がかり（「ある単語は色です」）または音韻性手がかり（「ある単語はBで始まります」）を用いる．手がかりを必要としたタイプと量を記録する．互換性のある3組の単語セットがある．

	5分	10分	30分
a. 褐色(扇風機)(ぶどう)	___	___	___
b. 正直(忠誠)(幸福)	___	___	___
c. チューリップ(にんじん)(靴下)	___	___	___
d. 点眼容器(足首)(歯ブラシ)	___	___	___

   必要なら，使用された手がかりのタイプを記述：

2. 即時想起のための口頭での物語：
　　「これから短い物語を読みますが，それをよく覚えてください．読み終えたら，その物語をあなたに話して頂きますので私が読むのをよく聴いていてください」と患者に言う．物語をゆっくりとていねいに読み，斜線印で区切らないようにする．文章を読み終えたのち，できるだけ正確に，その物語を言い直すように患者に命じる．正確な記憶（斜線で区切られた情報）の数を記録し，作話があればそれを記述する．
　　ロジャー家の人々が／4人の子どもたちを／ワゴン車に／詰め込んで，／休暇で／出掛けたのは／7月のことだった．
　　年に一度のことで／ガルフショアの／海岸へ／旅行をしていた．
　　この年は／ニューオーリンズの／水族館で／特別に／1日／立ち寄っていた．
　　長い1日のドライブののちに／モーテルに／着いたとき，／興奮していて／双子と／スーツケースを／前庭に／置き忘れてきたことに／気づいた．
　　a. 正確な記憶の数：_____
　　b. 作り話がある場合に記述：

3. 視覚性記憶(隠された品物)：
　　これから，いくつかの品物を診察室のなかで，机かベッドの周りに隠すので，それらがどこにあるかを覚えて欲しいと患者に話す．4ないし5個の一般的な品物（鍵，ペン，反射用ハンマーなど）を患者の目につくさまざまな場所に隠す．数分おいたのちに，その品物を見つけるよう患者に命ずる．見つけられない場合，それらの品物の名を言うよう命じる．
　　a. 隠した品物で発見されたものの数：_____
　　b. 隠した品物で，発見されなかった場合に名前が言えたものの数：_____
　　c. 場所を言い当てることができたが，品物の名は言えなかったものの数：_____

4. 関連対語の学習：
　　これから，一時に2つの単語の表を読むことを患者に告げる．患者は単語をまとめて思い出すように求められる（例：大―小）．やり方に関して了解しているなら，1秒間に一対の速さで最初の単語の表を

読む．最初の表を読んだのち，最初の想起一覧表を呈示して想起をテストする．一対の初めの単語を示し，それと対になっていた単語を尋ねる．誤った答は訂正して，つぎの対語に進む．最初の想起が終了したのち，10秒間の猶予を許し，第二の呈示と想起一覧表へ続ける．

呈示一覧表

a. 天気—バッグ	a. 家——収入
b. 高い—低い	b. 天気—バッグ
c. 家——収入	c. 本——頁
d. 本——頁	d. 高い—低い

想起一覧表

a. 家_____	a. 高い_____
b. 高い_____	b. 家_____
c. 天気_____	c. 本_____
d. 本_____	d. 天気_____

1. 容易に想起された関連対語の数：_____
2. 想起するのが困難であった関連対語の数：_____

*VI. 構成能力

*A. 再生描画：
与えられた空欄に，以下の描画を模写するよう患者に命じる．

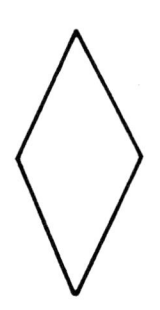

付録 2　高次脳機能検査法　記録票

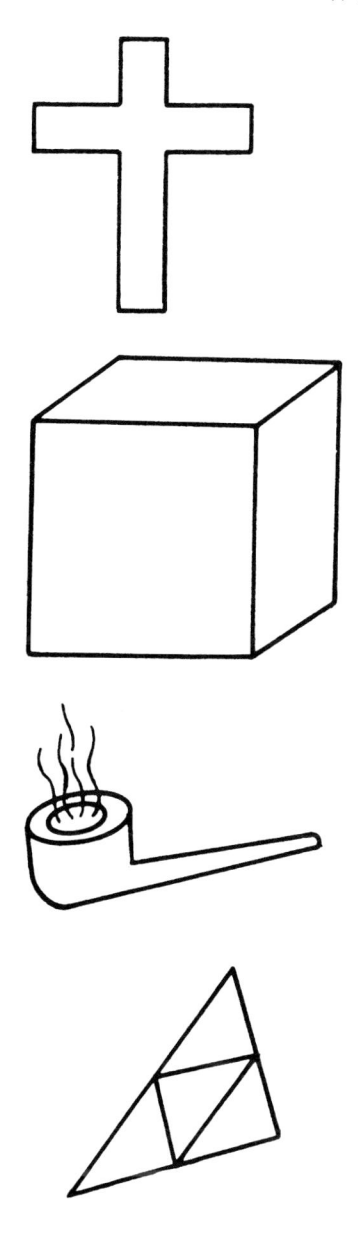

項　目	採　点
1．垂直菱形	＿＿＿＿＿＿＿＿
2．二次元十字形	＿＿＿＿＿＿＿＿
3．三次元立方体	＿＿＿＿＿＿＿＿
4．三次元パイプ	＿＿＿＿＿＿＿＿
5．三角内三角	＿＿＿＿＿＿＿＿

　　　　合計得点：＿＿＿＿＿＿＿＿

*B. 口頭命令による描画：
　　与えられた空欄に，以下の絵を描くよう患者に命じる．

時計(文字盤数字入り)
時刻を2：30または2：55に合わせて描く

鉢植えのひなぎく

遠近法で描いた家

項　目	採　点
1．時計	_____
2．鉢植えのひなぎく	_____
3．遠近法で描いた家	_____

　　　合計得点：_____

C．積み木図案
　　（刺激カードを参照）

項　目	採　点
1．図案1	_____
2．図案2	_____
3．図案3	_____
4．図案4	_____

　　　合計得点：_____

　　誤りのタイプを記述する：

*VII. 高次認知機能

　A．情報の蓄積：

項　目	正答の場合チェック
1．1年は何週間ありますか．	_____
2．人びとにはなぜ肺があるのですか．	_____
3．1940年以来の4人の大統領の名前．	_____
4．デンマークはどこにありますか．	_____
5．ニューヨークからロスアンゼルスまでの距離はどれくらいありますか．	_____
6．明るい色の衣類が暗い色の衣類よりも夏涼しいのはなぜですか．	_____
7．スペインの首都はどこですか．	_____
8．さびの原因は何ですか．	_____

9. オデッセイを書いたのは誰ですか. _____
10. アクロポリスとは何ですか. _____

　　　　合計得点：_____

*B. 計　算
　　つぎにあげる各種計算での，実行の正確さと誤りタイプを記述する：
　　1. 口頭での暗算例題
　　　　　a. 加　算　　　　　　　　　　　　　　　　　　　(4＋6)
　　　　　b. 減　算　　　　　　　　　　　　　　　　　　　(8－5)
　　　　　c. 乗　算　　　　　　　　　　　　　　　　　　　(2×8)
　　　　　d. 除　算　　　　　　　　　　　　　　　　　　　(56÷8)
　　2. 口頭での複雑な例題
　　　　　a. 加　算　　　　　　　　　　　　　　　　　　　(14＋17)
　　　　　b. 減　算　　　　　　　　　　　　　　　　　　　(43－38)
　　　　　c. 乗　算　　　　　　　　　　　　　　　　　　　(21×5)
　　　　　d. 除　算　　　　　　　　　　　　　　　　　　　(128÷8)
　*3. 筆算による複雑な例題
　　　　　a. 加　算　　　　　　　　　　　　　　　　　　　　108
　　　　　　　　　　　　　　　　　　　　　　　　　　　　　＋ 79

　　　　　b. 減　算　　　　　　　　　　　　　　　　　　　　605
　　　　　　　　　　　　　　　　　　　　　　　　　　　　　－ 80

　　　　　c. 乗　算　　　　　　　　　　　　　　　　　　　　108
　　　　　　　　　　　　　　　　　　　　　　　　　　　　　× 36

　　　　　d. 除　算　　　　　　　　　　　　　　　　　　　43)559

*C. 格言の解釈
　　患者には以下の言葉について説明するよう話す．回答を記録する．

　　　項　目　　　　　　　　　　　　　　　　　　　　採　点
　　1. 覆水盆に返らず．
　　　　(こぼれたミルクを嘆くな)　　　　　　　　　_____

2. ローマは一日にしてならず. ＿＿＿＿＿＿

3. 溺れる者はわらをもつかむ. ＿＿＿＿＿＿

4. 金のハンマーは鉄の扉をも砕く. ＿＿＿＿＿＿

5. 過ぎたるはなお及ばざるがごとし.
（熱い石炭は焼け焦げ，冷たい石炭は黒ずむ） ＿＿＿＿＿＿

　　合計得点：＿＿＿＿＿＿

　　具体的応答の総数：＿＿＿＿＿＿

*D. 類似性

項　目	採　点
1. かぶら……カリフラワー	＿＿＿＿＿＿
2. 自転車……飛行機	＿＿＿＿＿＿
3. 机…………本箱	＿＿＿＿＿＿
4. 詩…………小説	＿＿＿＿＿＿
5. 馬…………りんご	＿＿＿＿＿＿

　　合計得点：＿＿＿＿＿＿
　　具体的応答の総数：＿＿＿＿＿＿

VIII. 関連皮質機能

A. 観念運動失行：
　頬部顔面，四肢，全身に対する命令を使用して，命令に対して運動動作を遂行するさいの患者の成績の的確さを記述する．模造品か実物の使用が実行を捉通するために必要であったなら略述する．

項　目	採　点
1. マッチを吹き消す.	＿＿＿＿＿＿
2. ストローから飲む.	＿＿＿＿＿＿
3. 口房のパンくずをなめて取る.	＿＿＿＿＿＿

4．櫛で髪をとかす． _____
5．硬貨をはじく． _____

B. 観念失行：
つぎにあげる複雑な動作課題に関する患者の実行成績の的確さを記述する．
1．手紙——封筒——切手
2．ろうそく——ろうそく立て——マッチ
3．歯みがき粉——歯ブラシ

C. 精神運動速度（必要があれば施行）：
患者に大文字でアルファベット文字を書くよう命じる．　**所要時間(秒)**
_____

D. 右-左失見当識：

| 項　目 | 正答の場合チェック |

1．自分自身の同定
　a. あなたの右足を見せてください　_____
　b. あなたの左手を見せてください　_____
2．自分自身に関する交差性の命令
　a. 右手で左の肩に触れてごらんなさい　_____
　b. 左手で右の耳に触れてごらんなさい　_____
3．検者に関する同定
　a. 私の左膝を指さしてください　_____
　b. 私の右肘を指さしてください　_____
4．検者に関する交叉性の同定
　a. あなたの右手で私の左目を指さしてください　_____
　b. あなたの左手で私の左足を指さしてください　_____

誤りの性質と程度を記述する：

E. 手指失認：
非言語性および言語性の患者の成績の的確さを記述する．

F. ゲルストマン症候群：
つぎにあげる領域に障害があれば，その性質と程度を記述する．
1. 手指失認： _____
2. 右-左失見当識： _____
3. 書字困難： _____
4. 計算困難： _____

G. 視覚失認：
品物の視覚的同定，実際に使ってみせることのできる品物の呼称，色彩の呼称，顔の認識，これらにおける障害があれば記述する：

H. 立体失認：
障害を記述する：
左手_____
右手_____

I. 地誌的失見当識：

1. 病歴から得られた失見当識の徴候を記述する：
2. 地図上での位置確認：
よく知られている都市を地図上で所在を明らかにする患者の能力を記述する：

3. 病院内での自己見当識：
病院環境内での自分自身の居場所の見当をつける患者の能力を記述する：

*J. 否認と無視：
これらがあれば患者の応答を記述する． 　　　　有　　　無
1. 患者は自分の病気をあっさり否定するか． ____　____

2. 一側性無視の徴候があるか．
   （例：顔の一側だけひげをそる，服の一方にだけ腕を通す，など）

3. 描画で一側性無視の徴候があるか．
   （例：時計の一側の数字を欠く，あるいは絵の一側を欠く）

K. 前頭葉テスト
   1. 描画
      つぎの連続画（シークエンス）をまねて続けるよう命じる．保続の徴候あるいは連続性の障害を記録する．

   2. 手の交代性連続運動（シークエンス）
      これは運動の交代性課題で両手を使用する．まず，患者の両手を机の上に置き，一方は握り，一方は指を伸ばして手掌を下にする．両の手の姿勢位置を素早く交代させるよう命じる（同時に，一方の手指を伸ばし，他方の手を握る）．交代性連続運動を続けることができなければ記録する．

所見のまとめ

1. 障害の主領域を記述：

2. 仮の神経行動学的診断：

3. 仮の局在診断：

4. 仮の臨床診断：

5. 治療管理計画の提案：

索 引　INDEX

■ 和 文

あ
アルコール症 ……………………… 197
アルツハイマー病
　　　　　……………82,113,139,145,180
アントン症候群 …………………… 26
握力 ………………………………… 216
新たな学習能力 …………………… 100
暗算表 ……………………………… 147
暗黙記憶 …………………………… 102

い
医療ソーシャルワーカー ………… 197
異常気質性障害 …………………… 31
意識 ………………………………… 37
意識の混濁 ………………………… 16
意識の連続性 ……………………… 39
意識水準 ……………………… 5,37,47
意識内容 …………………………… 37
一過性全健忘 ……………………… 110
一側性不注意 ……………………… 52
一側性無視 ……………… 13,133,139,206

う
ウェルニッケ失語 …………… 76,188
ウェルニッケ脳症 ………………… 109
ウェルニッケ領 …………………… 73
うつ病 ………………………… 112,193
運動感覚の記憶 …………………… 162
運動企図の障害 …………………… 159

え
エコノモ・インフルエンザ ……… 54
延髄性反射 ………………………… 46
遠隔記憶 ……………… 95,99,101,113

お
音読 ………………………………… 70

か
カテゴリーテスト ………………… 210
ガンサー症候群 …………………… 114
仮性記憶障害 ……………………… 114
仮性認知症（痴呆） …………… 4,10,32
家族カウンセリング ……………… 197
過失誤謬 …………………………… 52
回転徴候 …………………………… 122
海馬の損傷 ………………………… 108
解離状態 …………………………… 113
概念系列の完成 …………………… 144
概念失行 …………………………… 166
角膜テスト ………………………… 46
格言 ………………………………… 149
格言の解釈 …………………… 144,150
覚識 ………………………………… 49
覚識昏睡 …………………………… 45
覚醒 ………………………………… 37
覚醒水準 ……………………… 40,47
学習障害 …………………………… 98
喚語休止 ………………………… 63,77
喚語困難 ……………………… 63,64,69
感情鈍麻 ………………………… 6,20,27
感情病 ……………………………… 29

関連性の分析 …………………… 152	空間見当識 ……………………… 168
関連対語 ………………………… 114	
関連対語学習 …………………… 105	**け**
環境ストレス …………………… 50	ゲシュタルト …………………… 118
観念運動失行 ……… 160, 163, 166	ゲルストマン症候群 …… 86, 169, 171
観念失行 ………………… 165, 166	計算 ……………………………… 146
	計算困難症 ……………………… 156
き	計算能力 ………………………… 147
気分 ……………………………… 15	傾眠 ……………………………… 38
気分変調 ………………………… 29	見当識 …………………… 98, 101
利き手 …………………………… 61	健忘 ……………………………… 95
記憶アセスメント尺度 ………… 209	健忘失語 ………………………… 80
記憶錯誤 ………………………… 26	幻覚 ……………………………… 17
記憶障害 ……………… 5, 32, 93, 181	言語 ……………………………… 59
記憶喪失 ………………………… 109	言語の孤立症候群 ……………… 80
器質性健忘状態 ………………… 109	言語産生 ………………………… 62
器質性行動症候群 ……………… 93	言語推理 ………………………… 152
器質性促迫 ……………………… 54	言語性学習 ……………………… 106
器質性脳疾患 …………………… 9, 15	言語性記憶障害 ………………… 97
器質性脳症候群 ………………… 1, 187	言語性尺度 ……………………… 204
機能性精神障害 ………………… 9	言語性推論 ……………………… 155
機能的気分変調 ………………… 55	言語性抽象化能力 ……………… 152
逆向性健忘 ……………… 95, 110	言語評価 ………………………… 195
逆行性健忘 ……………… 95, 110	言語病理学者 ……………… 7, 195
急性錯乱状態 …………… 16, 38	言語理解 ………………………… 66
急性失声 ………………………… 89	原始反射 ………………………… 44
強迫神経症 ……………………… 13	
教育水準 ………………… 68, 176	**こ**
教育的背景 ……………………… 145	コミュニケーション …………… 59
教育歴 ………………… 10, 70, 104	コミュニケーション障害 ……… 196
頬顔面失行 ……………… 83, 160	コルサコフ症候群 …… 55, 96, 109, 110
近似回答 ………………………… 114	呼称 ……………………………… 80
近時記憶 …………… 95, 98, 108, 110	呼称課題 ………………………… 88
	呼称障害 ………………………… 69
く	語義的手がかり ………………… 106
グラスゴー昏睡尺度 …………… 40	口述筆記 ………………………… 71
具体的応答 ……………………… 153	口頭復唱 ………………………… 107

広域学力テスト―第3版	216
甲状腺機能低下症	31
交感性行為困難	164
交叉性失語	72,82
交代性シークエンス課題	23
交通性水頭症	175
向精神薬	112
行動検査	2
行動神経学	202
行動変化	7
行動変容療法	90
後天性失読	84
後天性免疫不全症候群	10,168
後方言語領域	73
高次知覚障害	159
高次脳機能検査法	179
高次皮質機能	159
高頻度語	75
高齢者	185
硬膜下血腫	3
構音障害	60,83
構成テスト	119
構成行為	118
構成能力	117,119
昏睡	38
昏睡様状態	45
昏迷	38
混合性失語	73

さ

左右見当識	168
左右失見当識	169
再生描画	120
罪業感	32
作話	17
錯語	63,66,87
錯語性誤り	76
錯乱行動	17
錯乱状態	10,139
算術演算	143

し

シルビウス周辺皮質	80
ジャーゴン失語	64,76
四肢失行	160
肢運動失行	160
視覚運動統合	137
視覚失認	172
視覚性記憶	104,111
視覚性認知	118
視覚的空間障害	156
視床病変	163
視知覚（視覚認知）	172
視野欠損	71
嗜眠	38
字性錯語	77
自己手がかり	161
自殺念慮	32
自発言語	62,69,74,181
自発的想起	102
児戯性	21
持続性植物状態	43,45
持続の注意	49,51
磁気共鳴画像	194
色彩失認	173
軸性運動障害	166
失外套状態	45
失語症	6,51,60,97,170,197
失語性誤り	62
失語性失算	156
失語性障害	61
失行	67,118,159
失書	61,71,85
失書を伴う失読	84

失書を伴わない失読	84,173
失読	60
失読失書	81
失読症	70
失名詞	69
失名詞失語	80
疾病否認	26
社会的判断	154
社会的不適応	21
手指失認	170
受容性失語症	73
集中	54
集中困難	5,55
純粋語聾	83
純粋失読	84
順行性干渉	100
順行性健忘	95,110
省略誤謬	52
照合課題	173
上行賦活系	19,41
情動所見	15
情動障害	3
職業歴	10
触覚失認	174
心因性健忘	95,113
心理テスト	201
心理的無反応	45,47
身体的転換症状	114
身体部位重複	27
信頼性	150
神経リハビリテーション	199
神経系感染症	2
神経行動学的症候群	180
神経行動障害	1
神経心理学者	7,191
神経心理学的評価	4,192
神経伝達物質	32
深昏睡	39
進行性核上性麻痺	168
進行性失語	82
人格障害	9

す

スクリーニングテスト	189
数字符号様式（DSM）テスト	215
数字列の逆唱	205

せ

せん妄	13,16,186
西部失語症バッテリー	208
精神運動緩徐化	27
精神科医	196
精神機能	179
精神遅滞	151
精神保健の専門家	198
線描画	117
選択的無言症	89
全失語	74
全身運動の失行	160
前運動領	26
前向性健忘	95,110
前頭葉機能	23
前頭葉機能障害	155
前頭葉症候群	20,22
前頭葉髄膜腫	31
前頭葉性人格	20
前頭葉連合皮質	138
前方言語領域	73

そ

ソーシャルワーカー	198
相貌失認	173
想起	97
想起表	105

索引　241

造語症 …………………………… 87
造語性 …………………………… 86
即時記憶 ………………………… 95
即時想起 ……………… 95, 97, 102, 107

た

多幸症 ……………………… 20, 77
多発脳梗塞性認知症（痴呆）… 139
多様式性無視 …………………… 53
妥当性 …………………………… 150
対人視線接触 …………………… 43
大うつ病性障害 ………………… 29
単純ヘルペス脳炎 ……………… 109
短期記憶 ……………… 94, 107, 108

ち

地誌的見当識 …………………… 176
地誌的失見当識 ………………… 174
地誌的知識 ……………………… 176
知識の蓄積 ……………………… 157
知的荒廃 ………………………… 168
知的障害 ………………………… 103
中大脳動脈 ……………………… 79
中毒代謝性脳症 ………………… 16
中脳賦活系 ……………………… 54
抽象化能力 ……………………… 151
抽象思考 …………………… 143, 144
注意 ……………………………… 49
注意の障害 ……………………… 108
注意散漫 ………………………… 5
注意散乱 ………………………… 120
注意散乱性 ……………………… 50
注意集中 ………………………… 38
長期記憶 ………………………… 94
超皮質性運動失語 ……………… 79
超皮質性感覚失語 ……………… 79
超皮質性失語 …………………… 78

聴覚的注意持続能力 …………… 205
聴覚的復唱 ……………………… 67
聴覚的理解 ……………………… 76
陳述記憶 ………………………… 94

つ

つづり …………………………… 72
積み木図案テスト ……………… 139

て

低頻度語 ………………………… 69
定速聴覚連続加算テスト ……… 206
適応障害 ………………………… 4
伝導失語 …………………… 77, 107
電文調 …………………………… 75

と

トークンテスト ………………… 207
時計の描画 ……………………… 129
閉じ込め症候群 ………………… 45
統覚性視覚失認 ………………… 172
統合失調症 … 9, 10, 30, 86, 88, 157, 197
頭蓋内圧亢進 …………………… 47
頭頂葉 …………………………… 137
頭頂葉機能障害 ………………… 138
頭頂葉病変 ……………………… 55
頭部外傷 ………………………… 22
頭部外傷後 ……………………… 6
洞察 ……………………………… 154
動作性尺度 ……………………… 204
動物呼称テスト ………………… 65
動脈瘤破裂 ……………………… 44
特異的言語障害 ………………… 59
読字困難 ………………………… 60
読解 ……………………………… 70
鈍麻 ……………………………… 38

に

二重同時刺激 …………………… 52
日常生活におけるコミュニケー
　ション能力 ………………… 208
認知リハビリテーション ………… 199
認知運動発達 …………………… 140
認知再訓練 ……………………… 199
認知症（痴呆）
　…… 1,10,17,19,31,64,82,86,88,93,
　　　134,154,168,180,188,193
認知障害 ………………………… 7

の

脳萎縮 …………………………… 3
脳幹網様系 ……………………… 43
脳幹網様体 ……………………… 37
脳幹網様賦活系 ………………… 53
脳血管障害 ……………………… 59
脳腫瘍 ………………………… 19,59
脳卒中 …………………………… 12
脳損傷患者のリハビリテーション … 191
脳梁 ……………………………… 84
脳梁前部病変 …………………… 164

は

ハンチントン舞踏病 ……………… 12
パラノイア的妄想 ………………… 86
発語の流暢性 …………………… 64
発語失行 …………………… 60,165
発語流暢性テスト ……………… 207
発達失語症 ……………………… 60
発達遅滞 ………………………… 138
反響言語 ………………………… 82
反響性回路 ……………………… 107
半昏睡 …………………………… 38
汎視床投射系 ………………… 37,53
判断 …………………………… 143,154

ひ

ヒステリー性昏睡様状態 ………… 45
ピック病 …………………… 82,113
引き伸ばし ……………………… 134
皮質下ニューロン ………………… 19
皮質下失語 ……………………… 81
皮質下認知症（痴呆） ……… 29,168
皮質下連鎖 ……………………… 108
皮質疾患 ………………………… 22
皮質性残像 ……………………… 107
皮質性統合機能 ………………… 140
否認 ……………………………… 26
非流暢性アウトプット …………… 63
左利き …………………………… 72
左利き者 ………………………… 81
左手の失行 ……………………… 164
左半球病変 ……………………… 186
左半球優位 ……………………… 72
筆算 ……………………………… 147
表出性失語症 …………………… 73
病前の知的機能 ………………… 205
病前の知能 ……………………… 99
病前機能 ………………………… 187
病態失認 ………………………… 26

ふ

ブローカ失語 …………………… 75
ブローカ領 ……………………… 73
プロソディの障害 ………………… 60
不随意性把握反射 ……………… 159
不注意 …………………… 33,49,50
不注意症候群 …………………… 55
復唱 ………………… 67,79,80,181
複合障害 ………………………… 167
物体失認 ………………………… 167
古い記憶 ………………………… 113

へ

閉鎖性頭部外傷 …………………… *193*
辺縁系 ……………………………… *54*
辺縁系構造 ………………………… *111*

ほ

ボストン呼称テスト ……………… *207*
ボストン失語症診断検査 ………… *207*
ポジトロン放射断層撮影 ………… *194*
保続 ……………………… *55, 67, 122*
法医学的神経心理学 ……………… *193*
妨害誤謬 …………………………… *100*

ま

マイネルトの基底核 ……………… *113*
抹消テスト ………………………… *206*

み

ミネソタ多相性人格票―2 ……… *217*
右片麻痺 …………………………… *75*
右利き ……………………………… *72*
密着 ………………………………… *122*

む

無関連語 …………………………… *114*
無酸素性脳症 ……………………… *172*
無視症候群 ………………………… *26*
無動性無言 ………………………… *43*
無動性無言症 ……………………… *44*
無欲状無動性無言症 ……………… *44*

も

妄想系列 …………………………… *19*
網様体ニューロン ………………… *41*
網様皮質路 ………………………… *43*
網様辺縁路 ………………………… *43*
問題解決 …………………………… *143*

や

薬物中毒 …………………………… *43*
薬物離脱反応 ……………………… *17*

ゆ

優位頭頂葉 ………………………… *171*
優位半球 …………………………… *163*
優位半球病変 ……………………… *186*
指たたき（タッピング）テスト …… *215*

よ

抑うつ ……………………………… *4*
抑制障害 …………………………… *21*

り

リハビリテーション ……… *3, 27, 192*
離断症候群 …………………… *77, 165*
立体失認 …………………………… *174*
流暢さの障害 ……………………… *83*
流暢性失語 ………………………… *64*
両側海馬梗塞 ……………………… *111*
両側同時刺激 ……………………… *53*
両手利き …………………………… *61*

る

類似性テスト ……………………… *152*
類身体病 …………………………… *33*

れ

歴史的題材 ………………………… *96*
劣位半球の病変 …………………… *186*
劣位半球病変 ……………………… *27*
連合性視覚失認 …………………… *172*
連合皮質 …………………………… *113*

ろ

論理的思考 ………………………… *152*

■ 欧　文

A
ADHD ……………………………………54
AIDS……………………………………10,168
alexia ……………………………………60
Alzheimer 病 ……………………………1

B
β 遮断薬 …………………………………112
BDAE ……………………………………207
Bender ゲシュタルトテスト …………213
Benton 視覚記銘テスト ………………210
BNT ………………………………………207
BVRT ……………………………………210

C
CADL ……………………………………208
CAVLT …………………………………210
Christensen の素材 ……………………204
coma vigil ………………………………44
constructional praxis …………………118

D
DSM-IV ……………………………1,9,29
dysarthria ………………………………60
dyslexia …………………………………60

E
echolalia …………………………………82

F
FAS テスト ………………………………65

G
Glasgow Coma Scale …………………40

H
Halstead-Reitan 神経心理学バッテリー
　………………………………………201
Hooper 視覚編成テスト ………………214
HVOT ……………………………………214

I
implicit memory ………………………102
IQ …………………………………………140

K
Kohs 積み木 ……………………………134

L
Luria の素材 ……………………………203

M
MAS ………………………………………209
mini-mental state ……………………189
MMPI ……………………………………217
MMPI-2 …………………………………217
MRI ………………………………………194
MRI 検査 …………………………………6

P
PASAT ……………………………………206
Peabody 絵画語彙テスト ………………206
PET ………………………………………194

R
Rancho Los Amigos 尺度 ………………40
Raven 累進マトリックス ………………212
RAVLT …………………………………210

S
Seashore リズムテスト ………………212
SPECT ……………………………………111

spelling ················· 72	WCST ················· 211
sympathetic dyspraxia ········ 164	Wechsler 記憶尺度―改訂版 ······ 208
	Wechsler Adult Intelligence
V	Scale-Revised ············ 202
vigilance ················ 49	Wisconsin カード分類テスト ······ 211
	WMS-III ················ 208
W	WMS-R ················· 208
WAIS-R ················· 134	world ·················· 189
WAIS-RNI ··············· 202	WRAT-III ··············· 216

【訳者略歴】
江　藤　文　夫
　　1972年　東京大学医学部卒業
　　1974年　東京大学医学部老年病学教室入局
　　1984年　東京大学講師（医学部附属病院
　　　　　　リハビリテーション部）
　　1993年　獨協医科大学教授（リハビリテー
　　　　　　ション科学教室）
　　1998年　東京大学教授（医学部附属病院
　　　　　　リハビリテーション部）
　　2001年　東京大学教授（大学院医学系研究
　　　　　　科リハビリテーション医学）

　　　　高次脳機能検査法　原著第4版
　　　　　―失行・失認・失語の本態と診断―　　　ISBN4-263-21220-7
　1981年 1月10日　第1版第1刷発行（原著第1版）日本語版翻訳出版権所有
　1984年 5月25日　第1版第4刷発行
　1987年 4月10日　第2版第1刷発行（原著第2版）
　1992年 7月20日　第2版第5刷発行
　1995年 5月20日　第3版第1刷発行（原著第3版）
　2001年 3月10日　第3版第5刷発行
　2005年10月10日　第4版第1刷発行（原著第4版）

　　　　　　　　　　　　　　訳　者　江　藤　文　夫
　　　　　　　　　　　　　　発行者　藤　田　勝　治
　　　　　　　　　発行所　医歯薬出版株式会社
　　　　　　　　　　〒113-8621　東京都文京区本駒込1-7-10
　　　　　　　　　　TEL.（03）5395-7628（編集）・7616（販売）
　　　　　　　　　　FAX.（03）5395-7609（編集）・8563（販売）
　　　　　　　　　　http://www.ishiyaku.co.jp/
　　　　　　　　　　郵便振替番号 00190-5-13816

　乱丁，落丁の際はお取り替えいたします．　　印刷・真興社／製本・皆川製本
　　　　　Ⓒ Ishiyaku Publishers, Inc., 1981, 2005. Printed in Japan ［検印廃止］

本書の複製権・翻訳権・上映権・譲渡権・貸与権・公衆送信権（送信可能化権を含む）は，医歯薬出版（株）が保有します．

JCLS ＜日本著作出版権管理システム委託出版物＞

本書の無断複写は，著作権法上での例外を除き禁じられています．複写される場合は，そのつど事前に日本著作出版権管理システム（FAX. 03-3815-8199）の許諾を得てください．

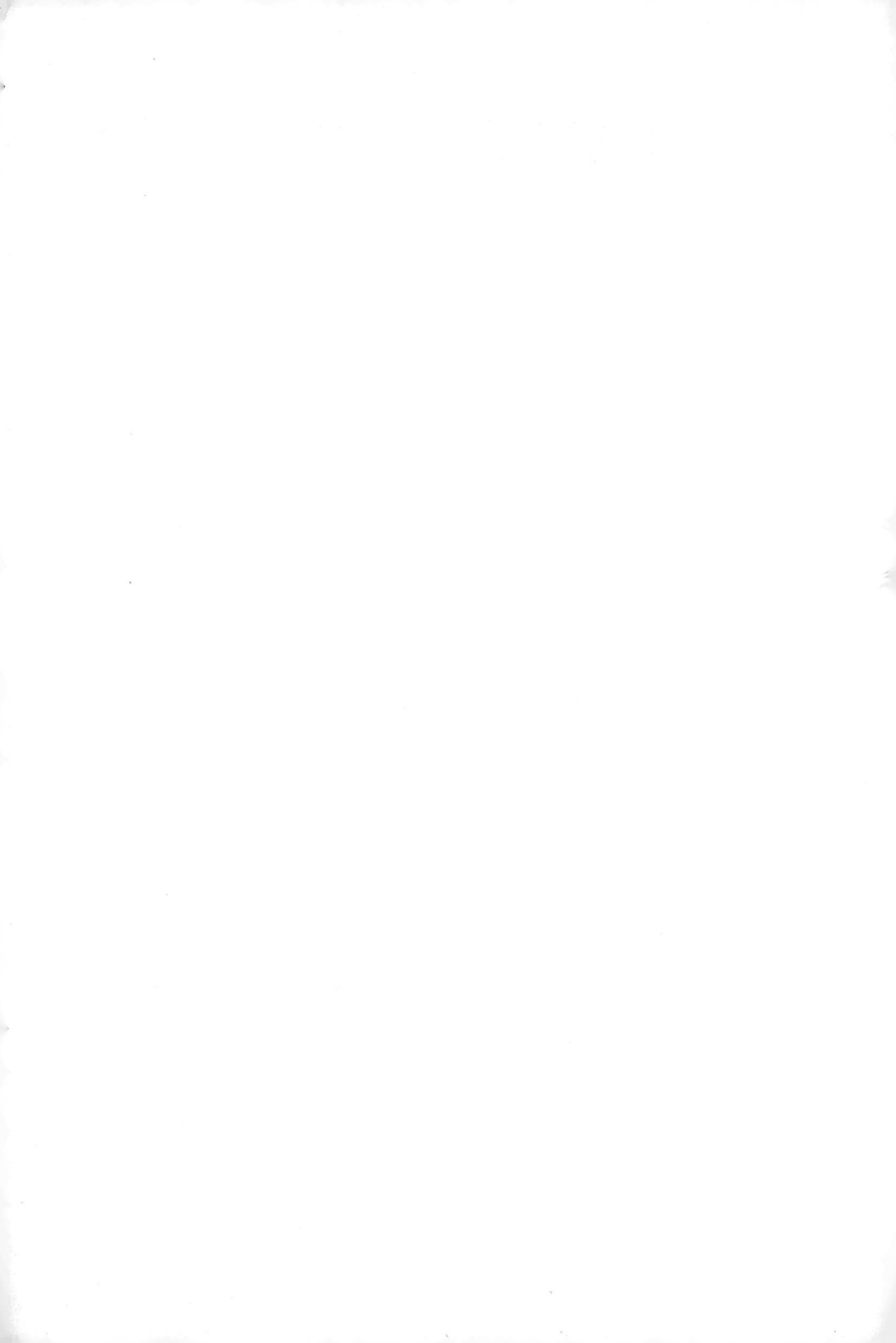